U0322645

主 审 孙慕义

全国高等医学院校(高职高专)教材
供护理类及相关专业使用

护理伦理学

主 编 孙丽芳 张志斌
副主编 沈建新 季宁东 周梅芳

东南大学出版社
·南京·

内容提要

本书介绍了护理伦理学的形成与发展,系统阐述了护理伦理学的理论基础、基本原则和应用原则,结合大量典型案例着重分析了临床护理工作的伦理规范,深刻剖析了护患和护际关系伦理等,呈现并探讨了现代医学发展中的传统护理伦理难题和护理伦理前沿问题。

本书除用作医学院校(含高职高专)护理及相关专业的教材外,也可作为临床医护人员、医院管理工作者、护理管理工作者等培训进修教材。

图书在版编目(CIP)数据

护理伦理学 / 孙丽芳,张志斌主编. —南京:东南大学出版社,2012.6 (2017.7 重印)
ISBN 978 – 7 – 5641 – 3433 – 4

Ⅰ.①护… Ⅱ.①孙…②张… Ⅲ.①护理伦理学 Ⅳ.① R47

中国版本图书馆CIP数据核字(2012)第079059号

护理伦理学

出版发行： 东南大学出版社
社　　址： 南京四牌楼2号　邮编:210096
出 版 人： 江建中
网　　址： http://www.seupress.com
经　　销： 全国各地新华书店
印　　刷： 江苏凤凰盐城印刷有限公司
开　　本： 787mm×1092mm　1/16
印　　张： 17.75
字　　数： 454 千字
版　　次： 2012 年 6 月第 1 版
印　　次： 2017 年 7 月第 3 次印刷
书　　号： ISBN 978 – 7 – 5641 – 3433 – 4
定　　价： 29.80 元

本社图书若有印装质量问题,请直接与营销部联系。电话:025 – 83791830

护理伦理学

编委会成员名单

主　编　孙丽芳　张志斌

主　审　孙慕义

副主编　沈建新　季宁东　周梅芳

编　委　(以姓氏笔画排序)

　　　　万　旭(东南大学)

　　　　马　晶(温州医学院)

　　　　包玉颖(南京中医药大学)

　　　　刘　剑(新疆医科大学)

　　　　孙丽芳(常州卫生高等职业技术学校)

　　　　许启彬(东南大学)

　　　　张卫红(新疆医科大学)

　　　　张志斌(常州卫生高等职业技术学校)

　　　　阿赛古丽(西北民族大学)

　　　　陈　勰(温州医学院)

　　　　沈建新(南通体臣卫生学校)

　　　　周　煜(南通大学)

　　　　周梅芳(无锡卫生高等职业技术学校)

　　　　郑金林(莆田学院)

　　　　季　诚(南通体臣卫生学校)

　　　　季宁东(淮阴卫生高等职业技术学校)

　　　　郭玉宇(南京医科大学)

　　　　鲁　琳(上海中医药大学)

　　　　董晓燕(皖南医学院)

序　言

孙慕义

随着医学人文意识的觉醒和修习,我们已经开始深刻认识到,人类生物学的疾病或人的痛苦是"深嵌于文化之中的",就人的肉身和精神疾病的知识以及围绕其相关的自然科学和人文学科的理论,很多是富有象征性或充满社会意义的;既然如此,就饱涵着处于复杂人际关系之中的伦理性。对于医学是一种符号形式的论断,可以帮助我们认识和挖掘一切具有理性价值的文化语言与医学社会机构以及人员的职业角色的历史,由此,我们复述的护理学和护士的伦理化过程,就能够超越或避免当下护理伦理学研究平面化思维的倾向。

当罗马帝国衰落,医学逐渐被作为宗教实践的一种形式,医务人员把各种形式的痛苦都看作是净化灵魂与解脱自己的恩赐,对病人的精心护理也成为具有伦理意义的善举。熟谙"点心书籍"和家庭药店读本使用知识的宗教妇女团体成员,逐渐脱离"半俗尼"的身份,无须向修士会宣誓,专心护理病人,有些还参与哭灵,在坟墓边守护死者,甚至去看望和照顾生病的囚犯;为此,她们曾经遭受宗教法庭的迫害和世人的鄙视。但她们的奉献、技艺和超凡的智慧以及出色的劳动,极大地提高了疾病的救治率,特别对于儿童、贫民病人和羸弱无助的老年病人的照护与关爱,受到社会的尊重,终于成为一支不可或缺的医学力量。

面对 1853 年欧洲的一场残酷的争夺近东控制权的战争,护理人员严重短缺,伤病员相继死亡,作为英国国防部长悉尼·赫伯特的朋友,南丁格尔女士毅然带领 38 名女助手前往斯库塔里野战医院,她们克服重重困难以及抵制军医官们的偏见,改变了地狱般的状况,使野战医院渡过难关,死亡率降到惊人的低点。南丁格尔被称为"令人尊重的天使",至此,护士在人类历史上被视为"光明的使者"。

由于有了弗洛伦斯·南丁格尔(Florence Nightingale,1820—1910),这位近代护理学和护士教育创始人、这位伟大的医学女性,我们的医学史、特别是护理学史,已经变得不一样了;作为以她为代表的护士群体,获得了社会极大的尊重并由此影响了世界卫生事业的体制和格局;而我们今天可以更加进一步地理解,有了南丁格尔,我们的护理伦理思想史和护理伦理学,已经有了一种核心精神的榜样,我们的职业信仰有了一种值得追寻和敬畏的皈依,因为这位护理界的先驱,给了我们一个道德的范例,让我们敬拜。优裕的家庭和先天的聪慧,并没有使她选择那种所谓流行的高雅华贵的社交生活,做一个人人钦羡的上流社会的名媛淑女。她反要奔赴硝烟弥彰的战场,为伤病员解除痛苦和孤独,她具有坚强、伟大的信念,她写道:"在我的字典中没有失望、退缩这样的词汇。"古今青史卷轶中,存留的大大小小业绩的先驱们,都是怀着纯真而又牢固的"信念"进入生活,并且始终不渝,贯彻终生。他们把那些由喜悦、痛苦以及悲哀等光明和阴影交织而成的人的感情的绫缎,不断搓捻在一起,形成

1

人生之纲。如果这条命脉之纲粗大牢固，那么人们就能怀着自豪和感谢的心情，回首自己那包括所有苦难经历在内的一生。我认为在一直沿着自己坚信的道路前进的过程中，存在着人生价值和真正的幸福。而用护士这一职业为我们存留的，当属曾经廖寞的灿如晨星的弗洛伦斯·南丁格尔。

南丁格尔开启了护理伦理思想和精神的历史，正如其《誓言》所述：我谨以至诚，终身纯洁，忠贞职守，勿为有损之事，勿取服或故用有害之药；慎守病人家务及秘密，竭诚协助医生之诊治，务谋病者之福利。

在医学社会史中，护士的角色与功能是不可忽视和替代的；护士直接与病人亲密地接触，她们与病人几乎共在地体味疾病的暴力和残酷，病人亲历的躯体的痛感和心理的孤寂以及无以言状的苦难，护士是第一位亲友以外持有真切同情同怜的职业人，在她们和病友的日夜相处中，那种灵性的通达无可用语词言说和复述。当今之重商主义尘上，被技术与资本主体绞杀的医学社会，医学道德问题空前复杂，我们急需解决护理工作特有的伦理难题和应对护理伦理争议，并建立自己独有的护理道德哲学理论体系。护理伦理现象、道德关系、道德问题，与医学伦理现象、问题有重要关联，但又有别于普通的医学伦理或生命伦理学中一般意义的知识性叙事。随着生命伦理学从产生到发展，有必要逐渐确立护理伦理学自身的学科地位、意义与价值以及建立以医学道德哲学为理论支持与以优秀护理道德文化传承和精神为指导的护理伦理学理论结构。

护理伦理学是当代医学伦理学(生命伦理学)的一个特殊的专门道德哲学与伦理实践的分支，它应用生命伦理学原理，并结合护理学理论进展以及护士角色的变革，在新的卫生格局、体制、医务分工和医疗健康消费运动、卫生经济规律下，强调护患关系与护理哲学文化、护理社会学、护理心理学以及护士自身的职业人格发育所建立起来的一门崭新的独立学科。

除传统规范的护理伦理学范畴外，我们还要重视围绕以下内容的道德问题研究：护理科学技术与道德哲学；护理社会化；医护主体地位互动；提倡护理劳务独立职业化与强调思想的自由；护理与医疗的平等化运动；护士的社会尊重度与自我尊严的认知；护理工作中如何颠覆性别伦理；医疗消费运动和市场化过程中的护理道德；高新生命科学技术与人性增强的护理伦理问题；健康保健、灾疫、精神监护、养身与老龄护理伦理等。

我们要建立汉语护理伦理语境下的护理伦理原则：至善和仁爱的母原则——护理行善、尊重自主、公平正义、有利无伤的基本原则——最优化、生命价值、保密、知情同意的应用原则，以及允许、节制、宽容、告解、中道等等延伸或补充原则等。

护理伦理学以爱的伦理为核心，护理伦理学教学的核心内容就是要让学生知道什么是爱、为什么要爱、作为一名护士如何爱，具体在护理活动中施爱的技术，以及遭遇利益或各种冲突时，如何评价和选择爱的行动方案。护理伦理的爱，更能说明人类之爱是人类至善的语言和理想，是人的目的，也是人类生存和发展的基础。护士的职业被称为天职，护士被称为天使，就是说护士受命于天理和天道，对病人的爱源于对生命的敬畏。行善、感恩、奉献、悲天悯人，是护士基本的道德心理资质。

爱是对事物进行评价的一种方式，是对爱的客体——所爱的人和事物的一种积极的反应；是在所爱的人或事物身上寻求有价值的东西；爱是创造价值的动因；是一种强烈的欲望与需要；爱是给予；通过评价可以找到结果——爱的评价过程必须伴有给予价值，否则就不是爱；没有爱人生失去价值，失去道德目的，就没有真正意义的人生，就不是为善的目的的爱。

在护理伦理学研究中,我们还要注意护理人员职业、家庭、社会角色的转换和共生中的语言、情感、行为的社会伦理意义,处理护患、医护、护际关系的智慧和技术,特别当在发生纠纷和冲突时,如何创造应变、调适和解决的有效策略和方法。

病人权利作为人权的一个特殊部分和表达,尤其值得我们深入研究,护士的个性和职业身份,蕴藏着信念、博爱和人类的希望,健康的理想是科学化的,更是人类对美丽生活的追求,把为人类的健康维护和守卫作为自己终生的目的和信仰,这该是一种多么豪迈的职业啊!

出于这样的愿景,我们这本护理伦理学教材,就不可等同于以往的护理伦理学读本。摆在我们面前的不是一般的普通的言说护士职业道德的讲义,而是作为我们这些教师和学者长期深刻思考和对这一职业亲身体验的成果,他们查阅和参照了境内外流行的教本和权威教科书,并对生命伦理学或医学伦理学理论进行了精修,从护理实践的需求和病人对护士道德形象的真实期盼着眼,经过长时段酝酿与研讨,在学科的前沿处,进行理论的突破与创新,超越了传统的陈旧的护理伦理学教材框架,构建了一个较为新鲜的体系,结合具体教学需求,用朴实的文字,表述深刻的思想和原理,力求通过有限的教学,旨在于为这一教育阶段的护理后备人才注入人道主义理念和医学人文精神。

本书主编孙丽芳教授、张志斌老师等历经几年的辛勤耕耘,从立意、策划、组织和遴选作者,到多次进行理论交流,最后撰写、反复修改与定稿,逆行于眼下浮躁、急躁之风,经历了一个很长、很成熟的过程。今天,通读文稿,可以认为,本教材为当下诸多护理伦理学教材中的优秀范本,它初步建构了一个独立的护理伦理学的学科体系,进行了一些探索和尝试。在本书主编和主持人所处的这一文化地区厚重的护理道德传统和丰富的护理科学资源的滋养下,本教材集合了具有较高素养的编者队伍的学术精华,尤其是一部分作者是具有较高学养和曾接受正规与严格生命伦理学专业教育的青年学者,他们在写作中释燃了知识和智慧的火种,凝聚了对于这个襁褓中学科的希望和热情。检省我们身处的一个信仰和精神危机的时代,我以为,这部新的《护理伦理学》的出版和这一创造性劳动本身,是十分宝贵并且具有历史意义的。

2012 年 4 月 28 日于南京贰浸斋

目　　录

前　　言

护理伦理学是马克思主义伦理学与现代护理学相交叉的一门边缘学科,是生命伦理学的一个特殊的道德哲学与伦理实践的分支,是运用一般伦理学原则解决医疗卫生实践和医学发展过程中的医疗护理道德问题和护理道德现象的学科。护理伦理学是护理及其相关专业必修的基础课程,是护理教育中临床护理教育实践必经的桥梁。学习和研究护理伦理学可以帮助护理专业学生建立信仰、甘于奉献、懂得仁爱,可以帮助护理工作者解决价值观、人生观问题,树立病人权利观,增强职业道德责任感。

本书是部分高等院校的教师和学者长期深刻思考和教学实践及对护理职业亲身体验的成果,内容上具有鲜明的时代特色和先进性,借鉴并吸收了国内外最新研究成果和相关数据,选用了国内外较新或经典的医学案例,呈现并探讨了护理伦理前沿问题;形式上博采众长,理实相间,体现了临床护理实践的需求和病人对护士道德形象的真实期盼。本书主要具有如下特点:

(1) 系统性　本书基于护理伦理学的"原理—原论—原用"这一主线来安排内容结构和章节,遵循母原则—基本原则—应用原则—规则/准则/规范等顺序来编写,条理清楚,系统性强。

(2) 实践性　本书强调了理论与实践的紧密结合,知识掌握与技能提升的齐头并进,选取了国内外大量的具有代表性的案例,事论结合,以案说理,避免理论的抽象枯燥和空洞,而且每章后贴近实际专设了拓展阅读单元,扩充读者的视野,可读性强,激发阅读和学习的兴趣。

(3) 针对性　结合具体教学需求和临床护理现状,本书将理论教学、案例分析与讨论、技能训练三个教学环节有机统一,并层层推进,力求通过有限的教学,旨在提高护理学专业学生及广大临床护理工作者的职业道德素养和伦理分析、决策能力,为护理人才注入人道主义理念和医学人文精神。

因此,本书除用作医学院校护理及相关专业的教材外,也可用作临床医护人员、医院管理工作者、护理管理工作者等自学、培训、进修教材,对于患者和普通人群亦不失为一本有价值的参考书。

本书由孙丽芳、张志斌拟就编写大纲,并与参加撰写人员反复讨论后修订,然后按编写大纲分工撰写。孙丽芳、张志斌任主编,沈建新、季宁东、周梅芳任副主编。全书最后由孙丽芳、张志斌修改定稿。

我国医学人文学界著名学者、东南大学生命伦理学研究中心主任孙慕义教授给予了指导帮助并出任本书的主审,为本书作序;本书在编撰过程中,还得到了东南大学、南京医科大学、南京中医药大学、常州第一人民医院、常州护理伦理研究中心、常州卫生高等职业技术学校等单位相关领导的支持与帮助;常州工学院林慧钦院长、金陵科技学院教授陶应虎博士对本书出版给予了大力支持;南京师范大学心理学院张悦参与了部分章节内容的修改及文字校对工作。在此一并鸣谢。

在本书的编撰过程中,我们查阅和参照了国内外很多专家与学者的著作、文献和权威教科书,吸收借鉴了众多作者的珍贵资料和研究成果,由于范围广泛,未能一一标注,在此谨表达我们最诚挚的谢意并敬请谅解。

本书的编撰虽历经三载,数易其稿,但限于我们水平有限,书中的错误和疏漏难免,恳请专家学者和师生读者批评指正。

编　者
2012 年 4 月

第一章 导　论

学习目标：

通过本章学习,学生能够了解：道德和伦理的含义及区别,护理伦理学的历史发展和学科定位;熟知：护理伦理学的概念和研究内容;掌握：学习和研究护理伦理学的方法。

关键概念：

道德(Morality)　伦理(Ethics)　护理(Nursing)　医学伦理(Medical Ethics)　生命伦理(Bioethics)
护理伦理(Nursing Ethics)

【引导案例】

20 世纪 70 年代在美国迈阿密市曾发生过一起不寻常的诉讼案。

一位名叫爱琳的女孩,刚出生时医生就发现她的背部有个红色肿瘤,如果不采取手术,脊髓液流到脑中就将造成致命感染或畸形发育。即便实施了手术,其膝关节以下仍将麻痹。爱琳的父母说:"我们要想到孩子的前途,如将受到的社会压力和心理压力,以及对家庭的负担等。"最后,其父母决定不进行手术,让孩子自生自灭。可是医院方面不同意,认为手术有成功的可能,爱琳有可能长大成人。虽然医生们同时也承认孩子将终生瘫痪,但他们坚持要为孩子实施手术。究竟是让爱琳自然死去还是使她尽可能长久地活下去? 她的父母和医院方面请求法官公断。

【分析】

这一案例涉及道德冲突的焦点是义务论的生命神圣与功利主义的生命价值。现代医学面对的最大的伦理挑战是道义与功利的冲突。几乎所有的生命伦理学难题均与人道主义和功利主义有关联。例如人体实验、安乐死、优生学等。

现代护理伦理学或医学伦理学兴起的一个基本背景就是医学道德难题的涌现。可以说该学科兴起的一个重要原动力是现代医疗生活面临着大量的医德的难题,需要有这么一门学科,这么一群人着力研究,寻找合理的道路,正如首次提出生命伦理学的 Potter 所说,"生命伦理学是为人类更好的生存开处方"。

护理伦理学(Nursing Ethics)是马克思主义伦理学与现代护理学相交叉的一门边缘学科,是当代医学伦理学(生命伦理学)的一个特殊的专门道德哲学与伦理实践的分支,它应用生命伦理学原理,并结合护理学理论进展以及护士角色的变革,在新的卫生格局、体制、医务分工和医疗健康消费运动、卫生经济规律下,强调护士与病人的关系,与护理哲学文化、护理社会学、护理心理学以及护士自身的职业人格发育所建立起来的一门崭新的独立学科。

护理学原本就是一种爱人之学、人道之学,因为作为医学的护理学是属人的,医学从来就与伦理学同源。随着现代科技特别是医学高新科技的不断发展、现代医学模式的发展变化和"以人为本"理念的逐步形成,整个社会对护理人员的职业要求尤其是护理道德水平要求越来越高。因此,加强护理专业的学生和在职护理人员的护理伦理学的学习,有助于培养他们崇高的护理道德品质,不断提升护理质量,进而有利于推动护理科学事业的发展以及社会主义和谐社会的建设。

第一节 道德、伦理与护理伦理

一、道德

(一)道德的起源

伦理学是以道德现象作为理论思维对象的。道德是一种特殊的社会现象,也是人类所特有的一种精神活动。在伦理学史上,道德的起源问题,始终是一个争议最多的问题。马克思主义认为道德作为一种社会现象,属于社会上层建筑和社会意识形态,它的产生和发展是由人类的社会物质生活条件所决定的。只有从人类的历史发展和社会实践中,从人类的社会关系和社会生活本身,才能科学地说明道德起源。

首先,道德萌发于人类的早期劳动和简单交往。道德是人类所特有的社会属性,它体现的是个人与整体、个人利益与整体利益的关系。只有在历史中出现了这种关系并在人们意识到这种关系时,才会出现道德。如果人只是作为孤立的个体而存在,而不与社会、他人发生关系,那么,他的行为也不具有任何道德意义。劳动是人类最基本的物质活动,它使人最终脱离了动物界,成为真正意义的人。在劳动中,人与人之间形成了所谓的社会关系,道德这种特殊的社会现象才得以产生。原始的人类由于客观条件和自身能力的限制,不得不以群体活动的方式来从事生产活动,维持群体的生存。在集体活动中,人们之间客观上便存在着一些最简单的交往和关系。为了协调行动,保持群体内的秩序,事实上就有了萌芽状态的道德。

其次,道德形成于社会分工的出现和发展。随着两性之间劳动分工的出现,特别是畜牧业和种植业、农业和手工业的分工及其发展,人类社会的各个方面发生了极大变化。生产力水平不断提高,社会财富极大增加,人们的交往日益频繁,社会的组织形式和人们的社会关系都发生了极大变化。这个时期,人与人之间的社会关系变得逐渐明确,并容易为人们所认识。同时,个人与氏族部落、个人利益与氏族部落利益之间的矛盾,也日益突出。这样,在原始氏族内部,就产生了调整个人与整体关系以维持氏族部落内部秩序的自觉要求,利用某些传统的风俗习惯作为个人行为规范,来调节一定的社会关系,便为社会发展和人们生活所必须。在这种情况下,道德作为一种特殊的社会现象就最终形成了。

随着历史发展和人们认识能力的不断提高,在后来各个时代的众多伦理思想家的努力探索下,作为道德的最初形态的传统风俗习惯被不断地加以集中概括,成为后来的比较严格、系统的规范体系,并在阶级出现后,成为反映一定阶级、集团利益的道德学说。

（二）道德的含义

中华民族的道德有其特有的民族性、本土性，而作为文化传统，通过几千年历史的嬗变，其内涵已有很大改变。汉语界考证，先有"德"而后有"道"。三千多年前，商代甲骨文中已有"德"的记载，但其含义十分笼统。东汉刘熙曾作解"德者，得也，得事宜也"，即人际关系处之得当，共同享用其得，"以善念存诸心中，使身心互得其益"，内得于己，外得于人；"德"有一"心"、"双人"，人与人，心心有约，默契和合，天下太平。"德"从产生起就有精神价值，这个精神价值后来演绎成"善"，成为儒家的人之初本性。

"道德"二字连用，始于春秋战国诸子之书。荀况在《劝学》中说："故学至乎礼而止矣，夫是之谓道德之极"，就此，汉语"道德"演绎完成。"道"是事物发展变化的规律，"德"是指立身根据和行为准则，指合乎道之行为。道德说明人的品质、原则、规范与境界。在某种意义上，"道德"就是："使道（道理、道义、原则之类）得之于己"，"道德"也可以说就是"得道"。

西方原本无"道德"特指的词，是罗马哲学家西塞罗和塞涅卡，作为伦理学的译语，使用了"moralis"，由此产生道德这一正式概念，其语源是"mos"，与希腊文"ethos"相近，意谓习俗和习惯。西方的道德一直与"伦理"混在一起，他们的"道"（logos）也与"德行"（arete）分开，德行是"长处"，而非崇高的善。

总之，关于道德的定义，古今中外，其说各异，综合起来可以认为：道德是人们在社会生活中逐渐形成的有关善恶、公正与利己、诚信与虚伪等观念和行为习惯，并赖于社会舆论和良心指导的人格完善以及调节人与人、人与社会、人与自然关系的规范体系。

（三）道德的本质和功能

马克思主义伦理学认为，道德作为一种特殊的社会意识形态，归根到底是由经济基础决定的，是社会经济关系的反映。首先，社会经济关系的性质决定着各种道德体系的性质。其次，社会经济关系所表现出来的利益决定着各种道德的基本原则和主要规范。再次，在阶级社会中，社会经济关系主要表现为阶级关系，因此，各种道德体系也必然带有阶级属性。最后，社会经济关系的变化必然引起道德的变化。

道德的功能，是指道德作为社会意识的特殊形式对于社会发展所具有的功效与能力。被誉为哲学史上哥白尼式的革命家康德曾说过："有两种伟大的事物，我们越是经常、越是执着地思考它们，我们心中就越是充满永远新鲜、有增无已的赞叹和敬畏：我们头上的灿烂星空，我们心中的道德法则。"道德的功能集中表现为处理个人与他人、个人与社会之间关系的行为规范及实现自我完善的一种重要精神力量。在道德的功能系统中，主要的功能是认识功能和调节功能。

二、伦理

（一）伦理的含义

在中西方的文化传统中，"伦理"有着不同的词源含义。在西方，如词源上说，"伦理"即ethics 一词源于希腊文的 ethos，这个词原指动物不断出入的场所，住惯了的地点，如在荷马史诗中便是表示惯常的住所、共同居住地。后来经过不断发展，理解为风尚、习俗等意思，但还不具备伦理的意思，直到亚里士多德首先使名词 ethos 成为一个形容词 ethikos，从而才使它具有德行的含义。

在中国的古代文化中，"伦理"最早是作为两个词运用的。"伦"是指人与人之间的关系，

"理"就是道理、规则。"伦理"作为一个词始见于我国春秋战国时期的著作《礼记·乐记》："凡音者,生于人心者也;乐者,同伦理者也。"许慎在《说文解字》中解释说:"伦,从人,辈也,明道也;理,从玉,治玉也。"这里,伦即人伦,指人的血缘辈分关系;伦理即调整人伦关系的条理、道理、原则,也就是"伦类的道理"。

因此,"伦理"主要指人们调节、处理人与人之间、人与社会之间关系时所应该遵循的道理和具体行为准则。由于人是社会的人,人都是在一定的社会关系中生存与发展的,人与人之间、人与自然以及人与社会之间的社会关系是否和谐,对人类社会的发展进步起着十分重要的作用。

（二）伦理与道德的区别

"伦理"与"道德",在通常的语境和注释中易于被混用,现实中时常被人们作为两个同义概念使用,但是实际上,两者是有区别的。美国伦理学者彼彻姆(Tom L. Beauchamp)指明,道德是中性的,"道德的"并不是"道德上好的或善良的",而是说"是道德上的",因此"道德的"(moral)和"非道德的"(nonmoral)相对应,而不是和"不道德的"(immoral)相对应。"不道德"是为谴责某一行为和评价某一种恶行时使用的,它只与"好的道德"相对应。但对于伦理来说,虽然"伦理"也是中性,但我们不能说:"不伦理的"和"非伦理的"这样的词,因为伦理学中不允许这样的使用。

对正义行为来说,道德是"你最好应该";而伦理是"你必须应该";法律则是"强迫应该"或"不应该你就违法"。道德对应该与否非常宽容,其劝说留有一定余地,不是命令,而是靠高度的自觉和省悟来选择自己的行动;伦理是道德与法律中间的宽阔地带,伦理是一种强硬的律令,是自律与他律之间的律法,它是一种压迫力,有来自于道德但又不是道德的觉悟,有来自于法律但又不是法律的强迫性。换言之,道德侧重于反映道德活动或道德活动主体行为之应当,伦理则侧重于反映人伦关系以及维护人伦关系所必须遵循的规则。道德表达的是最高意志,主要是一种精神和最高原则,它是一个前规范概念,其命令缺乏操作性;伦理是次高的、具体的,表述的是社会规范的性质,它的律令很具体,有一种实存性。

（三）伦理学

伦理学(ethics)也称为道德学或道德哲学,是以道德现象作为自己研究的客体,即研究有关道德和伦理问题的学科,包括道德和伦理问题的理论和实践。伦理学一方面关注人们品质、行为、修养以及相互关系的道理与规则,另一方面又关注道德起源、本质、发展变化规律及其社会作用。

早在公元前4世纪,古希腊的著名哲学家亚里士多德(Aristoteles,前384～前322年)就创立了这个学科。亚里士多德基于对当时古希腊哲学传统的研究以及对古希腊城邦社会道德生活的系统的思考,创立了以专门研究人的道德行为为研究对象的学科即伦理学。因此,亚里士多德被后世人们尊为"伦理学之父"。在亚里士多德去世后,其弟子们对其思想进行整理研究,相继出版了《尼各马可伦理学》、《欧德米亚伦理学》和《大伦理学》等三部著名的伦理学著作,从而开创了西方伦理学研究的先河。

伦理学是一个依赖于哲学思想体系和具体的社会道德现实建立起来的具有一定结构和多层理论的学科体系。自亚里士多德创立伦理学学科以来,社会发展不同时期的哲学家、伦理思想家、政治学家、社会学家等都对社会发展中的伦理道德问题进行了广泛而深入的探讨,形成了各种类型的伦理学。

三、护理伦理

（一）护理概述

自从有了人类，便有了护理活动的萌芽。护理（Nursing）一词是由拉丁文"Nutricius"演绎而来，原为抚育、扶助、保护、照顾残疾、照顾幼小等涵义。对护理的定义，由于历史背景、社会发展、环境和文化以及教育等因素的不同，人们有不同的解释和说明。纵观护理发展历史，其概念和内涵随着其理论研究和临床实践的发展，逐步从简单的"照料、照顾"向纵深方向拓展和延伸。以下为在不同历史阶段的一些代表性的护理定义：

1943年，修女欧丽维娅（Sister Olivia）认为护理是一种艺术和科学的结合，包括照顾病人的一切，增进其智力、精神、身体的健康。

1957年，以库鲁特（Kreuter）为代表的护理定义是：护理是对病人加以保护和教导，以满足病人不能自我照料的基本需要。使病人舒适是其重要的一点。

20世纪60年代，道诺思·约翰逊（Dorothy Johnson）则认为护理是：某些人在某种应激或压力下，不能达到自己的需要，护士给他提供技术需求，解除其应激以恢复原有的内在平衡。

1966年，弗吉尼亚·亨德森（Virginia Henderson）认为：护理是帮助健康人或病人进行保持健康和恢复健康（或在临死前得到安宁）的活动，直到病人或健康人能独立照顾自己。

1970年，玛莎·罗格（Martha Roger）提出：护理是协助人们达到其最佳的健康潜能状态。护理的服务对象是所有的人，只要是有人的场所，就有护理服务。

1973年，国际护士会（International Council of Nurses，ICN）的定义是：护理是帮助健康的人或患病的人保持或恢复健康，或者平静地死去。

同年，美国护士协会（American Nurses' Association）提出的定义是：护理实践是直接服务并适应个人、家庭、社会在健康或疾病时的需要。

1980年美国护理学会（American Nurses Association）将护理定义为："护理是诊断和处理人类对现存的或潜在的健康问题的反应。"

1986年，我国在南京召开的全国首次护理工作会议指出："护理工作除配合医疗执行医嘱外，更多、更主要的是对病人的全面照顾，促进其身心恢复健康"。

1993年，我国卫生部颁布的《护士管理办法》中规定了护士作为护理专业技术人员，在执业中"应当正确执行医嘱，观察病人的身心状况，对病人进行科学的护理"，同时，"护士有承担预防保健工作、宣传防病治病知识、进行康复指导、开展健康教育、提供卫生咨询的义务"。

以上是不同时期、不同国家以不同方式阐述的护理概念和护士工作内涵，从中可以看到护理的对象、任务和目标发生了深刻的变化，即：护理的对象不再仅限于病人，而是扩展到处于疾病边缘的人以及健康的人；护理工作的着眼点是人而不仅仅是疾病，其任务除完成治疗疾病的各项任务外，还担负着心理、社会保健任务；护理的目标除了谋求纠正人生理上的变异外，还要致力于人的心理社会状态的完满与平衡。护理的目标是在尊重人的需要和权利的基础上，提高人的生命质量，它通过"促进健康，预防疾病，恢复健康，减轻痛苦"来体现。不仅是维护和促进个体健康水平，更重要的是面向家庭、社区，为提高整个人类健康水平发挥应有的作用。

护理的基本属性是医疗活动,但它具有专业性、服务性的特点,并以其专业化知识和技术为人们提供健康服务,满足人们的健康需要。

19 世纪中叶,英国护士弗洛伦斯·南丁格尔(Florence Nightingale,1820~1910)作为护理专业的创始人,促进了护理专业的科学化发展。她通过制定和实施专业化的护理工作程序,倡导科学的医院管理,并创办了世界上第一所护士学校,发展了以促进舒适和健康为基础的护理理念,这是护理专业化的开始。此后,护理专业随着社会文明进程的加速和医学科学技术的进步也得到了长足的发展。特别是现代护理在护理学的知识结构、护理的目的、护理的对象、护士的作用等方面都发生了极大的变化。从护理学科的实践与研究的角度,护理专业发展可以概括为三个阶段:

1. 以疾病为中心的功能护理阶段

这个阶段主要是现代护理建立和发展初期。医学在摆脱宗教和神学影响后获得了空前的发展,生物医学取得了辉煌成就,也形成了一切医疗行为都围绕疾病进行,"以疾病为中心"的医学模式。在这个模式的影响下,协助医生诊断和治疗疾病成为这一时期护理工作的基本特征,护理从属于医疗,护士是医生的助手。

在这一阶段,护理已经成为一个专门的职业,护士从业前必须经过专门训练。护理工作的主要内容是执行医嘱和各项护理技术操作,护理教育者和护理管理者都把护理操作技能作为保证护理工作质量的关键。在实践中逐步形成了一套较规范的疾病护理常规和护理技术操作常规。

2. 以患者为中心的整体护理阶段

这个阶段主要是建立在新健康观和生物—心理—社会医学模式的基础上,护理学在发展中吸收了大量相关学科的理论,如系统理论、人类需要层次论、人与环境相互关系学说等,使护理发生了根本性变革。这一时期护理理论开始强调人是一个整体,在疾病护理的同时应该重视人的整体护理,护理工作应该从"以疾病为中心"转向"以患者为中心"。

在这一阶段,护理已经发展成为一个专业,逐步形成了自己的理论知识体系和具有专业特点的科学工作方法。一方面,护士的实践领域从单纯被动执行医嘱和执行护理技术操作,扩展到运用"护理程序"对患者提供全身心的整体护理,解决患者的健康问题,满足患者的健康需求,体现出更多的护理专业特色;另一方面,随着医学分科细化和新技术应用,护理工作专科化程度也在增加,出现了不同专科的专家型护士。护士培训和继续教育要求提高,护理教育逐步转向大学教育。护理管理成为医院管理重要的子系统。

3. 以人的健康为中心的全方位护理阶段

由于科技的迅速发展和健康需求日益增长,威胁人类健康的疾病谱出现变化,医学社会化和大卫生的趋势越来越明显,保障健康成为社会发展的强劲动力,使护理专业有了更广阔视野和实践领域,"以人的健康为中心的护理"成为一种必然的选择。

在这一阶段,护理专业成为一门以基础医学、临床医学、预防康复医学及与社会科学和人文科学相关的综合应用学科。护理工作已经从医院扩展到社区和家庭,从患者个体扩展到社会人群,从注重疾病、患者护理扩展到关注健康、提供生命健康全程护理,护士成为向社会提供初级卫生保健的主要力量。护理教育形成了从专科、本科到硕士、博士培养的完整体系,以满足护理专业发展的需要。

护理需要是全人类的需要,护理事业是全人类的一项重要事业。随着护理学从医学中分化出来,护理学得到迅速发展,专门以护理道德现象为研究对象、增进护理道德情感、培养高尚的护理道德品质、保证护理科学与护理事业不断发展进步的护理伦理学就应运而生,成了现代护理教育中的一门重要学科,在优秀护理人才的培养中发挥着日益重要的作用。

（二）护理伦理学概述

1. 护理伦理学的概念

护理伦理学是马克思主义伦理学与现代护理学相交叉的一门边缘学科,是当代医学伦理学(生命伦理学)的一个特殊的专门道德哲学与伦理实践的分支,它应用生命伦理学原理,并结合护理学理论进展以及护士角色的变革,在新的卫生格局、体制、医务分工和医疗健康消费运动、卫生经济规律下,强调护士与病人的关系,与护理哲学文化、护理社会学、护理心理学以及护士自身的职业人格发育等所建立起来的一门崭新的独立学科。

简单地说,护理伦理学就是运用一般伦理学原则解决医疗卫生实践和医学发展过程中的医疗护理道德问题和护理道德现象的学科。护理伦理本质上是医学人文精神和医学伦理道德在护理领域的集中体现,也是生命伦理在护理领域的具体体现。生命伦理学或医学伦理学可以认为是它的母体。

2. 医学伦理学概述

医学伦理学,是运用一般伦理学原则解决医疗卫生实践和医学发展过程中的医学道德问题和医学道德现象的学科,它是医学的一个重要组成部分,又是伦理学的一个分支,是伦理学与医学的一门相互交融的学科。

医学伦理学作为一门独立、完整的学科,应该是在第二次世界大战后确立的。第二次世界大战以后,人类反思了法西斯分子用活人体进行极其残忍实验的暴行,传统的医学伦理原则受到法西斯主义的粗暴践踏,其反人道的罪行令世人震惊,美、苏、英、法四国在德国纽伦堡对纳粹医生进行审判,发表了著名的《纽伦堡法典》,它是 1946 年审判纳粹罪犯的纽伦堡军事法庭决议的一个重要部分,牵涉到人体实验的十点声明,此文件的精髓后来成为 1964 年世界第十八届卫生大会通过的《赫尔辛基宣言》的主要内容,一直作为生命科学研究中人体实验的指导方针。汲取沉痛的历史教训,医学和医学伦理学界深切感到建立系统的现代医学伦理学的必要。此后,医学伦理学的深入研究使其日益臻于成熟,而且成为医务人员和生命科学工作者一门必修课。

3. 生命伦理学概述

生命伦理学,英文是 Bioethics,是由 Meidical-Bio-Ethics 演变而来,又译为生物医学伦理学或生物伦理学。有关生命伦理学与医学伦理学的关系存有许多争论,而大多数学者认为,生命伦理学是对传统医学伦理学的现代超越,是现代意义上的医学伦理学;或者可以理解为:生命伦理学是医学伦理学发展的必然阶段,当然它应包容医学伦理学的全部内容,特别是病人权利、医生义务和医患关系等临床医务伦理部分。但国内外哲学界和伦理学界却有相当一部分人坚持,生命伦理学只研究生命科学技术、尤其是高新生命科学技术和死亡的伦理问题,这种狭义的理解并未被生命伦理学界承认。

我们可以认为:生命伦理学是对生命诸问题的道德哲学注释;是对人类生存过程中生命科学技术和卫生保健政策以及医疗活动中道德问题、道德现象以及道德关系的伦理学研究;是有关人和其他生命体生存状态和生命终极问题的学科;它可以包括生命伦理学原理、理论与应用三个层级。生命伦理学不仅仅是一门"生命的伦理学",而且可以认为是一门"伦理的生命学",诸多人文学、社会科学、自然科学学科在此交融。

4. 护理伦理学的研究对象

作为现代医学及护理学与伦理学交叉形成的新兴边缘学科,护理伦理学与其他任何学科一样,自然有自己独立的研究对象。护理伦理学的研究对象就是护理道德。

所谓护理道德就是指在护理实践中形成的,以善恶作为评价标准的,用来约束、规范护理人员行为,调整护理实践中的各种道德关系,引导护理人员人格完善的行为准则与行为规范的总和,是一般社会道德在护理实践中的应用与体现。护理道德是一种职业道德,一般指护理活动中的道德现象和道德关系,具体来说,应包涵护理人员的道德风貌以及护理过程中的道德问题,可简称为"护德"。它是社会一般道德在护理领域中的具体表达,是护理人员自身的道德品质和调节护理人员与患者、他人、集体及社会之间关系的行为准则、规范的总和。它存在于从事护理职业的全体人员以及与医疗卫生事业相关的人员之中,是长期的医学文化积淀而形成,并且总是围绕护理工作者的职业活动和与护理相关的社会活动而展开的。护理道德现象包括意识现象、规范现象和活动现象。护理道德对护理人员、患者和社会都具有重要意义,特别在保障人类健康和发展护理科学以及医疗卫生事业等方面,具有不可忽视的特殊价值。

第二节　护理伦理的历史、现状与发展

一、我国护理伦理的形成与发展

(一)中国古代的护理伦理思想

我国是有着悠久历史的文明古国,有着数千年的医学历史。在漫长的医疗活动中,我国人民不仅积累了丰富的医疗经验,而且还建立和发展了比较完善的医疗护理道德规范,对于弘扬中华文化和促进医护伦理学的发展做出了重要的贡献。

在远古时期,医巫是不分的,中国最早的巫产生于有了社会分工之后的原始公社后期距今约七千年的新石器时代。在古代中国,巫又是社会中最早医药经验之总结者,巫大都能掌握一些药物知识,充当医生的角色。伏羲、神农、黄帝是远古时代医生中的代表,它说明我国医德是随古医药的创始而同时产生的。在远古时代的社会道德影响下,我国的传统医德有了萌芽,形成了医学目的是为了"以拯夭亡"、"令民知所避"等医德思想。但由于古代医学发展水平不高,尚没有形成医、药、护三者分工明确的职业,往往从医者既负责医疗,又负责护理与药事。因此,当时的护理伦理思想与医学伦理思想是融为一体共同发展的,没有截然的区分。

随着医疗实践经验的不断丰富,深受中国传统儒家文化影响的医护伦理思想内容也不断丰富。儒家伦理对医疗、护理等都有着深远的影响,"医儒同道"是我国古代医学的一个特征。春秋战国时期,儒家思想开始影响中医伦理学,到汉代,董仲舒提出"罢黜百家,独尊儒术",儒学开始居统治地位,儒家伦理思想深刻影响了我国传统医学的伦理观。我国现存的第一部医学经典著作《黄帝内经》以我国古代哲学思想阴阳五行学说为指导,全面而系统地论述了生理学、病理学、病因学、诊断学等，介绍了内科、外科、儿科、妇科等三百多种病候及治疗方法，并强调"医乃仁术"的思想，把医术和医德融为一体。书中记载"天覆地载，万物悉备，莫贵于人"，"人之情莫不恶死而乐生"，强调医者要"入国问俗，入家问讳，上堂问礼，临病人问所便"，说明当时已经把尊重人的生命价值作为医学的基本原则。因此，《黄帝内经》标志着我国医护伦理思想的初步形成和医学体系的确立。

战国时期神医扁鹊是我国古代最著名的医学家，医技精湛，行医于民间，游历于诸侯各国，处处为病人着想，堪称医德的典范。扁鹊不仅医术高明，而且品德高尚，他不慕名利，不攀权贵，对病人关怀备至。他不信神，不信巫，尊重知识，尊重科学，尊重实践，提出"信巫不信医不治"等六不治原则，指出巫术不可信，以巫术治病是不道德的，这在当时是难能可贵的。

春秋战国之后，随着封建社会生产力水平的提高及医学实践的进步，医护伦理思想也得到了进一步的发展。张仲景、董奉、孙思邈等人在前人的基础上进行了发展和完善，奠定了我国古代护理伦理思想的基本框架。

东汉杰出的医学家张仲景（公元150～219年）以其巨著《伤寒杂病论》开创了我国医学辨证论治体系，这部巨著中的序言更是一篇具有很高价值的医德文献。序言对医学的性质、宗旨、医学道德和医学的发展作了精辟论述，指出治病应不分贫富贵贱，对患者一视同仁，"上以疗君之疾，下以救贫贱之厄，中可保身长全"；提出医者应当"勤求古训，博采众方"、"精究方术"、"爱人知人"。三国时期，江西名医董奉不求名利，隐居庐山为民治病的"杏林春暖"佳话歌颂了我国古代从医之人高尚的医德品质。孙思邈（公元581～682年）是隋唐时期著名的医学家，被称为是我国传统医德的集大成者，是一位德著千秋的名医。孙思邈的医德思想集中反映在《千金要方》中的《大医精诚》和《大医习业》两篇里，主张医家必须具备"精"和"诚"的精神。所谓"精"就是要具有精湛的医术，所谓"诚"就是指医生应具备高尚的医德。孙思邈强调，"凡大医治病，必当安神定志，无欲无求，先发大慈恻隐之心，誓愿普救含灵之苦。若有疾厄来求救者，不得问其贵贱贫富，长幼妍媸，怨亲善友，华夷愚智，普同一等，皆如至亲之想……见彼苦恼，若己有之，深心凄怆……一心赴救"。他强调医生既要技术精，又要品德好，并提出了对待患者和同道应遵循的准则，明确指出学医的人首先要具有仁爱的"大慈恻隐之心"、"好生之德"，要廉洁正直，不得追求名利，对病人要"普同一等"、"一心赴救"，认真负责，不得浮夸自吹，诋毁别人等。孙思邈撰著的《备急千金要方》，就是以"人命至重，有贵千金，一方济之，德逾于此"的意义而命名的。《大医精诚》被后人视作我国医学史上最早全面、系统地论述医德的专著。

宋元明清时期，人们在同疾病斗争的过程中，继续推动着医学科技水平的进步，医药学家们对孙思邈提出的医德思想进行了补充和发展，在医药实践中丰富了医护伦理思想。宋代医学著作《小儿卫生总微方论》强调："凡为医之道，必先正己，然后正物。正己者，谓能明理尽术也。正物者，谓能用药以对病也……贫富用心皆一，贵贱使药无别。"也就是要求医者必须医德医术兼备。明代医家陈实功（公元1555～1636年）在《外科正宗》中提出："凡视妇女及孀尼僧人等，必候侍者在旁，然后入房诊视，倘旁无伴，不可自看。假有不便之患，更宜真诚窥睹，虽对内人不可谈……凡病家大小贫富人等，请观者便可往之，勿得迟延厌弃。"以及"凡娼妓及私伙家请看，亦当正己视如良家子女，不可他意见戏，以取不正"等。他把我国古代医德系统地概括为"医家五戒十要"。"五戒"分别是指戒贫富不等；为妇女看病应有侍者在旁;不可诋毁同道;不可离家游玩;对娼妓等应视为良家子女,不可不尊等。"十要"侧重是对德与艺关系、医患关系、同道关系与官府关系、治病与养生关系,以及购置药品、备置物具等方面提出了一系列要求。这些思想充分体现了把患者当作亲人的医德理念,它不仅利于医护与病患间关系的融洽,而且能够鼓励医护人员更好地尽职尽责。"医家五戒十要"被美国1978年出版的《生命伦理学百科全书》列为世界古典医药道德文献之一,与希波克拉底誓言和迈蒙尼提斯祷文并列。"医家五戒十要"至今仍不失为医护人员学习和遵守的重要伦理守则。

当然,由于受到特定历史条件下社会关系和阶级关系的制约以及"三纲五常"、"男女授受不亲"等封建伦理思想的影响,我国古代的医护伦理思想中也包含一些不合理的内容,存在着封建社会的思想印记,部分内容甚至带有封建迷信思想的成分。

(二)中国近现代的护理伦理思想

中国近现代护理伦理思想的发展与中国护理职业的形成和发展密不可分,而我国护理职业的形成和发展,则始于鸦片战争之后。鸦片战争打开了中国的大门,西医连同西方文化一同进入中国,一些西方宗教团体开始在我国开办教会医院和护士学校,因此,我国护理职业和护理道德的发展受国外护理职业及护理伦理的影响较大。

1820年英国传教士马礼逊(R. Morrison)和东印度公司船医李文斯顿(T. Livingstone)首先在澳门开设诊所。1835年,美国传教士伯驾(P. Parker)在广州开设了中国第一所西医医院——眼科医局(博济医院),两年后这所医院以短训形式开始培训我国男护理人员。1884年美国护士兼传教士麦基奇尼(E. Mckechnie)来华,在上海妇孺医院开展近代护理工作,推行"南丁格尔"护理制度,并于1887年开设护士训练班。1888年,美国护士约翰逊(E. Johnson)在福州一所医院里开办了我国第一所护士学校。1900年以后,中国各大城市建立了许多教会医院,并纷纷设护士学校,我国护理专业队伍由此逐渐形成。

1909年中华护士会在江西牯岭成立(1937年改为中华护士学会,1964年改为中华护理学会),1922年加入国际护士会。1914年,第一届全国护士会议正式召开,大会决定将"Nurse"译为"护士"。1918年第四届全国护理大会将《护士伦理学》规定为护理的必修课程。1921年,协和医学院和燕京、齐鲁、金陵、东吴、岭南5所大学合办高等护士教育,此外还开办了护士教育、护士行政管理和公共卫生护理等进修班,为全国各医院培养师资和护理人才。1922年,国际护士大会在日内瓦召开,正式接纳中华护士会为第十一个会员国。1926年,中华医学会制定了《医学伦理法典》,以此为基础,逐渐形成中国自己的近现代护理伦理观。1932年,中央护士学校在南京成立。1934年,南京政府成立医学教育委员会,下设护理教育专门委员会,将护理教育纳入国家正式的教育体系。

新中国成立后,我国的护理事业得到了迅速发展,护理伦理也得到了前所未有的发展和完善,防病治病、救死扶伤、实行人道主义、全心全意为人民群众服务的护理伦理思想,在更加广泛的范围内得到体现和发展并日臻完善。1950年召开的首届全国卫生工作会议对护理事业的发展做了统一的规划。随着整个医疗卫生事业的发展,护理队伍日益壮大,经过培训的护士生人数日益增加,培训的规格越来越高,护士的层次、素质不断提升。1956年末,卫生部综合各地调查结果,拟定了《关于改进护士工作的指示》(草案),医院成立了护理部,开展护士进修教育,加强护士的业务学习和举办正规高等护理教育,护理工作日益正规化、系统化,护理伦理也日益发展。但是十年的"文化大革命",使刚刚发展起来的护理事业及护理伦理的发展陷入停滞状态。

改革开放以后,护理事业得到全面飞速发展,护理伦理的建设也得到普遍和高度的重视。1981年第一届全国医学伦理道德研讨会,倡议全国各医药院校开设医学伦理学课程;同年10月8日卫生部颁发了《医院工作人员守则和医德规范》;1986年召开了全国首届护理工作会议,强调护理工作是崇高的职业,理应受到社会的尊重,把每年的5月12日(南丁格尔的生日)定为"护士节";1988年12月颁布了《医务人员医德规范及实施办法》;1993年3月颁布了《中华人民共和国护士条例》;1994年1月1日《中华人民共和国护士条例》正式实施,建立了规范的护士资格考试制度和护士执业许可制度。2008年1月31日国务院颁布《中华人民共和国护士条例》。这些都极大地促进了护理伦理的建设与发展。尤其是规范的护理教育恢复以后,全国医学院校护理专业及在职护士的继续教育陆续开设了护理伦理学课程,使得护理伦理教育逐渐规范并成为普遍,护理专业人员的伦理素质得到普遍提高。现代护理伦理的高度发展造就了大批无私奉献、全心全意为人民健康服务的护理人才。她们经受了一次又一次的严峻考验:1998年的抗洪救灾、2003年的全国抗击"非典"、2008年的四川汶川抗震救灾、2010年的抗击甘肃舟曲泥石流灾害等。

我国卫生部统计信息中心数据表明,截至2011年底,全国注册护士总数为224.4万人,比2006年增长了近82万(注册护士指取得注册护士证书且实际从事护理工作的人员,不含取得护士执业证书但实际从事管理工作的人员),"十一五"时期是我国护士数量增长最快的时期。每千人口注册护士数从2005年的1.06人提高到2011年的1.66人。多年来,护理界涌现出了一批又一批道德高尚、技术精湛、全心全意为人民服务的"南丁格尔"式杰出人物。著名的护理学家王琇瑛、梁季华、孙静霞、邹瑞芳、吴欣娟、姜小鹰、陈声容等荣获了国际最高的护士荣誉奖——南丁格尔奖章。自1983年到2011年,我国已有62名护理工作者获此殊荣,他们是中国护士的光荣与骄傲!

二、国外护理伦理的形成与发展

(一)国外古代的护理伦理思想

西方医学形成于公元前6～前4世纪,其发源地是古希腊。这与古希腊的文化发展是分不开的。古希腊的医学是吸收了许多民族的医药学、护理病人的经验和特点而发展起来的。在古希腊,传说公元前1134年,阿斯克莱皮斯(Asklepios)建了一座庙宇,用以收容香客中的患者,成为疾病治疗的代表,他的妻子艾皮格(Epigone)是减轻痛苦的代表。他拐杖上蛇的图案被作为医学的标志。他的两个女儿:一个是海吉尔(Hygeia),称为卫生女神;一个是潘娜西(Panacea),称为健康恢复女神,她们被认为是参加护理工作最早的妇女。

希波克拉底(Hippocratic,公元前460～前377年)是古希腊最杰出的医生,被称为"医学之父",也是西方医德的创始人。他生活的年代巫医并存,斗争十分激烈。他的代表作《希波克拉底全集》中收入了《誓言》、《原则》、《操行论》等医护伦理学文献。《希波克拉底誓言》是一部经典的医德文献(全文见附录六)。

《誓言》中阐述的医德思想主要有以下几个方面:其一,阐明了行医的宗旨,指出医护行为的唯一目的是为病家谋利益,把病人的健康视为医家的崇高职责;其二,强调了医者应具有的品德;其三,强调尊重同道;其四,提出了为病家保密的道德诉求。这些医德思想为近现代护理伦理思想奠定了基础。

希波克拉底对护理工作也非常重视,在他的论文集中有这样一段话:"今命令你的学生,护理病人时要按照你的指示执行,并要进行治疗,要选择有训练的人担任护理,以便在施行治疗时能采取应急措施,以免危险,而且能在你诊治病人之后的短短时间里帮助你观察病人,否则,如果发生医疗事故,则是你的责任。"因为当时护理工作大多数由家庭妇女及奴隶担任。妇女一般要护理全家,但她们没有受过护理的训练,所以常常求助于符咒,或者祈梦于庙堂,希望借以治愈他们所看护的病人。然而,由于历史的局限性,希波克拉底的医德观念中也存在一些消极因素,如不为妇女实施堕胎术;主张不要接治那些濒于死亡的患者,以免引起麻烦等。

总之,《希波克拉底誓言》集中论述了医护与患者、医护与患者家属和医务人员之间应具有的行为准则,为西方医德思想的形成奠定了基础,是一份经典的医德文献。古代西方医生在开业时都要宣读一份有关医务道德的誓词,其内容就取自于《希波克拉底誓言》。

世界文明的发源地之一的古印度医学发展也很早,其医护道德思想亦非常丰富。公元前5世纪名医"印度外科鼻祖"妙闻(Susruta)有《妙闻集》;公元前1世纪名医"印度内科鼻祖"阇罗迦(Caraka)有《阇罗迦集》,他们对医学本质、医师职业和医护伦理都做了精辟的论述。如《妙闻集》中指出:"医生要有一切必要的知识,要洁身自持,要使患者信仰,并尽一切力量为患者服务。甚至牺牲自己的生命,亦死所不惜。"还把正确知识、广博经验、聪敏知觉和对患者的同情,视为"医者四德"。特别值得重视的是《妙闻集》中对护理道德作了比较明确的阐述:"雇用的侍者应具有良好的行为,清洁的习惯,要聪慧而敏捷,要忠于他的职务,还要仁慈和善,掌握各种医疗技能,能给病人沐浴、按摩,帮助病人行动,整理床铺,准备药物。要对病人有深厚的感情,满足病人的需要,遵从医生的指导。"在《阇罗迦集》中更明确指出:"护士必须心灵手巧,必须有纯洁的心身,必须掌握药物配制和调剂的知识以及对病人的忠心。"由此可见,古印度的护理已经能够成为一门独立的专业,对护理道德有详细的记载,并将之作为重要的道德原则。总之,在古代只有印度形成了护理职业,其他国家和地区普遍存在着医、护、药合一的局面,护理伦理思想与医德思想是融为一体的,关于护理伦理思想的专门论述较少。但是,为病人谋利益始终是各国古代护理伦理思想的核心。

事实上,欧洲的护理工作最早就起源于基督教徒对贫病者及老年人的照料。基督教把受苦受难的穷人和病人看作是耶稣的替身,因而早期的基督徒仿效耶稣,都是以照顾那些有病而无助的人们、减轻病人的痛苦为自己的义务,提倡"爱人"以及"无私利他"的基督教道德观。很多教徒走出家庭、进入社会去护理病人,使以前由奴隶或下等人所从事的护理工作一跃成为神圣的职责,侍候病人的职务得以提高。教堂开始设立起一些慈善机构,如接受弃儿和孤儿的收容院,接待那些病者和朝圣者的旅舍,同时也开始在修道院内设立机构以照顾那些经过长途跋涉而到修道院朝圣患病的信徒、乞丐、老人、残疾人等,那时的修道院医院实际上只是客栈、收容院和医疗机构的混合体,担任护理工作的多是基督教会的女执事。她们作为牧师的助手除了为病人祈祷外,在与病人的接触中也做一些护理工作,随着时间的推移,她们做的护理工作越来越多,并且前往病员家中进行探访,她们成了最初的随访护士,这被认为是西方护理工作的萌芽。

君士坦丁大帝宣布基督教为国教后,护理病人就成了主教们的专门职责了。最早的收容院、旅舍、集救济事业大成的总机关也创建了,但是直到12世纪,护理病人还是没有和救济老人及贫民的善事分开来。唯一的例外是为麻风病人设立了专门医院。中世纪后期,对伤病者的慈善施舍行为随着需求量的逐步增大而建成了医院,但这时的医院,不是现在意义上的医疗机构,而是教会机构,它对病人的护理作用重于医疗作用。当然,护理也只是以宗教、神学为轴心,有时虽然也可以解决肉体病痛之苦,但主要目的在于洗净人们身上的原罪和洗净人们的灵魂,医护道德的最高理想是爱和信心,护理主要是为了宽慰病人,并无护理技术可言。后来,宗教修女渐渐依附于牧师,医师虽然可以得到修女的配合,但牧师常常取消医嘱,限制修女的护理工作,不允许修女照料男病人,甚至不允许给男婴换尿布,使护理工作受到很大的干扰,导致护理工作逐渐衰落。

(二)国外近现代的护理伦理思想

公元14~16世纪的欧洲文艺复兴运动,冲破了封建宗教的黑暗统治。先进的思想家们提出了人道主义口号,以人为核心,批判以神为中心的观念,在使医德脱离宗教禁锢和经院哲学的束缚中起了重要作用,使医学有了显著进步,演变为实验医学。17世纪上半叶,建立在近代自然科学和思维科学基础上的实验医学开始出现。英国医生哈维(Harvey,1578~1657)用实验方法发现了血液循环,从而成为血液循环学的奠基人,并标志着近代医学的开始。随着医学的发展,与医学相适应的医德研究,也逐步转向以人为对象。特别是医院出现以后,向医护道德不断提出了新的要求。这主要表现在18世纪德国柏林大学教授、医生胡弗兰德(C. W. Hufeland,1762~1836)提出的《医德十二篇》。这份文献对医治病人过程提出了"救死扶伤、治病救人"的观点,对查房、会诊、处理病人与诊治医生关系等方面提出了明确的医德要求。此文献在当时西方医学界影响极大,它是《希波克拉底誓言》在新的历史条件下的继承和发展。胡弗兰德认为:不应拒绝那些濒临死亡的患者。他说:"即使病入膏肓,无药救治时,你还应该维持他的生命,为解除当时的痛苦来尽你的义务。如果放弃,就意味着不人道。当你不能救治他时,也应该去安慰他,争取延长他的生命,哪怕是很短的时间,这是作为一个医生的应有表现。"医护道德中的人道主义原则的提出,标志着医护伦理学进入了一个新的发展阶段。

19世纪是科学重大发现的时代,医学发展很快,它也被称为妇女解放时代。护理工作发展很快,护理工作的地位也不断提高,但护理人员素质还很差,大部分护士谈不上受过什么正规的训练,一部分还是文盲,每周领取工资时还得用打叉代替签名,因此对护理人员的教育培训就提上日程。1836年,德国牧师费利德纳(T. Fliedner,1804~1864)在凯撒斯威斯城建立医院和女执事训练所,这是最早的具有系统化培训护士的组织,南丁格尔也曾在该校学习。

弗洛伦斯·南丁格尔是使护理成为独立护理科学的创始人。她自幼受到良好的教育,学识渊博,阅历广泛,聪慧明理,性格刚毅,容貌端庄。她父亲就是一个博学、有文化教养的人,为她提供了古典书籍、数学、哲学和语言等方面的教育。有着良好大学教育的她还是个虔诚的基督教徒,在1837~1844年间,她体验到做一名护士是上帝对她的召唤,当时她经常为附近的居民进行护理服务。而在当时的英国,护理病人的工作除由教会修女们主持的以外,均由社会上最低层的妇女来担任。南丁格尔却敢于冲破世俗偏见,勇敢地利用一切机会走访各医院,阅读和研究有关护理和医学的书籍,并坚决抵制来自家庭及社会的压力,最后在1853年获准在伦敦一家贵族妇女医院担任院长。1854年英俄克里米亚战争爆发,她冲破官方的层层限制,带领38名志愿者奔赴战争前线参加护理,为伤员创造了医疗和生活的条件,精心的护理挽救了很多士兵的生命。夜静时,南丁格尔手持油灯巡视病房,士兵竟躺在床上亲吻落在墙壁的她的身影。在很短的时间内，她便在士兵中成了传奇式的人物，同时，全英国也知道了"提灯女神"。

南丁格尔的功绩传遍了全欧洲，英国政府授予她勋章并赠给她5万英镑巨款和贵重礼物，战争结束后的1860年6月，南丁格尔用此款在英国伦敦圣托马斯医院(St. Thomas Hospital)创办了世界上第一所护士学校——南丁格尔护士训练学校(Nightingale Training School for Nurses)，开始培训护理专业人员，制订出了一系列的学校管理制度和规章，提出了挑选和培养护理人员的方案，使护理培训走向了正规化，这标志着护理科学的诞生，近代护理伦理也随之形成。1862年，她协助创建了利物浦第一所乡村护士学校；1881年，她又创建了军队护士学校，为培养护理人才贡献了毕生的精力，被人们誉为"护士之母"。南丁格尔一生写了大量的笔记、报告和论著，其代表作《护士札记》(Notes on Nursing)是一部护理伦理思想十分丰富的著作，为护理伦理学的形成奠定了基础。她从护理的对象、护士的地位和作用方面强调了护理道德的重要性。她指出：护士的工作对象不是冰冷的石块、木头和纸片，而是有热血和生命的人类，护理工作是精细艺术中之最精细者，因此，护士必须有一颗同情的心和一双勤劳的手；必须记住自己是被病人所依赖信任的，她必须不说别人的闲话，不与病人争吵；除非在特定的情况下或有医师的允许，不与病人谈论关于病况的问题；一个护士需要绝对尊重自己的职业。南丁格尔强调，"护理要从人道主义出发，着眼于病人，既要重视病人的生理因素，又要充分重视病人的心理因素"。南丁格尔的护理道德思想对现代护理伦理有着深远的影响。

根据南丁格尔的护理道德思想，美国一位名叫格瑞特的护士于1893年仿效希波克拉底誓言编写了南丁格尔誓言。全文如下：

我谨以至诚，

于上帝及会众面前宣誓：

终身纯洁，忠贞职守，尽力提高护理之标准；

勿为有损之事，勿取服或故用有害之药；

慎守病人家务及秘密，竭诚协助医生之诊治，务谋病者之福利。

谨誓！

19世纪末到20世纪初，人类迈进了现代社会。特别是第二次世界大战之后，医学新理论、新技术、新方法不断涌现，护理学逐步成为有着自己独立知识体系的综合性应用学科。为了更好地推动医学、护理学的发展，更好地发挥它们在保护与促进人类身心健康中的作用，一些国家和国际群众性组织相继成立。不少国家和地区通过守则、法规等文件形式把医德肯定下来，相应也产生了一系列国际性的医德和法律文献，形成了护理伦理理论和护士规范。如1947年美国医学会制定的"医生道德守则"；1948年世界医学会以《希波克拉底誓言》为蓝本，制定并通过了《日内瓦宣言》，作为医务人员共同遵循的守则；1949年世界医学会通过了《国际医德守则》；国际护士协会于1953年拟定了第一个正规护士规范《护士伦理学国际法》，1965和1973年进行了两次修订；1976年，美国护理学会制定了《护士法典》；1985年，加拿大护理学会制定了《护理法典》；1986年，香港护士专业管理委员会制定了《香港护士专业守则》；2000年世界生命伦理学大会通过了《吉汉宣言》等。此外，一些国际性的医护伦理、生命伦理规范也纷纷出台。这些工作大大推进了现代护理伦理学的发展。

三、当代护理伦理的现状与展望

(一)护理伦理观念正逐步发生转变

随着社会政治、经济和文化体制的变革,人们的价值观念、伦理思想等也出现了多元化。随着现代医学科技的不断进步与发展,医学模式与护理模式不断更新进步,人们的医疗护理理念也逐步发生了转变。

首先,某些传统的护理道德准则和规范不断受到挑战。如长期以来,医护人员都以生命神圣论和义务论作为医护实践中必须遵循的伦理原则,认为护士应当忠实地遵从医生、应当不惜一切代价救治病人的生命等,如今,人们的护理伦理观念已经逐步发生转变,生命神圣、生命质量和生命价值有机统一的生命伦理思想正在形成。可以说在 20 世纪 50 年代之前,延长寿命就是对病人最大的善,而第二次世界大战之后,延长寿命并不是唯一追求的目标,生命质量是人们所重视的主要内容,表现为病人的意愿是否得到尊重。因而,将生命神圣论、生命质量论和生命价值论相结合,将义务论与效果论相统一,将护理伦理与多种学科相融合,全方位、多角度进行护理伦理思考,生物—心理—社会的整体护理模式正在逐渐开展。中华护理学会制定和确认了 21 世纪中国护理目标及护理伦理准则,明确了"护士工作服务于人生命的全过程",并确认"提高生存质量"为基本护理价值之一,并要求护士"采取适当行动,积极维护护理对象的权利和尊严"。其次,随着护理职业化程度的提高,人们在关注个体护理道德行为的同时,更加注重职业伦理规范,形成了具有一定普适性的国际性或区域性的护理伦理准则。在现代社会中,医护人员服务的对象已不再限于个别病人,还包括病者的亲友、家庭和社会等。显然,随着护理模式的转变,当代护理伦理学的研究和教育的范围在不断扩大,内容也在不断加深。

随着医学的迅速发展,新技术、新理论不断在临床中应用,护理领域不断扩展,使护士在临床工作中常常会面临许多伦理问题甚至伦理困境,因此,护士需要具有与时俱进的护理伦理理念和专业的护理伦理素养,妥善处理工作中的伦理问题,建立和谐的护患关系。

(二)护理伦理教育逐渐受到普遍重视但问题仍然比较突出

自南丁格尔开创护理教育,使护理学成为一门独立的学科以来,护理伦理规范和伦理教育也越来越得到各国政府的重视。我国护理伦理的教育起步比较晚,1983 年我国护理伦理教育才逐渐开始出现。但我国的护理教育发展比较迅猛并取得了巨大的进步。在我国,护理伦理教育逐渐受到普遍重视,护理伦理学已纳入护理专业教育的课程之中,成为医学院校护理专业的必修课。目前,我国已发展成中专、大专、本科、硕士、博士的多层次护理教育体系,培养了大量的护理人才。随着物质生活水平的提高和个人健康意识、权利意识的增强,人们对护理质量的要求也越来越高。因此,护理教育模式也逐步从只见病不见人的生物模式,发展为"生物—心理—社会"的整体模式。与之相应的,护理人员不仅需要掌握专业的护理技能,还需要具有广博的人文社会科学知识,懂得尊重关爱患者并具有护患沟通、心理调适等能力。

国内的护理伦理学教育,往往把重点内容放在护理伦理概念、护理伦理学的基本理论和原则、生命伦理的必要性等主题上,涉及面较广,但是对目前我国临床护理急需的有关伦理决策问题和随着现代医疗技术的开发带来的各种伦理问题等方面的教育比较欠缺,而且对以爱的伦理为核心的教育重视不够。其次,学生在临床实习期间,临床带教老师对伦理决策的指导欠缺。临床实习没有能够真正将伦理道德素质培养全面纳入临床教学过程。临床实习往往被认为是理论知识强化和巩固的过程。临床教师侧重于护理知识和技能等方面的指导,但在如何处理临床护理中遇到的伦理问题以及处理原则和方法等方面的指导难以令人满意。临床教师很少就临床护理中遇到的问题进行伦理道德分析和要求,也很少对日常护理行为中所隐含的职业道德及法规进行分析教育。另外,医疗保健系统还没有形成一个统一的积极的伦理大环境,经常会出现理论上学习到的知识和实践中体现出来的价值观不统一的现象,这势必会影响医护人员临床的伦理决策与伦理实践。

因此,要解决落实当代临床护理伦理方面存在的问题,不仅要从护理伦理教育入手,而且更要营造理想的医疗护理伦理环境。首先,教师应积极采用各种教学设施,通过视听教学、案例教学、模拟患者、角色演示、启发讨论和见习实习等,探索出一套理论和实践相结合的行之有效的教学方法。护理伦理实习,是一种比较先进的教学方法,学生可以与伦理学家一起进行医学伦理查房,并与责任护士、患者及其家属共同探讨临床护理伦理问题的解决方法。其次,院校结合分期分批对临床护士进行护理伦理再教育和护理伦理评价,除了借鉴学校的评价方式外,还可以通过观察、访谈、医学伦理查房、病人满意度调查等临床实践方式,评价护士对护理伦理知识的掌握、运用及内化为道德品质的情况,从而间接地评价护理伦理再教育的效果。将护理伦理再教育活动与晋升、升职、评先评优活动联系起来,促使临床护士积极、主动地学习护理伦理知识,加强自身护理道德修养,提高护理伦理教育效果。最后,医院要积极发挥医院伦理委员会的作用。近几十年来,国外许多医院纷纷成立了由医生、律师、伦理学家、心理学家、社会学家、牧师等组成的医院咨询、仲裁机构即医院伦理委员会,来集体讨论解决医院所遇到的伦理难题及医患、护患矛盾和纠纷。目前我国许多医院和医疗卫生机构也陆续成立了医院(医学)伦理委员会,护士理应成为医院伦理委员会的成员之一。医院伦理委员会的本质是实现医学的人文方面的功能,委员会的集体商谈是为了使医护伦理决策更加公正合理。尽管我国的医院伦理委员会暂时还未受到普遍重视,但是它的兴起对护士伦理决策能力的提高、护理难题的解决、护理伦理学及护理事业的发展无疑会起到越来越重要的作用。

(三) 新出现的护理伦理难题促使护理伦理日趋规范化

由于社会的进步与生物医学科学技术的突破性进展,人类自我认识的深化,从而带来一系列医护伦理难题。医护中的伦理难题系指在实现新的道德观念和实施新技术中产生的难以解决的伦理问题和其他的一些社会医护伦理问题,如安乐死、器官移植、人类基因工程、现代生殖技术等生命科学技术与人性增强的护理伦理问题,以及有限的卫生资源分配、医疗消费运动和市场化过程中的医护道德等问题。

这一系列医护伦理难题对医疗领域产生了重大影响,也给医护伦理学研究提出了许多新课题和新要求,促使医护伦理进一步走向规范化。如1964年,在芬兰赫尔辛基召开的第十八届世界医学大会上通过了《赫尔辛基宣言》,制定了关于指导人体实验研究的重要原则,强调了人体实验必须知情同意。该宣言经多次补充修改,已成为国际公认的人体实验道德准则。1968年8月,世界医学大会第22次会议于澳大利亚悉尼召开,通过《悉尼宣言》,确定了死亡的道德责任和器官移植道德原则。1977年,在夏威夷召开的第六届世界精神病学大会,通过了关于精神病医生道德原则的《夏威夷宣言》。1981年10月,在澳大利亚悉尼召开了第二十二届国际医院协会会议，会上就医院与初级卫生保健、医疗评价、医院与残疾者等问题进行了探讨。1983年在日本召开的生命与伦理恳谈会上，对脏器移植、体外受精、基因工程等问题的伦理原则进行了深入研讨等。

在当前技术广泛应用于医学领域的新形势下，诊疗和照护方式都发生了比较大的变化，医护与病患之间关系"物化"的趋势加重，即高精尖的设备处在医生、护士和病患者之间，使他们缺少以往的信任和情感交流。高技术带来的自动化、信息化、遥控化的诊疗手段，使病人来到医院就很容易得到自己的生理指标，医护人员可以不直接接触病人而在计算机终端或通过各种仪器设备获得病人有关数据，以此作为自己诊疗和护理的依据。医护与病患之间的直接交往减少了，为通过仪器设备的"间接"关系所取代，不利于医患双方情感交流，也不便于医护人员进行心理护理。临床上医护高技术的大量应用使一些护理人员热衷于技术的掌握而忽视了对人的关怀，还有一些人重视技术的考核成绩而忽视了道德素质的培养等，这就需要对护士在护理伦理上更为严格要求，加强人文关怀与心理护理，避免出现"物化"的弊端。护理人员一方面在伦理观念上要与时俱进；另一方面，要广泛学习、研究护理伦理学的新理论、新知识，加强伦理判断和决策能力，更好地为人类的健康服务。

国际护理学专家认为护士是终身探究和实践关怀照顾的学者。这意味着护士是道德行动者，她们的行动始终是关怀他人，尤其是患病的、虚弱的和有残疾的人。南丁格尔说："护士其实就是没有翅膀的天使，是真、善、美的化身。"护理工作与人道主义精神和体贴患者、关爱生命的职业道德密切联系在一起。护理人员的道德水平如何，关系到能否协调医生、护士、病人三者的关系，直接影响着医疗质量。特别是在护理伦理领域新出现的许多伦理难题的今天，规范化的护理伦理尤为重要。如灾疫护理伦理；护理社会化；医护主体地位互动或护理与医疗的平等化运动；提倡护理劳务独立职业化与强调思想的自由；护理工作中如何颠覆性别伦理等。

护理工作是平凡而光荣的工作。护理工作是整个医疗卫生工作的重要组成部分，但它又是有其自身的相对独立性和特殊性。护理工作的质量直接关系到患者的医疗安全、治疗效果和身体康复；护士的职业素质、服务态度、言谈举止也直接影响着患者的心理感受和医患关系的和谐、融洽。常言说："三分治疗、七分护理"，这是对护理工作重要性的高度概括。

总之，护理伦理日趋规范化顺应了时代对护理职业提出的新挑战。护士要紧跟时代脚步，树立患者至上、热情服务的良好道德风尚，改进服务态度，规范服务行为，提高服务质量，努力为患者提供爱心、诚心、耐心、细心、热心的服务，以维护人民群众健康为己任，增强责任感和使命感，不负重托、不辱使命，在促进社会健康事业中作出更大贡献。

第三节　学习和研究护理伦理学的意义与方法

一、学习和研究护理伦理学的意义

护理伦理学以爱的伦理为核心，护理伦理学教学的核心内容就是要让学生知道什么是爱、为什么要爱、作为一名护士如何爱，具体在护理活动中施爱的技术，以及遭遇利益或各种冲突时,如何评价和选择爱的行动方案。护理伦理的爱,更能说明人类之爱是人类至善的语言和理想,是人的目的,也是人类生存和发展的基础。

护理伦理学是护理学及其相关专业必修的基础课程,是医学教育中的重要环节,是实践医学与临床护理教育必经的桥梁,是医学和人文社会科学联系的纽带,也是医学人文学科的核心之一。护理学原本就是一种爱人之学、人道之学,因为作为医学的护理学是属人的,医学从来就与伦理学同源。随着现代科技特别是医学高新科技的不断发展、现代医学模式的发展变化和"以人为本"理念的逐步形成,整个社会对护理人员的职业要求尤其是护理道德水平要求越来越高。因此,加强护理专业的学生和在职护理人员的护理伦理学的学习和研究,有助于培养他们崇高的护理道德品质和提高护理质量,进而有利于推动护理科学事业的发展以及社会主义和谐社会的建设。

护士的职业被称为天职,护士被称为天使,就是说护士受命于天理和天道,对病人的爱源于对生命的敬畏。行善、感恩、奉献、悲天悯人,是护士基本的道德心理资质。然而,由于很长一个时期我国的医学教育在科学教育和人文教育之间发展存在失衡,在这种体制下培养出的医护人员,较之我国香港和台湾的医护人员,在对病人的人文关怀方面比较欠缺,常常出现重"技"轻"德"、重"术"轻"爱"的现象。时至今日,在医疗护理领域内有的人对道德的作用仍缺乏应有的认识,以为道德是无用的。他们认为一切得靠技术,医疗护理道德无足轻重,片面地认为作为一名护士只要学好护理业务,掌握精湛的护理技能就会得到病人的欢迎。因此,我们必须重视护理伦理教育对医疗护理行业乃至全社会的影响和作用。

近年来虽然临床护理伦理教育有了一定的进步,但是目前护患关系依然比较紧张,原因是多方面的,其中由于护理人员伦理道德修养不够引起的护患纠纷不可忽视。因此,无论是对临床护理人员还是学生,护理伦理教育要引起足够的重视,制订相应的措施和方法来提高护理人员护理伦理观念和伦理决策能力尤为重要。当然,在医疗护理实践中,我们也不能把护理道德的作用无限夸大。那种认为只要抓好护理道德教育,提高护理道德水平,就什么问题都可以解决,即使业务技术水平差些也无关紧要的观点同样是片面的。事实上,护士是爱心、知识、技能兼备,辩学、艺术结合的应用型医学人才和人人需要的"健康卫士"。"护德"、"护术"好比"白衣天使"的双翼,缺一不可。我们既要讲护理道德又要讲护理技术,只有把崇高的护理道德与精湛的护理技术两者有机地结合起来,才能真正做好护理工作。

总之,学习和研究护理伦理学可以帮助护理工作者解决价值观、人生观问题,又可以树立病人权利观念,增强职业道德责任感,使护生成为有信仰、有理想、勇于奉献、体悟人生、懂得爱的一代新人。通过护理伦理学的系统理论学习,逐渐使未来的护理人员能理性地面对护患冲突,用伦理学原则与方法去分析、评价与解决具体的、十分棘手的护理伦理难题,同时学会认识和处理由于高新生命科学技术的应用引发的有关生存与死亡、健康文化、性与社会、卫生经济政策与环境等伦理问题。

二、学习和研究护理伦理学的方法

(一)辩证唯物史观的方法

护理伦理学以护理道德为研究对象和内容,作为职业道德之一的护理道德在内容上有较强的时代性和历史性,护理道德作为一种意识形态,既受一定社会的经济关系所制约,又受一定社会的政治、文化、哲学、法律、宗教等思想的影响,同时,护理道德又是护理科学的直接产物。因此,只有对护理道德进行历史的、辩证的考察,才能批判地继承中外历代的传统医护道德,为建设社会主义护理道德服务。

护理道德在内容上,有较强的稳定性和连续性,现有的任何一个护理伦理观念都是对以往的道德思想的继承,所以,必须把护理道德问题放在相应的历史条件下加以客观的考察。这是因为护理道德尽管是一种特殊的职业道德,但它毕竟是社会道德的重要组成部分,有其独特的历史发展过程和相应的社会文化特征。我们应该从病人、社会的利益和我国护理实践的需要出发,根据当时的经济、政治、风俗习惯和医学护理科学发展水平等历史现状,具体地分析和研究各种不同的伦理观念和行为规范,以区别良莠,必须避免历史唯心主义和形而上学地对待护理道德研究。

(二)理论联系实际的方法

理论联系实际是马克思主义活的灵魂,也是学习和研究护理伦理学的根本原则和方法。护理伦理学不仅具有一定的理论性,也具有较强的应用性,这要求我们在学习和研究护理伦理学的过程中必须采用理论联系实际的方法。任何成形的理论,脱离了实际就失去了指导意义,只能是空洞的理论。护理道德必须与护理实践紧密地联系起来,才能互为补充,相得益彰。其实,护理伦理学的理论本身就来自于护理实践,又要受护理实践的检验。护理人员学习研究护理伦理学绝不能为学习而学习、为研究而研究,根本的目的应该是用所探究的护理伦理规范来约束、规范、督导护理人员的行为,促使他们更好地做好和改进护理工作,推进护理科研探索,保证护理科研成果得到良好利用。

因此,一方面,我们要认真学习和研究护理伦理学的基本理论及相关学科的知识,如护理学、生命伦理学、护理心理学、行为科学、卫生法学等学科,同时要密切注视国内外护理伦理学的发展态势;另一方面,我们要坚持从护理职业的实际出发,密切联系我国的护理科学实际状况和水平以及医疗卫生事业改革的实际,把所学的护理伦理理论运用到护理实践中去,以指导自己的行动,做到知行结合,在实践中锻炼自己。我们除了在课内采用角色训练、视频案例分析讨论等进行学习与研究外,还应该通过采用课外社区服务、护理伦理临床见习和实习等方法,在直接、具体的临床护理实践中进行伦理思维和价值决策能力训练。

(三)案例分析讨论的方法

学习和研究护理伦理学,也必须结合案例,以某一案例作为切入点,然后从医学、护理、伦理、法律、政治、经济、文化等领域深入分析与讨论,做出综合评判,以此推动护理伦理学的学习和研究。案例分析讨论要把握以下几点:一是要把握案例的事实情况:何时,何地,何人,何事,何因;二是要把握涉及案例的关系人:关系人的知识技能水平,情感倾向和价值取向,行为目的、动机和效果;三是要把握护理道德评价:当事人行为和思想符合或违背哪些护理道德原则和规范,应从中学习什么或从中吸取什么教训等。

案例分析与讨论是我们学习护理伦理学,培养对护理道德问题的敏感性,以及掌握有关道德理论、原则及范畴的有效方法。它有助于我们解决现实护理实践中的护理道德困惑,开阔学生及护理人员的思维,增强分析与解决问题的能力;有助于护理人员在具体的护理实践中做出合理的选择。通过具体的护理道德案例分析与讨论,有利于我们提高对护理职业道德的认识,增强遵循护理道德规范的自觉性与主动性。

总之，护理伦理学既然是交叉学科就应兼有人文学和科学的特性，因此其学习与研究方法应该既有思辨的分析与认识方法，又要有社会科学甚至自然科学的方法，即思辨与实证的方法相结合。学习与研究者应该以护理伦理的基本理论与原则为基础，对护理伦理进行历史的、辩证的考察，把护理道德问题放在相应的历史条件下加以客观的考察，并通过采用案例分析讨论和课外社区服务、护理伦理临床见习和实习等方法，坚持做到理论联系实际，把对护理道德的认识转化为护理道德行为，做到知行结合的统一。

本章小结

护理伦理学是马克思主义伦理学与现代护理学相交叉的一门边缘学科，是当代医学伦理学(生命伦理学)的一个特殊的专门道德哲学与伦理实践的分支。护理伦理学的研究对象就是护理道德。全面考察和分析护理伦理形成与发展的历史，对于我们继承和弘扬中国传统护理伦理思想的精华，借鉴国外护理伦理思想发展的历史经验，促进社会主义医德建设和护理伦理学的发展都具有十分重要的意义。学习和研究护理伦理学，就是要认识和理解护理道德的作用、意义和发展规律，并熟知护理道德的规范及道德原则，从而调节护理人员与他人、社会之间的关系，提高护理服务的质量，促进护理科学的发展。

思考题

1. 道德、伦理和伦理学有何异同？
2. 什么是护理伦理学？试述护理伦理学的学科性质和研究对象。
3. 护理人员为什么要学习护理伦理学？
4. 联系实际，谈谈护理专业的学生学习护理伦理学的意义和方法。

技能训练题

【实践活动】【辩论赛】

活动方式：组织一次有关护理道德的小型辩论赛。

活动目标：加深学生对学习和研究护理伦理学意义的理解。

活动步骤：

① 将学生分成正方和反方两大组。

正方论点：护理道德比护理技术更重要；反方观点：护理技术比护理道德更重要。

② 阅读教材及参考书等。

③ 分组讨论，正、反方各推选出 4 名选手参加辩论，分别作为一到四辩。

④ 由正、反方辩手进行辩论，其中一个环节由现场其他同学提问辩手。

⑤ 同学代表及教师作为评委进行评价。

讨论案例

第 35 届南丁格尔奖章获得者孙静霞

孙静霞,女,1914 年出生于江苏省常州市。1934 年毕业于常州真儒高级护士学校。后在常州市武进医院任护士、护士长。1938 年出任真儒高级护校校长兼武进医院护理部副主任。1942 年抗日战争中常州沦陷,日军占领了唯一的医院,孙静霞临危不惧,带领自愿留下的护士姐妹,对伤员不离不弃,争取一切救治的可能。1948～1950 年赴美国爱姆丽医学院附属医院进修护理。美方极力挽留,但她和丈夫不为所动,一心一意想着报效祖国。1950 年回祖国任常州第一人民医院(原武进医院)护理部主任。1978 年,她借鉴国内外先进的管理经验,建立了病区管理规范化、工作制度化、操作常规化的制度,成为常州地区护理界的表率。她积极开展护理科研,曾荣获科技二等奖,并撰写论文 25 篇。她多次参与编写护理书籍并到全国各地进行讲学。1987 年起开展心理咨询门诊,并举办有关心理咨询学习班,帮助病人做心理疏导,解除心理障碍。1991 年,她走向社会开展老年服务,参与和开办老年关怀病区。1976 年和 1978 年两次因公腿部骨折经石膏扶撑着仍坚持工作。

她几十年如一日每天都是早上班、迟下班,节假日加班加点,一天的工作时间至少在 10 个小时以上。她努力学习,刻苦钻研,积极培养护理骨干,采用"开一个专科,送出一个学习,从而带动一片"的方法,在常州市一院培养了一支能胜任各种专科护理的先进队伍。孙静霞老师,用实实在在的努力工作谱写了一曲曲还生命以健康和美丽的动人乐章。在她人生的 95 个春秋中,孙静霞老师把其中的 70 多个年头都奉献给了她无比热衷的护理工作。她热爱她的事业,她的使命,她倾其一生践行了自己的使命。

1995 年 6 月 29 日,孙静霞老师与她的学生邹瑞芳获得第 35 届南丁格尔奖。荣誉,在那一刻降临,而付出,却伴随了孙静霞老师的一生。

请谈谈你读了孙静霞老师的事迹后受到的启发。

拓展阅读

国际护士节

每年的 5 月 12 日是国际护士节。该节是为纪念现代护理学科的创始人——英国护士弗洛伦斯·南丁格尔(又被称为"提灯女神"),于 1912 年设立的。设立国际护士节的基本宗旨是倡导、继承和弘扬南丁格尔不畏艰险、甘于奉献、救死扶伤、勇于献身的人道主义精神。

节日由来

1854 年至 1856 年间,英法联军与沙俄发生激战。在英国一家医院任护士主任的南丁格尔,带领 38 名护士奔走前线,参加护理伤病员的工作。因当时医疗管理混乱,护理质量很差,伤病员死亡率高达 42%。在这种情况下,南丁格尔下定决心潜心改善病室的卫生条件,并加强对病人的护理和营养。半年之后,医院的伤病员死亡率下降到了 2.2%。这一事迹传遍全欧。1860 年,她在英国伦敦创办了世界上第一所正规护士学校。她的护士工作专著,成了医院管理、护士教育的基础教材。鉴于南丁格尔推动了世界各地护理工作和护士教育的发展,因此被誉为"近代护理创始人"。南丁格尔 1910 年在睡梦中逝世后,国际护士理事会 1912 年把她的生日 5 月 12 日定为"国际护士节"。旨在激励广大护士继承和发扬护理事业的光荣传统,以"爱心、耐心、细心、责任心"对待每一位病人,做好护理工作。最初称"医院日",也称"南丁格尔日",在中国称为"国际护士节"。在这天里,大力宣传护理工作,鼓励护士们学习救死扶伤的人道主义精神,已经成为世界各国护理界的一件盛事。

人物简介

弗洛伦斯·南丁格尔(1820 年 5 月 12 日～1910 年 8 月 13 日),生于意大利中部历史名城佛罗伦萨的一个富有移民家庭,后来随家迁居英国。幼小时就勤奋好学,遍览各种经典名著。曾就读于法国巴黎大学,操英、法、意、德诸国语言。她的父母希望她发展文学、音乐才能,跻身名流社会,而她对此兴致淡薄。她在日记中写道:"摆在我面前的道路有三条:一是成为文学家;二是结婚当主妇;三是当护士。"她不顾父母的反对而毅然选择了第三条道路。

人物誓约

我谨以至诚,

于上帝及会众面前宣誓:

终身纯洁,忠贞职守,尽力提高护理之标准;

勿为有损之事,勿取服或故用有害之药;

慎守病人家务及秘密,竭诚协助医生之诊治,务谋病者之福利。

谨誓!

南丁格尔奖

南丁格尔奖是红十字国际委员会为表彰在护理事业中做出卓越贡献人员的最高荣誉奖。英国人弗洛伦斯·南丁格尔在 1854 年至 1856 年的克里米亚战争中首创了护理工作先河。她将个人的安危置之度外,以人道、博爱、奉献的精神为伤兵服务,成为精神,1907 年国际红十字组织在第八届国际红十字大会上设立南丁格尔奖,1912 年在华盛顿举行的第 9 届国际红十字大会上首次颁发。

该奖每两年颁发一次,每次最多50名。1991年,红十字国际委员会布达佩斯代表大会通过的弗洛伦斯·南丁格尔奖章规则第二条规定,奖章可颁发给男女护士和男女志愿护理工作人员在平时或战时做出如下突出成绩者:"具有非凡的勇气和献身精神,致力于救护伤病员、残疾人或战争灾害的受害者;如有望获得奖章的人在实际工作中牺牲,可以追授奖章。"

南丁格尔奖章是镀银的。正面有弗洛伦斯·南丁格尔肖像及"纪念弗洛伦斯·南丁格尔,1820至1910年"的字样。反面刻有"永志人道慈悲之真谛",中间刻有奖章持有者的姓名和颁奖日期,由红白相间的绶带将奖章与中央饰有红十字的荣誉牌连接在一起。同奖章一道颁发的还有一张羊皮纸印制的证书。

授帽仪式

洁白的燕帽,象征着圣洁的天使;燃烧的蜡烛,象征着"燃烧自己,照亮他人"。每逢5月12日国际护士节到来之际,医院、护士学校等都会举行庄严的护士授帽仪式,并庆祝"节日"的到来。

授帽仪式是护生成为护士的重要时刻。在护理学创始人南丁格尔像前,伴随着"平安夜"的庄严乐曲,护生直跪在护理前辈面前,前辈为护生戴上圣洁的燕帽,护生接过前辈手中的蜡烛,站在南丁格尔像前宣读誓言。

"我宣誓:以救死扶伤、防病治病,实行社会主义的人道主义,全心全意为人民服务为宗旨,履行护士的天职;我宣誓:以自己的真心、爱心、责任心对待我所护理的每一位病人;我宣誓:我将牢记今天的决心和誓言,接过前辈手中的蜡烛,把毕生精力奉献给护理事业。"

神圣而庄严的授帽仪式结束,护生正式成为一名"白衣天使"。她将学习和发扬护理前辈"燃烧自己,照亮他人"的精神;她将履行救死扶伤、防病治病的人道主义护士天职,把真诚的爱心无私奉献给每一位病人;她将为预防疾病、保护生命、减轻痛苦和促进人类健康事业奉献青春与热血。

节日主题

每年的护士节都会有一个主题,2008~2012年的护士节主题:

2012年国际护士节活动主题——"营造优良执业环境,提供优质护理服务";

2011年国际护士节活动主题——"缩小差距:增加收入和公平";

2010年国际护士节活动主题——优质护理,服务社区:护士引领长期护理;

2009年"5·12"国际护士节活动主题——优质护理,服务社区,护士引领护理创新;

2008年"5·12"国际护士节主题——"提高社区护理品质,引领初级卫生保健"。

第二章 护理伦理学的理论基础与规范体系

学习目标:

通过本章学习,学生能够熟悉:护理伦理学的理论基础与规范体系;了解:生命论、人道论、义务论、美德论、功利论和后现代主义以及关怀伦理等基本理论;掌握:护理伦理学的基本原则,即行善原则、不伤害原则、尊重原则和公正原则,并在此基础上掌握知情同意原则、最优化原则、保密原则、生命价值原则等具体应用原则,从而能够在护理实践工作中践行各种理论原则。

关键概念:

生命论(Life Theory) 人道论(Humanism Theory) 义务论(Deontological Theory) 美德论(Virtue Theory) 功利论(Utility Theory) 后现代主义及关怀伦理(Postmodernism and The Ethics of Care)

【引导案例】

1994 年美国康涅狄格州的一位病人奈莉·维加,在产后大出血面临死亡威胁的时候,仍然坚持自己的宗教信仰(耶和华见证会)拒绝输血,后来在医生对其强制输血并拯救其生命之后,她将医院告上了法庭。

请对该案例中医生的行为进行伦理分析。

【分析】

这一案例涉及了诸多的医学伦理理论原则,可以作如下的分析:如果尊重原则和病人意愿在原则体系中处于核心的地位,那么病人的特殊价值诉求(不能输血)就造成了这一核心原则与其他原则(行善和不伤害原则)之间的冲突。在危及生命的情况下,这种程序正义的设计,就会造成实质性的损害后果——病人因此死亡;但如果抛弃这种正义的程序原理,不但病人会因此不满——因为她认为输血所造成的对她宗教信仰的伤害更为严重,还有可能引起医生将自己的价值观强加于病人的危险。因此,当面对临床工作中复杂的案例时,需要我们充实自身的理论知识。

第一节 护理伦理学的理论基础

一、生命论

生命论是关于人的生命的本质和意义的理论。人们对如何认识人的生与死、如何处理人的生与死的矛盾,即对生命的认识和看法,经历了漫长的认识过程,先后经历了生命神圣论、生命质量论和生命价值论三个不同的伦理认识阶段。

(一)生命神圣论

生命神圣论是强调人的生命是不可侵犯的和具有至高无上的道德价值的一种伦理观念。这是一种古老的传统的生命观,其基本内容是无条件地保存生命;不惜任何代价地维护和延长生命。一切人为的终止生命的行为都是不道德的。这种观念产生的主要背景是:首先,医学的不发达、对生命现象的不了解以及宿命论的影响;其次,宗教的影响,认为"生命不属于每个人,而是掌握在上帝的手中"。可见这种生命神圣的观念是有其历史背景的,也是把对生命的看法建立在目的论的基础之上的。另外,这种神圣是指整个人类的生命而并不是每一个个人的生命,当然也没有说明是何种生命或者说生命处于何种状态。总的来说,这种理论是一种目的论的、义务论的、笼统的以及指向性不清晰的理论。

纵观人类道德的发展史,生命神圣论(solemn league of life)是传统医学道德,乃至社会一般道德的一条最基本的道德原则,这条原则至今仍在发挥其作用。对于人来说,生命最为宝贵。无论是人类的群体,还是人类中的个体,失去了生命就意味着失去一切,没有生命就没有人类的一切社会历史活动。因而,人类在认识世界、改造世界的进程中,每时每刻都在追求人的生命、渴望人的生命。这是由人的第一需要所决定的。医学的诞生正是人类对生命的追求和渴望的结果。

人的生命是人类社会存在和发展的前提,是社会进步的根本,是物质财富和精神财富的源泉。因此,人的生命是神圣的。当人的生命遇到疾病危害或面临死亡的威胁时,医务人员应该义不容辞地利用所掌握的医学知识和手段竭尽全力去维护生命的存在,帮助患者恢复健康,挽救生命,延缓死亡。生命神圣论激励着古往今来的医务人员不断探索生命奥秘,从而推动医学科学的发展。

随着医学实践的发展,生命神圣论表现出一定的局限性。首先,生命神圣论是抽象的,绝对地强调生命的神圣性,片面强调生命至上,主张对人的生命应不惜一切代价进行抢救,甚至不惜耗费大量资源去保护丧失社会价值的生命,延缓其死亡过程。随着人口数量膨胀、生存质量下降及经济文化发展、社会生活质量提高、资源的节约利用等各种社会现象的凸现,现代医学技术保护下"无效生命"的存在和社会资源合理分配之间矛盾的激化,以及现代生物医学技术操纵生命、优化生命能力的提高,这种生命论受到严峻的挑战。其次,由于生命神圣论的伦理观所追求的只是个体生命的存在,只追求的是生命的数量(即个体生命的寿命或救活失去意识的个体生命的数目)。在这种伦理观的作用下,无论何种情况保存生命、延长生命都是医务人员的天职;无论何种原因的放弃治疗、停止治疗、终止治疗都会是绝对反对的和绝对禁止的。在当今社会追求高度文明和人们对健康、对生活质量日益关心的今天,仅用生命神经论去指导和规范医务人员的医疗行为,解决医疗中的医德问题,逐渐暴露出它的局限性和软弱性。例如,在临床诊疗工作中,只恪守生命神圣论的道德信条,那么对于诸如"植物"状态的人、极低出生体重儿、患有严重先天性缺陷的新生儿及患有绝症又进入死亡状态的病人,医生所能做的只能是不惜一切代价进行积极的救治。然而,这样做了其结果如何呢?一些严重缺陷儿无任何生命质量可言,延长的仅仅是患者的生物学生命。但同时也使病人家属陷入到精神的痛苦和折磨中,以致心身健康受到了损害,也浪费了卫生资源,增加了社会的负担。

（二）生命质量论

事实上,人们对人的生命的态度已越来越不满足于只局限在生命神圣论的范围内去考察,人们越来越重视生命的质量,生命质量论是在医学发展中产生的,医学技术的发展导致人工维持生命措施的出现,使有的生命质量处于极低的水平,这样部分学者就针对生命神圣的观点大胆地提出了神圣的事物也是可以用科学加以分析的论点,即以人的标准来确定人的生命的质量。这种想法在社会医学的发展中得以贯彻并产生了一系列的具体操作办法,如质量调整生命年(Quality Adjusted Life Year,QALY)这一术语即指在稀有卫生资源分配中设想把某一服务提供给患者所产生的有价值存活年数。生命质量论是自遗传学和优生学等学科兴起而出现的以人的自然素质的高低、优劣(如器官功能、智商、全身状态等)为依据,衡量生命对自身、他人和社会价值的一种伦理观念。它强调人的生命价值不在于生命存在本身,而在于生命的质量,人们不应单纯追求生命的数量,更应关注生命的质量,增强和发挥人的潜能。人不仅要活着,更重要的是要活得幸福、美满。这就决定了人的生活离不开一个高质量的生命。

生命质量论伦理观的一个基本道德信条是:尊重人的生命,接受人的死亡。这里,尊重人的生命强调的是尊重有价值的、有质量的人的生命;同时,把接受人的死亡看成是尊重人的生命的基本内容。这是与生命神圣论的最大区别点。

生命质量论的产生,标志着人类生命观已经发生历史性转变,是人类历史上自我认识和自我控制的发展。其形成和发展为人们认识和处理生命问题提供了重要的理论依据,对长期以来困扰人们的生与死的权利及生与死的选择问题,提供了新的标准和理论依据。但这种生命论只就人的自然素质谈生命存在的价值,有很大的局限性。事实上,有的人生命质量很高,而其存在的价值很小,甚至低于常人。而生命质量高低的判断难于操作,如质量调整生命年标准固然有其科学性,但问题也随之而来,我们是否可以找到一个客观的评判生命质量的标准?如果这一标准是客观的,那么对具体个人而言如何来判断他的主观意愿?这种量化的结论如何产生价值的判断?这种质量的判断是否符合医学的目的?这是生命质量论不合理、不科学的一面。

（三）生命价值论

随着近代各式各样的价值理论的兴起和影响,一种把生命神圣与生命质量相统一的崭新的生命伦理观,即生命价值论正在成为当代医学道德的主导思想,成为当代人类对人的生命的控制和死亡控制的主要依据。生命价值论是生命神圣与生命质量统一的理论,它把人的生命的物质价值、精神价值和人性价值作为衡量生命的个体效益和社会效益的尺度的一种伦理理论。生命之所以神圣和具有神圣性在于它具有功效性,这种功效性最终表现在它的价值性上,是由它的价值性的大小来体现的。同样,生命质量的高低也是与人的功效性密切相关的,最终也是由人的生命价值性的大小来表达的。

人的生命价值(value of life)是人的价值的核心。价值是客体对主体需要的满足。人的生命价值就是人的生命存在对人的需要的满足。人为了自身的生存和发展,总有各种各样的、丰富多彩的生理需要和心理需要。为了满足这些需要,人就要劳动、创造,从事各种各样的实践活动。人的这些实践活动都离不开人的生命存在的这个前提。显然,人的生命具有满足人的需要的属性,即人的生命具有价值的属性。

人的生命是一个渐进、持久并逐渐衰亡的过程,生命价值融于这一过程之中,生命价值是以人具有内在与外在的价值衡量生命意义的一种伦理观念。它认为,生命价值包括两个方面:一是生命所具有的潜在的创造能力或劳动能力,即生命的内在价值和自我价值,它是由生命质量来决定的;二是生命的外在价值,即把内在价值发挥出来,为社会创造物质财富和精神财富的社会价值,或称生命的社会价值。生命的内在价值与外在价值的统一,构成了一个人的生命价值。生命价值论就是以人的内在价值与外在价值的统一来衡量生命意义的一种伦理观。

衡量人的生命价值的标准,主要看他的外在价值,即看他对他人、对社会的贡献。贡献越大,其生命就越崇高,价值也就越大。当然,生命价值处在动态之中,在评价一个人的生命价值时,特别是在决定生命取舍时,必须保持全面、冷静和审慎的态度。生命价值论的提出,为全面认识人的生命存在意义提出了科学论证。医护人员在竭力抢救病人生命的同时,对那些"不治之症"的晚期病人不可以终止或撤销治疗,对这一问题应作出价值判断。新的生命伦理学认为,生命的神圣在于它的价值和质量,应当在提高生命质量和价值的前提下,维护生命的神圣与尊严。

总体而言,生命价值论强调的是一种内在价值与外在价值的统一。道德价值应具有实践内容,它不是自然的和超自然的属性,而是一种特殊的社会现象。传统义务论不顾及现实情境,不考虑条件,追求绝对的理想的善;根据义务论思想可以认为,人的生命不管质量高低,都必须加以保护和保存,因为生命是"无价的"。价值论认为,行动选择的个人与社会的后果,是评价善恶的标准,人的生命是有价的,根据生命质量的高低来选择我们的行动,是一种认识上的飞跃。

二、人道论

人道论即人道主义思想,是关于人的本质、使命、地位、价值和个性发展等的思潮和理论。"人道主义"一词源自拉丁文 humanistas(意为人道精神)。最初的含义是指一种能促使个人的才能得到最大限度的发展的、具有人道精神的教育制度,古罗马西塞罗最早在这一意义上使用。18 世纪法国启蒙思想家提出"天赋人权"和"自由、平等、博爱"等口号。在现代西方哲学中,人道主义仍占有十分重要的地位。现代西方哲学中的许多流派,如存在主义、新托马斯主义、人格主义、实用主义、法兰克福学派等,都主张褒扬人的价值,捍卫人的尊严,提高人的地位,以现代眼光研究人的状况、特点、前途和利益。

我国春秋战国时期早于"圣人"孔子出生的思想家子产就认为"天道远,人道迩"(《左传》昭公十八年),意思是"人道"比"天道"更近。重视人道,即是重视"人之所以为人"的伦理,这可视为中国最早的人道论。在中国传承两千多年,并成为中国传统文化主干的儒家思想认为,天地生人,人是万物之灵,自有其高于万物的价值:"人者,其天地之德,阴阳之交,鬼神之会,五行之秀气也"(《礼记·礼运》);"天地之性,人为贵"(《孝经》)。从某种意义上甚至可以说,儒学就是一种发现"人"、提升"人"、宣扬"人道"的学问。

严格意义的"人道主义"是一种关心人、尊重人、倡导保护个人的权利,要求重视人的价值,主张实现人的平等和自由,宣扬在宇宙和人类社会中必须以人为中心的伦理观。社会主义的人道主义倡导集体主义的道德原则,它不是从孤立的个人或个人的利己性去讲人道主义的,而是认为个人离不开集体,坚持从无产阶级和广大劳动人民的根本利益出发,主张把个人利益和集体利益结合起来,强调个人要为集体服务,集体也要为个人服务,即所谓"我为人人,人人为我"。在集体主义原则的指导下,社会要重视人的价值,维护人的尊严,保障人人平等,不许践踏社会成员的尊严,侵犯他人的权利;维护广大群众的切身利益,关注他们的困难和要求,最大限度地满足他们的物质、精神需要。

三、美德论

美德论又称德性论或品德论,它主要研究和说明做人应该具备的品格、品德或道德品质,告诉人什么是道德上的完人以及如何成为道德上的完人。在德性论者看来,这个行为动机是由行为主体的品格、气质、情感能力决定的。所以与专注于我应当怎么做的原则主义不同,德性论专注于我应当做一个怎样的人的问题,它重视的不单是行为主体的某个行为,而是包含行为动机在内的行为者整体。正是人的品格与情感决定了他是一个怎样的人,人是怎样的才决定了当事者行为的全部。于是,在德性论看来,道德的本质不在于遵循某种基本原则,而在于某种品格的养成。美德论最具代表性的人物是古希腊的亚里士多德。

美德论在护理学中主要表现为护理道德品质,即指护士道德原则和规范的认识,以及基于这种认识所产生的具有稳定性特征的行为习惯,即主观上的护理道德认识与客观上的护理道德行为的统一。护理道德品质是由护理道德认识、护理道德情感、护理道德意志、护理道德信念和护理道德行为诸要素构成的综合体,并且是由护理道德认识开始,经过护理道德情感、意志和信念的中间介体,最后转化为护理道德行为和习惯的过程。

一般来说,护理道德品质的内容包括:外表端庄、慈善仁爱、严谨求实、正直廉洁、平等待人、团结协作、精益求精、乐于奉献。

护理道德品质是一个长期逐步培养和形成的过程。它是在一定的社会环境和物质条件下,通过系统的护理道德教育和实践的陶冶以及个人自觉的锻炼、修养,逐步培养和现成的,即客观条件与主观努力的相互作用逐步培养和形成高尚的护理道德品质。

四、义务论

义务论的伦理学说侧重于社会道德规范的建构,把道德规范的实质理解为个人对社会(包括他人)应尽的义务。它的理论出发点是社会关系或社会实践。在人类历史上,无论是中国儒家的义务论还是西方康德式的义务论,在理论形式上都存在着重义轻利的一致性,都强调行为的动机性。中国的义务论伦理学说可以上溯到西周时期。当时的宗法等级制度成为人们道德义务的社会基础。儒家强调"仁"、"义",所谓"恻隐之心,仁之端也";"羞恶之心,义之端也";并以"仁""义"作为对行为进行道德判断的依据和标准。康德强调"善良志"。一种行为之所以具有道德价值,完全在于行为者具有好的动机,即"善良意志"与行为的效果无关。它认为对一个人行为的正误的评价不在于行为结果的价值,而在于行为本身所具有的特性。道义论的伦理倾向在于考察一切能够从道德上进行评价的行为,对他们都附加某种底线约束即不能逾越某个界限,它关注的不是行为要达到的目的,而是行为的方式,行为对他人的影响,不是一个人为什么要做某件事,而是他怎样做这件事,他所做的事在道德上属于什么性质的行为。

义务论把针对人的行为而发的道德义务判断看作更基本的、更优先的。它认为对人及其品质的评价最终要依赖于对他的一系列行为的评价,善恶的价值判断最终要归结为行为的正当与否,而行为的正当与否,则要看该行为本身所固有的特性或者行为准则的性质是什么。

护理伦理学中的义务论实质上是对护理人员为其服务对象(病人)应尽那些义务进行说理论证,从而提出一系列的道德要求,规范护理人员的行为。义务论的这种功用,应该肯定地说,在推动护理道德进步方面起过巨大作用:首先,它提供了一种护理伦理的基本准则,这种准则要求把为病人服务放在第一位,这就从根本上为医疗行为确定了道德基础;其次,义务论为护理人员提供了一种高尚的道德信念;再次,义务论是以人为目的、为核心,以此指导建立一系列的道德规范,规范着护理人员的行为。但是,义务论也不是尽善尽美的。随着医学科学的进步,随着医学日益成为一种社会事业,随着医患关系的日益复杂化以及人们对医疗卫生性质认识的深化,传统义务论已日益暴露出其局限性和不足。这种义务论仅表现为一种个体之间一对一的义务,局限于躯体疾病本身的私人关系,只注重医务人员的医疗行为动机,而忽视医务人员医疗行为的效果。在医德越来越需要放在更广泛的社会关系里去考察的时代,这种义务论陷入了困境。

五、功利论

功利论即功利主义思想。功利主义的创始人边沁和密尔等人承继了英国经验论传统,严厉抨击直觉主义伦理学,以"最大多数人的最大幸福"为最高伦理原则,受到普遍热烈的欢迎,乃至功利主义形成一种社会思潮,影响到政治、行政、立法、司法等各个领域,风靡一时,兴盛近一个世纪。

我们现在所说的现代功利主义指的是那些明确以功利为最高伦理原则的理论。从特点上看,现代功利主义承继了古典功利主义的基本观点,反对义务论,以功利为最高的伦理原则,否定动机在人的行为中的重要作用。在对功利的理解上,它们与古典功利主义又有区别。它们一般反对把功利建立在苦与乐的基础上,拒斥心理快乐主义。

在现代功利主义中,影响最大、理论形态更加完备的是准则功利主义和行动功利主义。在准则功利主义者看来,对一个行动的评价要分成两个过程,第一是看一个行动是否受到道德准则的禁止或鼓励,第二是运用功利原则来评价道德准则的好与坏。不过,准则功利主义是一种现代类型的功利主义,它试图调和历史上的功利主义和义务论的冲突。首先,准则功利主义主张,如果一个道德准则能最大限度地增进功利,那么任何人在任何时候都必须遵守这一准则,尽管在特殊的情况下,单个人服从这一准则不会产生最大的功利。准则功利主义的观点自然受到行动功利主义的强烈反对。在西方,行动功利主义十分盛行,影响很大,其代表人物是斯马特教授。斯马特认为,只有行动功利主义才是古典功利主义的正统。

功利主义是以行为的目的和效果衡量行为价值的一些伦理学说中最有影响的学说之一。这些学说通常被称为"目的论",或者称为"效果论"。然而,功利主义理论有许多类型。这些理论共同认为:行为和实践的正确性与错误性只取决于这些行为和实践对受其影响的全体当事人的普遍福利所产生的结果,所谓行为的道德上的正确或错误,是指该行为所产生的总体的善或恶而言,而不是指行为自身。这一论点使功利主义区别于许多其他理论,那些理论认为,行为自身就具有道德价值,而与该行为产生的苦或恶无关。

六、后现代主义与关怀伦理学

后现代主义作为西方后工业社会出现的一种含混而庞杂的社会思潮,就其社会形态而言,后现代主义反映了西方后工业社会即晚期资本主义社会所具有的一些全新特征。后现代主义的兴起促使哲学的思维方式和范式的转向。后现代哲学是对哲学所追求的绝对性、整体性、无限性、同一性、语言等深层结构等信念的反思,它不仅是否定,也是批判和扬弃,是"积极的断裂"和"批判的连续"。后现代哲学的前景如何不可臆测,但它为我们开拓的新思维、新视角、新方式,已对哲学和将对哲学产生重大影响是肯定的。

后现代语境下,关怀伦理学以独特的方式实现伦理诉求。关怀伦理学是从关怀的角度进行道德思考的一种伦理理论。它借用了社群主义伦理学的一些规范,包括对自由主义某些主要特点的反对和对亲密的人际关系中重要特性(如同情、怜悯、忠诚、明辨和爱)的强调。"关怀"意指的是:一个人对与之有着有意义关系的人加以关心,充满情感地和心甘情愿地代表这个人去行动。

关怀伦理学有以下几个特点:① 注重具体情境,而不是抽象的和普遍的原则;② 注重体验和情感,而不是理性的判断和证明;③ 注重"关怀的行动",而不是道德认识;④ 注重道德行为者的实践能力。关怀伦理学者强调正确的伦理学结论存在于与道德事件有关的人与人的关系中及情境关系中。关怀伦理学者在生命伦理问题上的着眼点是人际关系中的关爱和责任。在他们看来,任何一个道德选择的取决因素,不是放之四海而皆准的普遍原则,而是伦理处境本身,处境中的人与人的关系及关怀、在伦理决定过程中人的感受以及情感的角色与意义,因此,对护理伦理学具有重大的理论意义。

第二节　护理伦理学的基本原则

一、行善原则

(一)行善原则的涵义

行善原则无论在传统的医学道德体系里,还是在现代医学道德体系里,无论在西方医学道德体系里,还是在中国医学道德体系里,始终都是一条最基本、最重要的道德原则,它要求人们在医学活动中,恪守这样一条道德信条:努力行善,扬善抑恶,做好事,不做坏事,制止坏事,做一个善良的人、有道德的人。

行善原则之所以成为医学道德关注的最重要问题之一,是因为它涉及救死扶伤,照护与关爱人的生命及提高生命质量和生命价值等终极问题。善是道德行为的重要特性,"医术"历来被视为"仁术"。"仁术"的最大特征就是富有浓厚的人道性和善性。为此,行善在长期的医疗实践中,逐步被视为评价医务人员行为的重要依据,并成为一条重要的基本医学道德原则。

(二)行善原则对护士的要求

护士的行为要与解除病人的痛苦有关;护士的行为可能解除病人的痛苦;护士的行为对病人利害共存时,要使行为给病人带来最大的益处和最小的危害;护士的行为使病人受益而不会给他人带来太大的伤害等。

【案例 2 - 1】

某患者,男,72 岁。因反复右上腹痛并向右肩放射,伴有呕吐、发烧 4 个月。近 20 天加重且出现黄疸,到某医院外科就诊。体检,除巩膜和皮肤黄染、右上腹轻压痛外,无异常发现。B 超提示:肝外阻塞性黄疸,梗阻部位在胆总管上段(左、右肝管部位癌),肝内胆管扩张,肝外胆管未见扩张,胆囊未探及,故而诊断肝外梗阻性黄疸,胆管癌可能性大。于是,收患者住院进一步诊治。住院后,外科总住院医生查房认为,根据病情及 B 超检查结果诊断胆管癌的可能性大,但不能完全排除胰头癌或壶腹癌,医嘱复查 B 超。第二次 B 超结果为:肝外梗阻性黄疸,梗阻部位考虑为壶腹部实性占位。虽两次 B 超检查,占位性病变的位置仍不能确定,故进行查房讨论。在讨论时,一医生根据病史认为是典型的胆管炎症状,其炎症由结石引起的多见,且患者 20 年前有胃大部切除易发生结石,故占位性病变可能由结石所致;另有医生认为占位性病变不能排除癌变可能,故建议行 ERCP 检查。因患者发烧又等待了一段时间做 ERCP 检查,但未成功。由于患者黄疸及病情逐渐加重,故不得已行开腹探查。手术探查证实为胆总管内结石、残余胆囊管结石。

【分析】

临床诊断主要依靠病史和体格检查,虽然有时辅助检查能起决定作用,但也必须综合病史和体检确定诊断。从上述案例中看出,医生有过分依赖辅助检查的倾向,因而延误了一些手术时间,也增加了患者的痛苦和经济负担,这不符合行善原则和辅助检查的道德要求。因此,医护人员更应重视临床基本功的训练,不能片面地依赖化验和特殊检查,同时时刻铭记行善原则,将病人的最大利益放在首位,努力为病人解除痛苦。

二、尊重原则

(一)尊重原则的涵义

尊重原则又可称尊重自主原则。尊重是人的一种基本需要,每一个人都应该得到社会和他人的尊重。从心理学角度来认识,病人需要得到比常人更多的尊重。其内容包括尊重病人的人格和尊严,尊重病人的生命和生命价值,尊重病人的权利等。尊重原则可以延伸为被广泛使用的自主原则或病人自主原则。宽容原则也源于尊重自主原则。尊重原则是指对自主的人及其自主性的尊重,在医护实践中主要是对能够自主的病人的自主性的尊重。病人的自主性是指病人对有关自己的医护问题,经过深思熟虑所作出的合乎理性的决定并据以采取的行动。知情同意、知情选择、保守秘密和隐私等均是病人自主性的体现。

病人自主性实现的前提条件是:

① 它是建立在医护为病人提供适量、正确且病人能够理解的信息之上。

② 病人必须具有一定的自主能力。对于丧失自主能力或缺乏自主能力是不适用的。他们的自主性由家属、监护人或代理人代替。

③ 病人的情绪必须处于稳定状态。

④ 病人的自主性决定必须是经过深思熟虑并和家属商讨过的。

⑤ 病人的自主性决定不会与他人、社会的利益发生严重冲突。

(二)尊重原则对护士的要求

尊重病人知情同意和选择的权利,而对于缺乏或丧失知情同意和选择能力的患者,应该尊重亲属或监护人知情同意和选择的权利。

【案例 2－2】

2002 年，上海中医药大学附属曙光医院建立了由医学伦理专家、法律界人士、社会人士和医务人员组成的医学伦理委员会。医学伦理委员会主要负责对该院的医疗行为进行审查，对医院的审查内容主要有三方面：是否保护患者隐私，是否落实患者知情权，是否平等对待所有患者。在该委员会建议下，逐步实施医学伦理查房活动，对于医院日常活动进行了细节上的改革，打破了医疗服务中许多惯例，受到了患者及社会的普遍好评。

【分析】

伦理查房做到了"三不"：一不当着患者的面讨论病情。过去，带教医生查房时往往在患者床边讲解和分析病情，很少考虑患者的感受；如今，带教老师只在病房介绍患者的病史，进行必要的检查示教，然后回到示教室再作详细的病情分析。二不直呼病人床号。改变直呼患者床号的做法，根据患者的年龄或者身份来称呼，"阿婆"、"刘老师"等等。三不暴露病人隐私，努力为患者提供人性化服务。例如医生、护士在查房和治疗时，会为患者添置一个遮蔽的屏风；床头卡也发生了变化，卡上不注明病情诊断。这些变化无疑体现着对病人的尊重，是尊重原则在临床中的具体表现。

三、不伤害原则

（一）不伤害原则的涵义

古希腊医家希波克拉底最先倡导不伤害原则(non maleficence)，不伤害原则是指在诊治过程中不使病人的身心受到损伤，这是医务工作者应遵循的基本原则。在具体医学实践中，不伤害原则并非是绝对的，有些诊治、护理手段即使符合适应症，也会给病人带来躯体上或心理上的一些伤害。因此，符合适应症不意味着可以忽视对病人的伤害，应努力避免各种伤害的可能或将伤害减低到最低限度。一般地说，凡是医疗上必需的符合适应证的诊治手段都是不违背不伤害原则的；相反，如果诊治手段对病人是无益的、不必要的甚至是禁忌的，有意或无意地强迫实施，使病人受到伤害，就违背了不伤害原则。

不伤害原则要求医务人员不做伤害病人之事，具体地说，就是要杜绝过失性责任伤害，力求避免可预知和可以防范的伤害，尽量将可预知但不可避免的伤害控制在最低限度。这就需要以双重效应(double effect)的方式对行为/结果进行分析。双重效应是指某一个医护行为的有害效应并不是直接的、有意的，而是间接的、可预见的效应。如当妊娠危及胎儿母亲的生命时，允许人工流产或引产，这种为挽救胎儿母亲的生命而流产或引产是直接的、有意义的效应，而胎儿死亡是间接的、可预见的效应。

（二）不伤害原则对护士的要求

不伤害原则对护士的要求包括：培养护士为病人利益和健康着想的动机和意向；尽力提供最佳的护理手段；对有危险或有伤害的护理措施要进行评价，要选择利益大于危险或伤害的行为等。

【案例 2－3】

为研究梅毒的传播及致死情况，美国公共卫生部(PHS)自 1932 年起授权塔斯基吉研究所启动一项"塔斯基吉梅毒实验"，其全称为"针对未经治疗的男性黑人梅毒患者的实验"。面对免费治疗等条件的诱惑，399 名感染梅毒的黑人男子和 201 名没有感染梅毒的黑人男子在不知情的情况下成为"试验品"。这项实验违背人性之处在于,研究人员隐瞒事实真相,有意不对这些梅毒感染者提供任何治疗。即使是在 1947 年青霉素成为治疗梅毒的有效武器后,研究人员也没有对参与实验的黑人患者提供必需的治疗。就这样,这项原本声称为期 6 个月的计划一直进行到 1972 年。

【分析】

不伤害原则是医务工作者的底线原则,无论以何种目的与借口都不能伤害病人。更加不能如案例中所谈及的以伤害病人的方式获取种种冠冕堂皇的利益。医学研究的宗旨理应是救死扶伤,然而在这个案例中,"救人刀"却成为"杀人刀"。从这个案例中不难看出,不伤害原则是医护人员在临床工作中应当坚守的最基本的原则。

四、公正原则

(一)公正原则的涵义

公正(justice),即公平或正义的意思。公正原则包括公正的形式原则和公正的内容原则。公正的形式原则是指分配负担和收益时,相同的人同样对待,不同的人不同对待。公正的内容原则是指根据哪些方面来分配负担和收益。

(二)卫生资源及卫生资源分配的涵义

卫生资源是指提供给卫生保健方面的人力、物力和财力等。卫生资源的分配又分宏观分配和微观分配。前者是指在国家得到的资源中,拿出多少分配给卫生保健部门以及在卫生保健部门如何分配;后者是指医院、医务人员和有关机构决定哪些人将获得可得到的卫生资源,特别是稀有卫生资源。

(三)公正原则对护士的要求

不仅在卫生资源分配上要公正地分配,而且态度上能够公正地对待病人。在护理纠纷、护理差错事故的处理中,要坚持实事求是,站在公正的立场上。

以上四个基本原则在应用中,要具体案例具体分析,不仅因为患者有他自身的特殊情况,而且原则间本身也存在冲突。另外,原则可有主次之分,有利原则和尊重原则可作为主要原则,但在稀有卫生资源的分配上,公正原则应排在首位。一般发生冲突的情况是:不伤害与有利,两害相权取其轻;有利与尊重,特殊情况下涉及医生的特殊干涉权;不伤害(有利)与公正,稀有卫生资源的分配;还有有利与说实话之间的矛盾等。

【案例 2 - 4】

某患者,男,56 岁,公费医疗。患者因车祸成为"植物人",住在某医院神经内科,经多次会诊确认病人无康复可能。爱人虽有工作却仍几年如一日地照顾他,医护人员也始终精心地治疗和护理,然而病人却仍处于"植物人"状态,一点恢复的征象都没有。后来,某报纸宣传病人的爱人对丈夫的爱情是如何的纯真,医务人员如何发扬救死扶伤的精神等。

【分析】

一般地说,患者爱人和医务人员的行为无可指责。但是,从卫生资源的分配上说,这种行为未必值得大力颂扬。一个不能康复的"植物人"长期住在医院,占据一张病床且耗费大量的卫生资源,这样必然影响其他可救治病人的住院和治疗,不符合伦理上的公正原则。医务人员最好向家属提供足够的信息,在家属充分理解和同意的情况下,让患者出院开设家庭病床。如果家属不同意患者出院，医务人员也要劝说患者家属放弃无效的抢救或治疗的要求，仅给予支持疗法和护理。

第三节　护理伦理学的应用原则

【案例 2-5】

1998 年 10 月某患者因癌症病逝于某医院，在火化前进行化妆时化妆师发现死者的两个眼球是假的，于是告知了家属。家属感到茫然，并迅速报警。很快真相大白，原来是死者所住医院的眼科的一位医生摘取了死者的双眼球，为两位急需角膜的住院患者进行了角膜移植并获得了成功。经调查证实，接受角膜移植而免遭失明的两位患者与眼科医生既无亲戚关系，又无经济往来。但是，家属除要求数万元的精神赔偿外，还要坚持刑事诉讼。此消息见诸报端后，引起医务界、伦理学界、法律界及广大公众的强烈反应，并且对此事件众说纷纭。

【分析】

在该案例中，眼科医生与死者生前一无仇、二无怨、三无利害冲突，摘取角膜是用来救治将要失明且无亲戚关系、无经济往来关系的病人，因此动机是好的，而且使两位患者免于失明。但是，眼科医生摘取死者的眼球，既不是死者的生前意愿，又没有在病人死后征得其家属的同意，显然侵犯了病人和家属的知情同意权利。因此，该案例中眼科医生的行为是不符合医德的。不过，在具体处理时，要全面、综合地考虑。

一、知情同意原则

知情同意（informed consent）是指临床上具备独立判断能力的病人，在非强制状态下充分接受和理解各种与其所患疾病相关的医疗信息，在此基础上对医务人员制定的诊疗计划自行决定取舍。知情同意原则起源于 20 世纪 60 年代的美国，是一项有利于达到医疗目标的措施，体现了对病人人格尊严和个性化权利的尊重。目前，它已被国际医学界广泛接受并被广大病人所认同，成为一项基本的临床伦理原则。

从表面上看，知情同意是病人与医生在临床上权利与义务的体现，似乎与护理工作无直接关系。实际上恰恰相反，护士在病人知情同意权实现过程中担当着十分重要的角色，发挥着举足轻重的作用。国际护理学会早在 1973 年颁布的《国际护理伦理纲领》中就明确阐述了护士的职责，指出护理工作是为个体、群体及社区提供各种健康服务，以达到增进健康、预防疾病和缓解痛苦之目的。为实现这一目标，在临床护理实践中，护士不但要完成自己所肩负的日常工作，还应重视和协调相关领域的各种关系（包括医患关系），使临床诊疗计划能够顺利进行，并为病人提供最优质的服务。

知情同意在我国也已实行了多年，最为典型的形式是手术签字制度。近年来，随着医务人员对"知情权"认识的深化，该原则已普遍适用于临床各领域，成为医疗工作中的一个重要环节。在强调"一切以病人为中心"的今天，知情同意被赋予了更深刻的意义。由于护理工作自身的特点，即使在医患之间已经达成了对诊疗计划的知情同意，护士在实施护理措施和实际操作过程中，仍应为病人提供或补充相关医疗信息并接受各种咨询，做到护患之间的知情同意，这是临床护理实践中必不可少的。例如，护士在为病人注射药物前，除了确认医嘱内容外，还应耐心告知病人该药物的名称、主要作用、注射方法、疼痛程度及注射后可能发生的副反应等注意事项；对住院病人通常在一定时间内需反复实施同样内容的护理措施，在每次操作前均应向病人充分说明有关事项，以帮助其了解治疗过程，克服恐惧感和心理障碍，积极配合完成诊疗计划。这些都是病人所拥有的知情权在临床护理中的具体体现。

【案例 2 - 6】

1. 某男性患者，24 岁，因肝后下腔静脉占位性病变入院，术前制定了四套手术方案，手术当天，医生打开患者腹腔后，发现患者肝静脉显示不清，肝后下腔静脉无法与肝脏分离，于是决定放弃风险相对较小的第一套方案，转而进行第二套方案(阻断第一肝门及下腔静脉，行肝脏离体下的肝后下腔静脉置换手术)，但未将此术式变更告知患者家属。当天下午患者手术中心跳骤停，经抢救无效死亡。后医院在病检报告中称病变肿块实为炎症性肌纤维母细胞瘤(良性)。

2. 某甲，女，住北京郊区某医院妇产科待产，产科检查一切正常。3 日后，某甲生下一子某乙。医生对某乙查体时，发现孩子左锁骨骨折，左臂丛神经麻痹。医院给某乙进行了治疗，一周后，某甲出院，医院未向其告知某乙的病情，也未向其交代出院后孩子需要继续治疗。某乙出院后，在 3 个月后才到医院复查，并到北京某医院治疗。此事件经鉴定为二级医疗事故。

【分析】

案例 1 医方未对"术式改变"予以告知，案例 2 则未履行告知义务，虽形态各异，但有一个共同点，那就是医方未全面、及时、准确地履行告知义务，侵犯了患者的知情同意权，并最终造成不良后果。

二、最优化原则

最优化原则作为临床诊治中最普遍、最基本的原则，是指在选择和实施诊治方案时，尽可能用最小代价取得最大效果，使诊治达到最佳程度。

最优化原则存在着狭义与广义两种定义。狭义的最优化医疗包括最佳疗效、安全、痛苦最少和费用低。广义的医疗最优化原则认为应确定在生物-心理-社会医学模式之内。主要内容是整体优化、力求最大善果和力求最少恶果。

最优化原则的出发点和归宿点在于坚持以患者为中心，最大限度地关爱患者，最大限度地维护患者的医疗保健权益，尽最大可能使每一位患者得到完美的诊疗效果。这既是诊疗最优化原则的精神实质，也是其崇高伦理价值之所在。它把追求疗效和避免伤害，把减少痛苦和避免过度医疗有机结合，指导和调控诊断治疗的全过程，体现了对每一位患者高度重视、高度负责、高度关爱的医学人道主义精神。

从医学科学的允许度和病人的期待来看，任何疾病的最优化医疗，应当包括三个方面的内容：首先是最优的诊治方案，主要目标是疗效最佳、最安全、痛苦最少、便捷和费用低五个要点。其中以疗效和安全最为重要；其次是最优质的服务，即为实施方案的最优化的各种服务。最后是在实际上取得了最好的近期和远期效果。方案的最佳疗效中只是一种预期效果。具体到临床实践中，可以表现为药物配伍中首选药物的最优化、外科手术方案的最优化、晚期肿瘤病人治疗的最优化等等情况。

最优化原则是最普通，也是最基本的护理原则。这一原则既有技术性的规定，也有临床思维能力方面的要求，并贯穿基本的医学伦理思想。护理伦理最优化原则的基本要求是技术性的，更是伦理性的，要求护理人员积极配合诊疗方案，以最好的方式护理病人，竭力减轻病人痛苦，达到最佳疗效。应在确保治疗效果的前提下精心选择给病人带来痛苦最小的治疗手段。减轻病人疾病的痛苦始终是医生诊疗的责任。

【案例 2 - 7】

一位 18 岁的女高中生，患口腔颌面部恶性肿瘤，并有颈淋巴结转移，医生认为需做根治术，因手术后外观和功能有一定损伤，家长拒绝做根治术，要求医生选择既达到根治的目的又不给孩子留下伤残的术式。医生讲：只能尽最大努力，不能确保尽善尽美。家长同意签字后实施手术，术后一切顺利，家长致谢。半年后，肿瘤复发，需要第二次手术，且难度加大，家长认定是医生第一次手术切除不彻底，要求追究医生责任。那么，医生是否负道德责任，请做伦理评价。

【分析】

医疗行为的评价依据是动机与效果、目的与手段的统一，具体讲就是术式选择最佳、疗效最好、损害最小，体现最优化原则，该医生的做法符合这一原则。在医疗行为道德评价中，一般来讲，从动机看效果，从效果上看动机，将两者有机统一起来。但在临床实践中，由于医学技术上的难度和病情变化（尤其肿瘤已有转移），即使医生动机再好，效果未必是十全十美的，不能由此推断医生道德上负责任，此案例医生不负有道德责任。

三、保密原则

护理人员应该为病人保守秘密，只要这种秘密不会影响到他人和社会的利益。医务人员还应保守医学秘密，不能将不宜公开的医学秘密随意透露给他人。

保密原则指医务人员不应泄露工作中的能够造成不良后果的情况。医疗保密是依据医疗实践的具体需要而提出来的，主要有两条伦理依据：第一是为病人创造一个有利于疾病康复的社会环境；第二是某些疾病对病人保密，是一种必要的医疗保护措施，是护理人员对病人身心健康高度负责的表现。那么怎样才能实施有效的医疗保密呢？

首先应当具体分析病人所患疾病的程度、病人的心理承受能力、病人的社会关系，确定哪些内容应对病人保密，哪些内容应当对外界保密，然后制定出具体的保密措施和计划，保密的内容因病人的状况而确定。同样是子宫全切术，农村少女和城市少女，未婚女孩和已婚妇女，对社会的保密的必要性就存在差别；同样是癌症，不同心理承受能力的病人，保密的必要性也不一样。

在实施具体的医疗保密计划时，应当要特别注意防止无意识的外泄：① 言行表情一致。病人特别能在医务人员那里捕捉信息，因而医务人员的言行表情等不能出现矛盾，否则易使保密失败。例如，你对晚期病人讲：不要紧，会好的，但一会儿又说，要是早点来看就好了，或者露出一副无可救药的表情，病人很快就意识到问题严重了。② 医务人员应当仔细了解病人的状况，包括社会关系、职业、特长、爱好等，以免造成保密失败。③ 医务人员也应当养成不在背后议论别人、说闲话的习惯。

需要注意的是保密原则更多的是指为病人保密，主要指医疗保密（medical confidentiality),通常是指医务人员在医疗中不向他人泄露能造成医疗不良后果的有关病人疾病信息的信托行为。包括因医疗的需要病人向医生透露的个人生活、生理、心理等方面的隐私和诊疗中已了解的有关病人疾病性质、诊治、愈后等方面的信息。为了让医生全面掌握病情,病人通常会将有关个人秘密告诉医生;而医生了解病人的这些隐私其目的是为了对病情做出更正确的诊断,以便选择恰当的治疗方案,及时解除病人的痛苦,早日恢复健康,除此以外再不应有别的什么目的。在临床上,有少数医务人员出于医疗以外的动机,在病史采集、询问和检查中完全脱离疾病诊疗的需要,有意探知病人的私事或把有关信息有意无意泄露他人都是极不可取的。

为病人保密的具体内容包括:病人不愿向外透露的诊疗信息;病人不愿向外泄露的生理缺陷;病人不愿向外泄露的病史;病人不愿外界知道的与治疗无关的一切个人隐私。当然也有例外的情况包括,如危害第三人的利益、违反法律或与社会公益相矛盾等情况。

【案例 2 - 8】

国外某精神病科医生在为一位精神病患者进行治疗期间,得知该男子一直想杀掉他的邻居。因为他相信该医生,所以把自己的计划一一告诉了医生。医生很矛盾,不知道该不该将这个秘密告诉警察以及邻居本人。最后,他经过慎重考虑,决定遵守医生的职业道德,保守病人秘密。但他留心看管,尽量避免悲剧的发生,但最终悲剧还是发生了。医生受到公诉,法庭上有了争论,最后认定医生有罪。

【分析】

作为医生固然有保守秘密的义务,但当有可能伤害到第三者,伤害到公众利益时,尽管与医生职业道德相违背,但还是要尽到作为公民的义务,不应保密。因此那位医生受到了惩罚。

四、生命价值原则

生命价值论的兴起直接要求我们在医学实践中承诺生命价值原则。当今生命价值原则已成为医学伦理学最基本的原则之一,并成为当代医学道德的主导思想,成为当代人类对人的生命的控制和死亡控制的主要依据。

生命价值原则就其内容而言包括以下两个方面:首先,尊重人的生命是人的基本权利,是人的价值的基础。人的生命与世界上其他万物相比较,是最为珍贵的,表现出决定性价值。所以人的生命及其价值是至高无上的。其次,尊重生命的价值。人的生命之所以是神圣的,主要在于它存在一方面对其自身有着价值,另一方面又对于他人和社会也有着价值,即人的生命对于主客体都存在着价值。这个价值是人的生命内在价值与外在价值的统一,对人的需要的满足,是人的价值的核心,是医学行为选择的主要伦理依据。

【案例 2 - 9】

一产妇,身材矮小,骨盆狭窄,临产时经试产无法顺利分娩,医生决定采用剖宫产。于是将有关情况告诉了产妇的丈夫,但其故意躲着医师不签字,他倒不是担心妻子接受剖宫产有风险,而是害怕妻子生的是女儿。产妇再三请求医生为其施行剖宫产,而医师以家属不签字为理由,没有及时做手术。结果导致产妇子宫破裂,此时才进手术室实施子宫的全切术,但为时已晚,结果母亲和胎儿俱亡。

试问:病人家属不同意的情况下,医务人员能施行手术吗?

【分析】

对该案例的伦理评价依据是：首先依据生命价值原则进行评价。在任何情况下，当一个人的生命受到威胁时，医务人员放弃对病人的救治都有违生命价值原则。

第四节　护理伦理学原则应用的冲突与调适

伦理原则的应用有自身的特点，它不是将事实代入便可以得出正确的结论，伦理原则的应用既要以具体的事件为背景，又需要正确的道德推理程序及解决道德难题的灵活性。

一、原则的主次序列

道德难题是由于不同的原则交叉冲突引起的。因而在解决和评价道德时，原则的主次序列显得很重要。一般说来，基本原则的主次序列应是：生命价值原则最基本，其次是不伤害原则、知情同意原则、医疗公正原则。在道德难题出现时、在道德原则冲突时，应首先考虑到主要的原则。当然，这些原则的主次序列只适用于一般情况。

在解决具体问题时还应注意以下几个问题：① 基本原则应用中的统一问题，确定主次原则，并不只是考虑主要原则而不考虑次要原则。除非行为的根据明显对立，无法使原则统一。② 基本原则主次序列的变化问题，基本原则应用中的主次序列变化问题体现了基本原则应用的灵活性。在某些领域中，次要原则可以上升为主要原则。③ 基本原则应用的结果问题，基本原则主次序列的选择，还要看原则指导的行为后果，就是说按原则做不一定都是正确的，为此，应从行为的动机和效果相统一的原则出发来考虑。例如病人有对疾病认知的权利，病人希望能了解自己所患疾病的性质、严重程度、治疗情况以及预后好坏等，医生一般应尽说明的义务，这是知情同意原则的要求。但是，如果病人了解自己疾病的诊断及预后可能会影响治疗过程或效果，甚至对病人造成不良后果，医生不得不对病人隐瞒病情真相，而不考虑病人对疾病特定认知要求是必须和正当的。也就是说，当病人的知情权与不伤害原则相冲突时，为了避免对病人的伤害而不满足病人的知情权是符合动机与效果相统一原则的。

二、原则的交叉冲突

伦理学原则体系的设计就是为了解决不同价值观传统之间存在的冲突，但是这样一种设计方案还是无法避免冲突的存在，主要表现在以下几个方面：一是这几种原则论设计事实上并没有建立一种跨文化的理论体系，他们有一个共同的前提假定，即社会成员是意志自由和理性自利的个体，这是一种继承西方传统的现代性设计方案。这一方案以个体主义、逻辑理性和自由意志为核心，所以在西方现代性伦理原则体系下，尊重原则才被认为是首要原则，即病人个人的自主意愿被看作价值判断的最终依据，只有在特殊情况下，才允许对它们进行有限的干涉。二是由于这种原则体系是一种程序正义的设计，类似于康德的"绝对命令"，它并不能提供实质性的道德指导，因此病人和医生根据自己的价值传统可能会对同一原则作出不同的理解和解释，因而形成意见上的冲突。三是这样一套原则由于借鉴了西方的理论成分,一旦进入不同道德文化传统的民族的社会生活中,就会产生对原则的内涵、诸原则的排列位序乃至对整个原则体系的错误理解、错误应用或抗拒。在今天中国医学伦理实践领域,就出现了许多西方现代医学伦理原则引进时产生的文化理念上的冲突,最典型的例子就是关于病人和家属知情同意权的分配问题。

西方现代医学伦理原则体系确实存在内在的、理论上的自我矛盾,同时也必将会导致医学伦理实践当中的意见冲突。中国医学伦理学如果想要建立自己的原则体系,就必须对此进行认真的分析和检讨。具体的研究应该在以下三个方面展开:首先,我们要充分重视目前以原则论为核心的医学伦理学研究方法存在的缺陷;其次,我们要清楚地揭示出这一医学伦理原则体系内所包含的诸多理论传统之间的冲突,并站在对整个西方现代性伦理进行批判的高度,对西方现代医学伦理体系的根本问题进行讨论;最后,要在伦理学理论向民族伦理精神转化的深度上,对这种现代医学伦理学原则体系的理论和实践价值进行批判分析。

三、双重效应原则

双重效应原则这一概念最早出自于罗马天主教的教义,其意在人们追求美好事物过程中所导致的不幸,道德上是无可非议的。后来被医学界所引用,即一行为的目的是好的,而且可以带来明确的良好效应,这是行为的直接效应;同时也会伴随不可避免的伤害或副作用,这是行为的间接效应,而不是此行为的目的,那么可以认为这类行为是道德的,这就是我们常说的双重效应原则。

双重效应原则是生命价值原则与不伤害原则应用的深化。适用于此类情况,举例而言,如对肢体骨癌病人进行的截肢手术,目的不是为了使其丧失劳动能力,而是保存其生命。尽管截肢手术使其丧失劳动能力,给病人带来极大的伤害,甚至会危及生命。但是这里,控制癌细胞的扩散或转移是第一效应,而给病人带来的不利影响则是附带的第二效应。

双重效应原则还可以应用于许多利弊兼存的行为,但必须满足以下条件:

1. 行为的目的必须是指向第一效应,即行为者的动机必须是好的。
2. 作为行为受益者从第一效应中得到的好处必须大于第二效应(负效应)。这需要用价值分析来权衡利弊。

【案例 2－10】

对于临床医生而言,为临终患者解除痛苦是其职责所在。在临床上解除患者痛苦所采取的措施主要为镇痛、镇静药,两者为中枢抑制药,均可引起呼吸抑制,过量可致人死亡,而治疗剂量与致死剂量之间并无明确的界限。以吗啡为例,吗啡中毒剂量成人为 $0.06\,g$,致死剂量为 $0.25\,g$,而临床应用的吗啡控释片用于肿瘤患者止痛,每日应用的剂量可能远大于 $0.06\,g$ 的中毒剂量,甚至超过 $0.25\,g$ 的致死剂量。

【分析】

依照上述行为,其指向的第一效应动机是好的,但问题随之而来,如何既能为患者解除痛苦,又不致引发严重的不良反应?因此,我们有必要引入双重效应原则。

本章小结

本章探讨了护理伦理学的理论基础与规范体系。生命论、人道论、美德论、义务论、功利论和后现代关怀伦理学构成了护理伦理学的基本理论。不伤害原则、行善原则、尊重原则与公正原则构成了关怀伦理学的基本原则体系,在此基础之上,形成知情同意原则、最优化原则、保密原则和生命价值原则这几大应用原则。原则之间有主次之分,在应用原则于实践时,应当考虑具体情境,当原则发生冲突时,可以参考双重效应原则。

思考题

1. 什么是生命论?
2. 简述护理伦理学的基本理论?
3. 简述护理伦理学的基本原则?
4. 简述护理伦理学的应用原则?
5. 如何践行护理伦理学的原则?

技能训练题

【案例】 2007 年 8 月,赵某某因患有偏执性精神分裂症入住北京某医院治疗。2007 年 9 月,赵某某儿子赵某与某医院签订《精神科病员住院治疗同意书》,内容是:患者因精神障碍于 2007 年 8 月 26 日由家人自愿送住某医院接受系统治疗,鉴于精神疾病是一种特殊疾病、患者的个体特异性、病情的差异、已知和无法预见的原因、且药物治疗有一定的副作用、具高风险,病员在住院期间有可能发生外走、冲动伤人被伤、自杀自伤及其他某些难以防范和处理的意外情况。根据患者家人提供的病史与精神检查,该病人还有可能发生如下的医疗风险:1. 患者年龄较大、体质差、走路不稳、随时可能发生心脑血管意外;2. 摔倒,甚至有生命危险;3. 年龄大,代谢差,易发生药物中毒以及肝肾功能、心血管、脑血管、内分泌代谢、神经系统损害等;4. 强烈要求其儿女、丈夫留人陪护,否则发生摔伤、碰伤由其家人负责。医患双方的共识:1. 医院及其医护人员在医疗活动中,必须严格遵守医疗卫生管理法律、行政法规、部门规章和诊疗护理规范,恪守医疗服务职业道德;2. 患方已充分了解精神病人住院治疗期间可能出现的风险情况,对其中的疑问,已得到了经治医生的解答;3. 本同意书经医患双方慎重考虑并签字后生效。其内容为双方真实意思的表示,并确认医方已履行了告知义务,患方已享有知情、选择及同意权的权利,将受到我国有关法律的保护。本同意书一式二份,医患双方各执一份。

2007 年 10 月 14 日下午 14 时 20 分,患者赵某某午休后自己走出病房时,在医院病区内摔倒受伤,某医院随即进行了救治。此后,患者赵某某被送往某地中心医院进行治疗,经诊断为左股骨粗隆间骨折,于 2007 年 10 月 16 日在某地市中心医院进行切开复位内固定术的手术治疗,患者赵某某于 2007 年 11 月 5 日出院。此后,双方就赔偿问题不能协商一致,患者赵某某以医疗服务合同纠纷为由诉至原审法院,请求某医院赔偿医疗费 21 596.78 元、营养费 230 元、护理费 8 637 元、误工费 9 300 元、交通费 428 元、住院伙食补助费 345 元、购买轮椅费用 1 170 元、精神损失费 10 000 元,共计 4 万元。

实训目的:

通过对案例的分析,从中找出有关的伦理规范进行分析,掌握护理伦理的规范体系,并学会结合相关法律法规进行伦理分析决策,帮助解决临床护理难题。

实训要求:

(1) 学生阅读案例思考:此案例中医患双方既然已经签署知情同意书,为何医院仍被判赔偿?

(2) 同学之间讨论过程,结合案例进行较为全面的分析。

实训组织:

(1) 老师事先布置预习案例;

(2) 老师将班级学生分成小组,指定组长,实训活动以小组进行;

(3) 每一小组要有组长,组长负责分工与协作,并做好资料的收集工作;

(4) 最后,经过小组同学和老师的讨论得出结论。

讨论案例

一位精神意识状态正常的 12 岁女孩,因意外遭遇一起车祸需行截肢术,手术前其父母要求医护人员不要告知患者实情。此时,如果你作为她的责任护士,你认为怎么处置最适当的?依据什么伦理原则?

拓展阅读

卫生部公布新版的《医疗知情同意书》范本

2010年3月10日,卫生部公布了新版的《医疗知情同意书》范本,根据病情不同,包括麻醉知情同意书、腹腔镜手术知情同意书等近300个样板,在全国各级医院参考使用。相比现有的知情通知书,新版本内容更详尽,文风更亲切。

此次卫生部向全国医院推出的新版治疗知情同意书,是由北京大学人民医院刚刚整理修订的。卫生部认为,新版《医疗知情同意书》,重点强调医患沟通,使患者能对所患疾病有较全面的科学认识。新版知情同意书主要分为患者基本信息、疾病介绍及治疗建议、手术潜在风险及对策、特殊风险和主要高危因素、患者知情选择签字和医生陈述签字确认六部分。

与目前一些医院正在使用的知情同意书相比,新版本增加了疾病介绍和治疗建议。有了这些介绍,患者和家属对于治疗基本能做到心中有数,不再两眼一抹黑。

"看不明白,也不敢有异议。"这是许多患者和家属在签署治疗知情同意书后的感受。而新版本中有意强调了口语化,使患者都能够读懂。避免由于患者对病情认识不清,对手术产生恐惧。

旧版知情同意书上,"若不同意以上检查和治疗,自行承担由此引起的一切后果"的语句,让患者感觉医院在推卸责任。

而新版本知情同意书中,不再有这些冷冰冰的词语,而是用"我同意"、"我理解"等表达方式,代替了对患者的强制和命令色彩,从中体现出医院对患者知情选择权的尊重,让患者从不理解到理解,从抵触到配合。

以前,患者只能在知情同意书上签同意,要么就拒签,而在这份新版知情同意书上,患者可以选择签字不做手术,尽管和拒签的结果相同,但实际上是医院给了患者选择拒绝治疗的权利。

第三章　护患关系伦理

学习目标：

通过本章学习,学生能够了解：护患关系的含义、性质、内容及护患关系的紧张因素；熟悉：护患关系的常见模式以及护患双方的权利与义务；掌握：护患沟通的技巧及伦理原则,能采取恰当的方式处理护患矛盾,实现有效沟通。

关键概念：

护患关系（Nurse/Patient Relationships）　权利与义务（Rights and Responsibilities）　护患沟通（Nurse/Patient Communication）

【引导案例】

某医院内科病房,治疗护士误将甲床患者的青霉素注射给乙床,而将乙床患者的庆大霉素注射给甲床患者。当她发现后,心理十分矛盾和紧张,并对乙床患者进行严密观察而没有发现青霉素过敏反应。该护士原想把此事隐瞒下去,但反复考虑后还是报告给护士长,同时作了自我检查。

请对治疗护士的行为进行伦理分析,并说明是否应该告诉患者真相。

【分析】

治疗护士未遵守"三查七对"制度,而且发生差错后又未及时报告给护士长或主管医生做好应变准备,她虽然严密观察,但万一出现过敏反应也会影响对患者的抢救,因此违背了认真负责的道德规范,不尊重患者的生命价值。万幸的是患者没有出现过敏反应,而且由于良心发现,她告诉了护士长并作了自我检查,这也是好的转变。

差错发生后是否告知患者真相,可以有三种选择：一是不告诉患者真相,也不补上应注射的药物,这样可以避免护患纠纷,但对患者的治疗有一定影响,这不足取；二是不告诉患者真相,补上应注射的药物,这样患者容易生疑,为此护士就要说假话,有违于诚实的道德原则也是不足取的。以上两者不可取,最主要的是侵犯了患者的知情同意权,因此,还是告知患者,并补上应注射的药物为佳,这样虽然有发生护患纠纷的可能,但只要护士诚心地作自我批评,相信患者是会原谅的。

第一节　护患关系概述

护患关系是护理人际关系的重要组成部分,是护理伦理学的核心内容之一。护患之间彼此唇齿相依,鱼水情深,它直接涉及护理道德基本原则的贯彻。在医疗实践中,护患人际关系的好坏,直接影响到整个医德医风和护理质量的状况。

一、护患关系的概念及特征

护患关系是护士与患者(及家属)在护理过程中形成的关系,是护理关系中最重要的一种关系。护理关系是在护理工作中建立起来的人际关系,它包括护患关系、护际(护士之间)关系、护医关系、护技(护士与药房、检验科室、供应科室和技术科室等员工)关系、护管(护士与医院管理者、领导、护士长、护理部主任等)关系、护士与社会的关系等。护患关系有以下的基本特点:

(1) 平等关系

护患关系是以实施医学人道主义原则为基础建立起来的平等关系。医学人道主义在医疗工作中表现为对广大民众生命的尊重和爱护上,体现在关心爱护患者、尊重患者平等的诊治权利上,反映在护患平等协调的人际关系中。

(2) 信赖关系

护患关系是以社会法制为保障建立起来的信赖关系。社会法制的根本职能是保护民众的合法权益,患者和护士同样受到法律保护。任何超越法规允许范围的行为,都要受到社会舆论的谴责以至法律的制裁。患者把自己的生命健康、隐私等都托付给了护士。护患之间相互尊重、彼此信赖是护士顺利完成护理任务的必要条件。

(3) 工作关系

护患关系是一种具有一定强制性的工作关系。护士与患者交往是一种职业行为,患者可以自由选择医院,而且现在患者也可以选择医生和护士,而医院是不能选择患者的。所以,从这个角度说,护理人员一方是被选择的,不能说是完全自愿的,或者说不管护理人员愿意与否,都会建立这样的工作关系,具有一定的强制性。

(4) 治疗关系

护患关系是一种以护理技术为保证的治疗关系。护士的中心任务是通过对患者的尊重、沟通,通过执行护理程序,使患者能够克服病痛,生活得更加舒适并尽快地恢复健康。作为帮助者的护士处于主导的地位,这就意味着护士的行为可能使双方关系向积极健康的方向发展,有利于患者恢复健康;也可能是消极的,使双方关系紧张,使患者的病情更趋恶化。良好融洽的护患关系也是一种治疗性的关系,护士作为帮助者有责任使其护理工作达到积极的、建设性的效果,从而起到治疗的作用。

二、护患关系的历史演变历程

医学的进步,同人类的产生和发展是同步进行的。随着人们对疾病认识的深入和医学科学的发展,护理学也逐渐从医学中分化出来,成为一门独立的学科。在这个过程中,护患关系也经历了一个不断发展完善的历史过程,护患关系的历史演变,我们可以粗略地划分为以下几个时期:

(1)古代护患关系的萌芽期

人类从原始社会一直发展到现代社会,生儿育女、照顾病残等主要靠民间的医药活动和群众的自我护理。例如,在没有设立医院之前,妇产科分娩、冲洗、包扎伤口等,主要由民间产婆接生、护理。医院建立以后,医生逐渐配备了助手来协助医生打针、换药、按摩、冷水降温、固定骨折等,助手做些简易的医疗护理工作,护患关系也就由此而开始逐渐建立起来了。

(2)中世纪宗教神学的护患关系期

中世纪是人类处于蒙昧无知的历史时期,宗教神学统治着整个世界。巫与医混杂一起,人们将患病视为神的惩罚,治病就得乞求神的宽恕。于是巫医、巫师充斥着整个社会,人们到处建立祭坛、神社、教堂、寺庙等,以占卜、祭神、驱魔等方法来驱逐病邪。当时对远道而来朝圣的人们,教堂收容住宿。教堂的僧侣、修女对求神的患者予以简单的治疗和生活上的护理。护患关系由此而披上了一层宗教神学的神秘面纱,渗透在积德行善的范畴之中。

(3)近代护患关系的发展期

英国的弗洛伦斯·南丁格尔创建了现代护理和护理教育,使护理发展成为一门独立的学科。1899年英国护士芬威克等建立国际护士会(ICN),我国近代护理工作是随着西方医学传入我国后开始出现的。1884年美国护士兼传教士麦基奇尼(E. Mckechnie)来华,在上海妇孺医院开展近代护理工作,推行"南丁格尔"护理制度,并于1887年开设护士训练班。1888年,美国护士约翰逊(E. Johnson)在福州一所医院里开办了我国第一所护士学校。1900年以后,中国各大城市建立了许多教会医院,并纷纷设护士学校,我国护理专业队伍由此逐渐形成。但是整个护理工作均属于功能性护理,它以医疗为中心,临床护理工作主要是执行医嘱和为医生诊治需要索取信息,如测体温、脉搏、呼吸、血压等。

三、护患关系的发展趋势

随着医学科学的发展和进步,"生物—心理—社会"新的医学模式的到来,人们的道德观念、道德意识都会发生巨大的变化,护患关系也呈现出新的发展态势。

(1)民主化趋势

在传统的护理活动中,护理人员和医生之间是主从关系,仅限于被动地执行医嘱。随着医学模式的改变,护理科学的发展及老年社会的到来,护理工作在患者治疗和康复中的作用越来越大。以疾病为中心的功能性护理,已不能适应现代临床治疗工作的需要。随着现代医学的发展和患者权利意识的增强,护患之间开始向民主化方向发展,护患双方都非常珍视自己的权益,也越来越重视对方的权益,在这种时代背景下,护理人员需要加强自身各方面的修养。

(2)社会化趋势

随着社会的发展和文明的进步,护理人员的工作范围不断扩大,不但要承担医院内部的护理工作,而且还要承担社区医疗卫生保健、家庭健康咨询等社会工作,特别是以患者为中心的责任护士的出现,更是承担了更多家庭护理照顾和康复保健的作用:患者的护理全过程均由护士来负责,患者的生活起居以及治疗环境、患者心理等,均由责任护士全面负责。

（3）法制化趋势

随着社会文明进程的发展,我国法制建设工作的推进,护患关系已不再仅仅依靠道德的规约来调节,出现了法制化的倾向。各种卫生法规对护患双方都规定了相应的行为准则和规范。护患之间的关系应该建立在共同遵守国家法律的基础上,双方都应该学法、守法,这是护患关系文明和进步的标志。

四、护患关系的基本模式

护患关系是在医疗实践活动中表现出来的护士角色与患者角色之间特定的人际关系,其内容可以归纳为非技术关系和技术关系两个方面。

（一）护患间非技术方面的关系

这是指护患交往过程中由于道德的、心理的、社会的、经济的、法律的等因素影响而建立起来的人际关系。如护患间的道德关系、价值关系、利益关系、法律关系、文化关系等。

（1）道德关系

在护理活动中,护患双方按照一定的道德原则和规范约束各自的行为,互相尊重对方的权利、利益和人格,以期建立一种和谐有序的道德关系。在接受治疗护理过程中,患者由于求医的需要,心理处于劣势,而护理人员心理处于优势,因此就要求护理人员在建立和维护良好护患关系的过程中,承担起更多的道德责任和义务,展示出更高水平的道德修养。

（2）价值关系

价值关系是指以护理活动为中介的体现双方各自社会价值的关系。护理人员通过为患者提供医疗服务,解除了患者肉体、心理上的痛苦,实现了自己的社会价值并收获了职业的心理、精神满足;患者在接受医疗帮助后,解除病痛,积极恢复健康,重返工作岗位,也有利于为他人和社会作出贡献,实现个人的社会价值。因此,护患双方之间客观存在着价值关系,有着各自的价值目标和价值诉求。

（3）利益关系

利益关系是护患双方在相互关系的基础上发生的物质利益与精神利益的关系。在护患间服务与被服务的过程中,护理人员付出了脑力和体力劳动,理应获得必要的劳动报酬;患者接受了护理人员的医疗帮助,从而身心康复重返工作岗位,理应支付规定的医疗费用。护患双方的利益关系是在社会主义利益原则指导下的平等、互助的人际关系。

（4）法律关系

法律关系是指护患双方在护理实践活动中,都会受到法律的约束和保护,要求他们在法律范围内行使各自的权利和义务来调整双方的关系。护患之间的法律关系是国家保护每个公民正当权益的体现,任何侵犯患者和护理人员的行为都是法律所禁止的,所以,不论是患者还是护理人员都应该学法、知法、守法,自觉地运用法律武器维护自己的合法权益。

（5）文化关系

文化关系是指护患双方在护理活动中受不同文化背景的影响而形成的关系。由于接受的文化教育不同,风俗、习惯、宗教信仰各异,在患者与护理人员之间需要互相尊重、互相理解,这样才能够求同存异,促进和谐护患关系的建立。

【案例 3-1】

中国人见面经常打招呼"你到哪里去?",一次,一位中国护士在医院走廊遇到一位美国患者也用同样的方式打招呼,不料这位患者不高兴地回答"It's none of your business"(多管闲事),护士非常尴尬。原来,患者认为到哪里去是自己的自由,护士无权过问自己的私事,这就是不同文化背景产生的差异。

(二)护患间技术方面的关系与模式

护患间因诊疗方案、措施的制定和实施而产生的关系属于技术方面的关系。这类关系在很大程度上体现了护患双方在医疗活动中各自的地位。美国学者萨斯和荷伦德1976年在《医学道德问题》中根据护理人员与患者地位、主动性大小把他们之间的关系分为三种基本模式:

(1)主动—被动型模式

这是一种传统的护患关系的模式,它受到传统的生物医学模式的影响。护理人员具有完全主动性和毋庸置疑的权威性,患者处于完全被动的地位,一切听任护士的处置和安排;就像生活中父母与婴儿之间的关系一样,临床适应群体为:外科患者如麻醉、急性严重创伤患者、昏迷患者、严重精神疾病患者或婴幼儿等。

(2)指导—合作型模式

这是一种构成现代护患关系的基础模式。这一模式中护士仍具有相对的主动地位和一定的权威性,但必须将其建立在取得患者充分信任和良好合作的基础上,患者也有一定的主动性,可以根据自己的感觉和意志对治疗和护理提出质疑,但护士的主动性大于患者,起主导作用;就像生活中父母与青少年的关系;临床适应群体为急性病患者。

(3)共同参与型模式

护患双方具有大体相同的主动权和决定权,双方相互配合致力于患者健康的维护过程,共同参与到医疗的决定和实施中来。护士通常以"同盟者"的形象出现在患者面前,为患者提供合理化的建议和方案;患者也能处于积极主动的地位,对自己的疾病治疗过程有较强的参与意识与行动;就像生活中父母与成年子女之间的关系。临床适应群体为慢性疾病患者、接受心理治疗和康复治疗的患者等。

第二节　护患双方的权利与义务

在人类社会里,任何一个人都不可避免地与他人、群体、社会保持着各种各样纷繁复杂的关系。个人有各种选择、判断的自由,但同时个人也就具有对自己所选择的行为负责任、承担后果的义务。这就是伦理学中的最重要的范畴——权利和义务。权利(right)是指法律上认可或伦理学上可得到辩护的权利和利益。义务(obligation)是指主体必须或应当承担的职责。在护患关系中,护理人员和患者都应该按照一定的原则和规范做事,各自享有自己的权利并承担自己应尽的义务,致力于促进患者的康复。

一、护理人员的权利与义务

护理人员的权利和义务,除了具有权利和义务的一般特点外,由于其作为护理人员权利和义务的一种,更具有其特殊性,即由于患者的特殊角色,医疗中更加强调以患者的利益为核心,而不是像一般的社会关系中强调双方利益的公正与平等,因此要求护理人员既出于职业的原因又出于道德和法律的原因对患者更加关注。

（一）护理人员的权利

在传统的护患关系中,护理人员行使权利是其护理职责实现的保证。从伦理学的角度来看,护理人员的道德权利是指道义上允许行使的权力和应该享有的利益。《中华人民共和国护士条例》规定:护士人格尊严、人身安全不受侵犯;护士依法履行职责,受法律保护;全社会应当尊重护士等。同样,作为劳动者,《劳动法》中的劳动者的权利同样是护士的法律权利。劳动者的权利有:获得劳动安全、卫生保护的权利;接受职业技能培训的权利;享受社会保险和福利的权利;提请劳动争议处理的权利。具体来讲,护理人员的权利表现在以下方面:

（1）护士执业,有按照国家有关规定获取工资报酬、享受福利待遇、参加社会保险的权利。任何单位或者个人不得克扣护士工资,降低或者取消护士福利等待遇。

（2）护士执业,有获得与其所从事的护理工作相适应的卫生防护、医疗保健服务的权利。从事直接接触有毒有害物质、有感染传染病危险工作的护士,有依照有关法律、行政法规的规定接受职业健康监护的权利;患职业病的,有依照有关法律、行政法规的规定获得赔偿的权利。

（3）护士有按照国家有关规定获得与本人业务能力和学术水平相应的专业技术职务、职称的权利;有参加专业培训、从事学术研究和交流、参加行业协会和专业学术团体的权利。

（4）护士有获得疾病诊疗、护理相关信息的权利和其他与履行护理职责相关的权利,可以对医疗卫生机构和卫生主管部门的工作提出意见和建议。

护理人员的正当权利受到全社会的尊重和保护,有利于提高护理职业的社会地位和社会声誉,有利于调动广大护理人员的积极性和主动性,激励他们在促进人类健康和护理科学发展中发挥更大的作用。

（二）护理人员的义务

美国纽约东北部的撒拉纳克湖畔,镌刻着医生特鲁多对医学的认识:"Sometimes cure;Usually help;Always comfort。"(有时去治愈,常常去帮助,总是去安慰。)

护理人员除了在从事职业活动时可以享有法律和道德赋予的权利外,同时也应履行一定的义务。护理人员的义务是指护理人员对患者、社会所负有的道德职责,是护理人员必须做的,也是护理职业的要求。《中华人民共和国护士条例》的相关条款在法律上规定了护士的义务,如:

（1）护士执业,应当遵守法律、法规、规章和诊疗技术规范的规定。

（2）护士在执业活动中,发现患者病情危急,应当立即通知医师;在紧急情况下为抢救垂危患者生命,应当先行实施必要的紧急救护。

（3）护士应当尊重、关心、爱护患者,保护患者的隐私。

（4）护士有义务参与公共卫生和疾病预防控制工作。发生自然灾害、公共卫生事件等严重威胁公众生命健康的突发事件,护士应当服从县级以上人民政府卫生主管部门或者所在医疗卫生机构的安排,参加医疗救护。

二、患者的权利与义务

从历史上看,患者权利是随着权利意识的觉醒才被提出来的。最早的患者权利运动开始于法国大革命时期,当时,每张病床要睡两个人以上,多则达八个人,人们要求每张病床只睡一名患者,病床之间应间隔三尺。患者权利运动取得成效:1798年法国革命国民大会规定,一张病床只能睡一个患者,两张病床要间隔90厘米。从此,许多西方国家开始重视患者权利的研究和实践。18世纪末19世纪初,美国医生实行手术治疗时应事先取得患者知情同意。1946年通过的《纽伦堡法典》,要求不取得患者或当事人在自由意志下的知情同意,就不许对他们进行任何医学试验,并对患者的知情同意规定了三项必要条件,即知情、自由意志和有能力。80年代初期,美国由于消费者意识抬头,患者不愿再被视为无助者和无知者,他们开始要求获取有关其健康和治疗的资料,要求以最低的消费获得最高品质的医疗照护,并要求参与决定有关自己的治疗和护理活动。1980年美国召开了第一届全美患者权利会议。1981年世界医学会通过了《患者权利宣言》。1986年世界医学会又通过了《医师专业的独立与自主宣言》,要求尊重和支持患者的权利。这些都表明了人们对患者权利的重视。

(一)患者权利的内容

我国非常重视患者的权利,《中华人民共和国宪法》、《中华人民共和国民法通则》、《中华人民共和国执业医师法》、《中华人民共和国护士条例》、《中华人民共和国消费者权益保护法》、《医疗事故处理条例》、《中华人民共和国侵权责任法》等法律法规及行政管理条例都有对患者权利的规定。患者的基本权利有以下几个方面:

(1)生命健康权

生命权是指患者在患病期间所享有的生存权。患者生命权与常人平等,并不因处于疾病状态而被降低,即使患者出现心脏、呼吸、脑电波暂停等情况但并未进入不可逆丧失其功能阶段时,其生命权都是不可忽视的;健康权是指患者恢复健康和增进健康的权益,患者有权要求护理人员为其解除病痛、恢复健康,有权享受基本医疗保健服务。患者健康权不仅是生理健康权益,而且包括心理健康权益。

(2)基本医疗权

人类生存的权利是平等的,当其生命和健康遭到疾病威胁时,就应该享有基本、合理和及时的诊疗和护理服务。这种权利不应因患者的财富多寡和社会地位高低而有所不同。当然,这里强调的是基本、合理和及时的诊疗、护理权,而对于稀有医药资源及高新技术范畴的诊疗、护理措施不应列入基本、合理的项目中。

(3)疾病认知权

患者患病后,在求治过程中,有权要求护理人员将自己所患疾病的有关情况及预后等进行解释说明。护理人员在不损害患者利益和不影响治疗效果的前提下,有责任和义务将诊断结果,拟采取的诊疗措施和方案,诊疗的预期效果等,用通俗易懂的语言向患者进行解释和说明。但如果癌症患者知晓自己所患的是绝症,有可能会因承受不住打击而导致精神崩溃影响疗效和预后,此时护理人员可暂时对患者保密,但应该向患者家属说明有关情况。

(4)知情同意权

医学的未知和人的个体差异是医疗的风险所在,履行患者知情同意权,有助于医患双方共同承担医疗风险,促进和谐医患关系的构建。知情同意权是指患者有权知道护理人员为自己诊疗疾病作出了何种决定,包括治疗手段的选择,有无并发症和危险;也包括让其参加一些诊断性治疗、人体实验等。当患者了解这些决定和手段、措施后,有权表示接受还是拒绝。知情同意权中的知情权与疾病认知权在一定程度上有交叉,只不过知情同意权更多地体现出患者的自主意识,对事关自己的所有决定,不论这些决定对自己有利还是有害,都有自主做出某种决断的权利。

（5）隐私保护权

护理人员的职业特点决定了由于诊疗疾病的需要,患者在寻求医疗帮助时,会主动或被动地向护理人员透露一些自己的个人隐私,同时患者也有权要求护理人员不公开自己的病史、家族史、接触史、身体隐蔽部位、异常生理特征等个人生理、心理及其他隐私秘密。护理人员为患者保守秘密,是对患者权利的尊重,也是建立相互信任、相互尊重的良好护患关系的基础。但是如果患者个人隐私涉及他人和社会的安全,会对他人和社会公共利益造成一定危害时,就应该行使护理人员的医疗干涉权。

（6）监督医疗过程权

患者的各项权利是在医疗过程中实现的,了解自身权利是否得以实现,患者就应对自己的医疗过程进行监督。《中华人民共和国侵权责任法》规定患者有权查阅或复制自己的门诊病历、住院志、医嘱单、检验报告、手术及麻醉记录、病理资料、护理记录、医疗费用等病历资料。患者只有通过对医疗行为过程进行监督,才有可能了解并有效地维护自己的合法利益。

（7）医疗赔偿权

在医疗过程中,因医疗机构或护理人员的过失,造成患者利益遭受侵犯或人身受到损害,患者有权要求得到赔偿。2010 年 7 月 1 日实施的《中华人民共和国侵权责任法》第 54 条、第 55 条、第 57 条和第 59 条对此做了具体的规定。

（8）免除一定社会责任和义务权

患者患病、住院后,最大限度承担社会责任和义务的能力降低。在获得医疗机构的证明后,患者有权根据病情的程度、性质和预后情况,暂时或长期、主动或被动地免除服兵役、高空作业、坑道作业,以及其他社会责任,同时有权取得各种社会保障福利。

（二）患者的义务

在医疗活动中,患者同样具有自己的义务。患者履行自己的义务不仅是对自身健康负责,也是对医生和护理人员尊重,对他人和社会负责。作为患者的义务可归结为:

（1）自我照顾和恢复健康的义务

自我照顾是患者维护健康的积极义务之一。一个人一旦患病,社会和他人将耗费人力、物力、财力为他提供帮助,护理人员的主要任务是提供医疗服务,作为患者要积极参与,并承担起责任,自觉保持健康,减少疾病发生。

（2）遵守医护人员医嘱的义务

医护人员根据自己的教育背景和专业知识与技能,提供合理的医疗判断,应该受到患者的尊重。患者患病后应积极主动就医,遵守医护人员医嘱,配合医护人员治疗,进而减轻病情,恢复健康和促进康复,这也是对医护人员劳动付出的一种尊重和回报。另外,对一些特殊疾病如传染性疾病、遗传性疾病,如患者不配合治疗,就会增加危害社会的危险性,这也是对自己、对他人、对社会不负责任的表现。

（3）交纳医药费用的义务

目前,我们正处在社会主义初级阶段,国家的经济实力还不可能全部负担起每个公民的医疗费用,医院也不是完全性的福利性的事业机构,所以患者作为一个公民,在患病时有义务交纳部分或全部医疗费用。

（4）遵守医方规章制度的义务

医院的规章制度是保证医院工作正常进行的基本措施。患者在就诊求治过程中，应自觉遵守医院的有关规章制度，与医护人员一道，共同维护医院正常的工作秩序，以利于医院正常发挥其社会功能。

（5）支持医学科学发展的义务

人类既是医学科学研究的主体，也是客体。医学科学的发展不仅需要医护人员刻苦钻研，也需要广大患者大力支持和积极配合。例如，为了提高医学科学水平，寻找战胜疾病的方法，医护人员有时需要对一些未知病例进行研究；为了让医学事业后继有人，除了让医学生学习书本上的医学知识外，还需要让其在医疗实践中，在患者身上体验和实践所学习的医学理论和培养技能，这就需要患者的理解和配合。当然，这并非是患者的法定义务，而仅仅是道德义务，不能强迫患者履行这种义务。

三、护患之间权利与义务的关系

和谐的护患关系是一种双向、互补的护患关系。护患双方在医疗活动中都有各自的权利和义务，双方的权利与义务是对立统一的。不论是法律意义上的还是道德上的权利与义务，就其实际意义来看，都是为了更好地维护人的健康，维护人的生命。患者权利的实施，除法律方面的保障外，在很大程度上依赖于护理人员对道德义务的履行；患者的义务则体现了对护理人员权利的尊重与合作和对社会整体利益的维护。

（一）护患双方权利与义务的一致性

护患双方的权利与义务不是自己自由选择的结果，而是社会分工的要求。权利与义务的一致也在于一个人的权利和他人的义务的必然联系。一个人以一定方式行使自己的权利，也意味着另一个人以一定的方式对这个人履行义务，反之亦然。在护患关系中，护患双方的权利与义务具有广泛的一致性。

（1）护理人员权利与义务的一致性

护理人员的权利与义务是护理人员在履行医疗卫生保健职责过程中特有的职责权限和道德责任。在职业活动中，护理人员有权独立、自主地实施诊疗方案，对患者进行治疗和护理，并要求患者及家属配合等，这是由医疗职业特点所决定的。但护理人员行使这些权利必须以为患者尽义务为前提，这也是医疗职业特点所决定的。防病治病，救死扶伤是护理人员的基本义务，护理人员权利的行使也是为了更好地履行其义务，二者在终极目的上是一致的。同时，护理人员的权利义务在维护患者利益的同时，也维护社会整体利益。从这个意义上说，护理人员的权利和义务也带有社会性的特征。

（2）护理人员的权利与患者权利的一致性

护理人员的权利是维护、保证患者医疗权利的实现，是维护患者健康的权利。护理人员行使权利必须以为患者尽义务为前提，其权利实施的范围不能超出维护和保障患者权利的实现，使患者健康利益受损。而且，护理人员的权利应服从于患者的权利。护理人员的权利是为了更好地维护患者的健康和生命而确立的，这也是为了更好地保护患者的各项权利。即使有时护理人员行使权利在表面上是干涉患者的权利（如特殊医疗干涉权的合理使用），但实质上仍然是为了更好地保护患者的利益。

（3）护理人员义务与患者义务的一致性

护理人员的义务是为了维护患者的利益,对患者的健康负责并支持医学科学的发展。患者在享有权利的同时,也应履行应尽的道德义务,这不仅是对自身健康负责,也是对社会负责,对护理人员劳动的尊重。

（二）护患双方权利与义务的对立

护理人员的权利与义务与患者的权利与义务有时也会出现分离和矛盾:

（1）护理人员的权利与义务的对立

护理人员行使职业权利应以履行义务为前提。如果护理人员在行使职业权利过程中其目的、动机偏离了应该履行的义务,此时行使权利的行为就不是道德行为。如护理人员不能因为护理工作收取患者的财物或作为其他内容的交换条件。

（2）护理人员义务与患者权利的对立

一般说来,患者的基本权利就是护理人员应尽的义务,因为护理人员的义务是保证患者权利得以实现的道德基础。但有时二者并不能完全统一,而是表现出矛盾和冲突。如患者有拒绝治疗的权利,但如果这种拒绝将对患者造成伤害,甚至危及生命,就与护理人员维护患者健康的义务发生了矛盾。总之,患者权利与护理人员义务是相对的;护理人员的义务应服从患者的权利;如果满足患者的权利伤害到他人与社会公共利益,护理人员可以通过伦理论证行使医疗干涉权。

第三节　护患关系的伦理调适

一、护患关系的影响因素

南丁格尔曾说过:"护士的工作对象不是冷冰冰的石块、木头和纸片,而是有热血和生命的人类。"护患之间都致力于维护患者的健康,目标是一致的,双方也应该是和谐相处的,但是由于多方面的原因,护患之间也会存在矛盾和冲突,护患关系的影响因素主要表现在以下方面:

（一）护理人员方面的因素

（1）服务态度方面

护理人员方面的原因是影响护患关系的主要因素,医疗服务态度是导致护患冲突的主要原因。虽然社会进步,医疗卫生体制改革对医疗服务产生很大的影响,但护理人员的施恩心理、权威心理仍然存在,加之受传统生物医学模式的影响,护患之间情感淡漠趋势、人病分离的趋势、护患关系物化的趋势等的影响,使得部分护理人员责任心不强,缺乏同情心,对患者态度冷漠,有的甚至恶语伤人。因而,医疗服务态度问题就成了造成护患冲突的主要原因。

（2）护理技术方面

护理工作需要专业的医学知识和认真的科学态度,来不得半点马虎,有的护理人员不是精益求精,而是敷衍塞责,还有部分护理人员在工作中缺乏扎实的专业知识和精湛熟练的操作技能,例如各种仪器设备使用生疏,静脉穿刺不能一次成功,各种插管动作不熟练,增加了患者的痛苦或延误了治疗的时间,从而造成护患关系的恶化,甚至会导致护患冲突的发生。

（3）满足患者需求方面

护患冲突发生还与患者需求是否得到满足有关。患者需求一般存在下面几种情况：① 患者的要求合理，医院或医务工作者也有条件满足患者。在不干扰医院正常工作秩序也不损害护患双方利益的前提下，患者可以根据自己的体会和经验提出一些要求。② 患者要求合理，但是医院或者护理人员没有条件或能力满足。如患者提出某种诊疗要求（如采用先进仪器诊断、手术治疗或某种新药），由于主、客观条件的限制，护理人员无力满足这类要求。③ 患者要求可以满足也可以不满足。如患者提出更换疗效完全一样的不同剂型或商品名的药物等。④ 要求既不合理也无法满足。患者提出的要求缺乏合理性，甚至会对自身、他人的利益造成损害，并超出了主、客观条件。

护理人员原则上应尽可能满足患者的合理要求。因为主、客观条件限制无法满足的，应进行耐心的解释说明；对于不合理的要求，也应该指出其不合理性和不能满足的原因，以取得患者的理解和支持。

【案例 3－2】

以下是一位患者的陈述：我住院两天了，棉被又硬又薄不够暖，问医生护士，他们说不是他们的责任，让我找护理员，找护理员又说患者太多了，没有棉被了。今天我衣服脏了，想换一下，但护理员说："要按规定时间换。"我觉得很不满意。试对上述医护人员的言行作伦理分析。

【分析】

医疗团队是一个整体，岗位职责分工只是医院内部的事，与患者无关。为患者提供舒适的生活服务用品是每一个工作人员的职责，它没有时间之分。如果不在自己的岗位责任范围，应主动寻找相应人员帮助解决。

（二）患者方面的因素

（1）疾病本身导致的不良心理

患者因病而使其个性、情绪及行为被扭曲或使潜在的心理弱点突出及强烈地表现出来了。例如特别敏感多疑，容易发火，恐惧、悲伤、自艾自怨，甚至有人产生了悲观厌世、仇视他人的想法。这种不良的心理会影响治疗工作的开展，也会对和谐护患关系产生不良的影响。

（2）不良的认知心理

由于受传统思想观念的影响，一些患者认为护理人员就是照顾人的，患者住院后理应得到无微不至的关怀与体贴，不尊重护理人员的人格和劳动，影响了护理人员的工作情绪；由于市场经济的影响，一些患者认为自己付出了金钱，就应该享受到优质的服务，只强调护理人员的义务而不能很好地履行自己的义务，只顾自己的健康，而不考虑客观条件和可能，一旦满足不了自己的要求，就与护理人员发生冲突，妨碍了和谐护患关系的建立。

（3）对医疗护理效果期望值过高

大多数患者由于缺乏医学常识，不尊重疾病发展规律，而对治疗效果期望值较高，对治疗结果追求完美，对一些在治疗过程中不可避免的不良结果和副作用不能接受；另外医疗本身也是有限度的，患者及家属对于一些预后不好的危重或疑难病例不能或不愿接受，也是引发护患矛盾的一个重要因素。

（三）其他方面的因素

（1）医院管理方面的问题

在市场经济条件下，一些医院过分强调经济利益，把是否对医院经济有利作为衡量医护人员的重要标准,忽视了患者的利益和感受,引起患者不满;一些医院环境差,医疗卫生设施不齐全,医疗护理设备和生活设施陈旧,不能满足患者的需求;医院布局不合理,服务安排不到位,也会引起患者的意见。

（2）医疗保健供需矛盾

目前,我国医疗卫生事业的发展还远远不能满足广大人民群众日益增长的医疗卫生需求,"看病难"问题将长期存在。各医院普遍存在"三长"（挂号时间长,候诊时间长,缴费取药排队时间长）、"两短"（看病时间短,沟通交流时间短）的问题,护理人员严重短缺,超负荷劳动,也导致工作态度受到很大影响。

（3）医疗体制方面的问题

2008年以来,我国医疗卫生体制改革在如火如荼地进行,新型农村合作医疗和城镇医疗保险制度全面展开,已经取得巨大的成效,但是长期以来存在的卫生资源分配不公,医疗补偿机制不合理还将长期存在,医疗服务价格不断攀升,极易造成社会对医疗卫生部门和医护人员的不满,从而引起矛盾冲突。

（4）社会舆论导向方面的问题

社会舆论是双刃剑,医疗卫生主管部门与医院管理部门没有充分认识到利用舆论宣传的重要性:没有积极有效地宣传医疗卫生行业及护理人员在维护人民健康中作出的巨大贡献;没有积极合作的态度与新闻媒体沟通与交流,解决问题,消除误解。现在出现了一个非常怪异的现象,出现医疗问题的报道,更多的是负面报道而不是正面报道,这对和谐医患、护患关系的构建产生极为不良的影响。

二、护患冲突与医疗纠纷

护患冲突是护患双方在医疗活动中交往时出现的矛盾状态。患者或患者家属对护理人员提供的技术与非技术方面的服务不满意或自身需求未能得到满足;护理人员在提供医疗服务中出现技术方面或非技术方面（如个人修养、职业道德原则等）的失误;护患双方在遵守相关法律、法规或制度时发生问题,都可能引起护患冲突。护患冲突的典型表现就是医疗纠纷,这是影响护患关系和医疗服务质量最重要的因素之一。

所谓医疗纠纷实际上是当护患双方发生矛盾和冲突后,需要依据有关法律、法规和制度进行处理和调解的一种矛盾状态。护患冲突广泛存在于护患交往过程中,患者及其家属的要求与医疗程序、医院有关规章制度的矛盾;医院和护理人员在诊疗上的要求与患者的生活习惯、心理状态的矛盾;护理人员的服务态度,医疗事故和医疗意外等,都会引起护患冲突。但并非上述原因都必然引起医疗纠纷。因为相当一部分护患冲突未导致严重不良后果而在双方的退让中被化解了。有的则因未被某一方或双方明确认知,或因某种顾虑（主要指患者一方因担心影响治疗关系对自己造成不利）而未能显现。比如就医疗差错与医疗事故而言,并非所有的患者都能知道发生在自身的医疗差错和医疗事故,加之护理人员有良好的服务态度,这种矛盾常常会被掩盖。

【案例3-3】

护士A为患者王老伯输液未能一针见血。

王老伯:哎呀,怎么那么痛啊!

护士A:你的血管太滑太细,真难打,没办法,只好再来一针。

王老伯：什么太滑太细，别的护士打针怎么不滑不细了呢？（不高兴）

护士 A：那就算我倒霉！

王老伯：是你倒霉还是我倒霉？！

试从护患关系伦理调适的角度对上述护士 A 的言行加以分析。

三、护患关系的伦理调适

护患关系的伦理调适是指消除护患之间矛盾，使护患关系和谐融洽。南丁格尔提到理想护士的标准："一个护士必须十分清醒、绝对忠诚、有适当的信仰、有奉献自己的心愿，有敏锐的观察力和充分的同情心，她需要绝对尊重自己的职业，因为上帝是如此信任她，才会把一个人的生命交付在她的手上。"一般来说，护患之间保持和谐关系要坚持以下几个原则：

（1）精益求精的原则

精益求精是搞好护患关系的重要基础。护理人员应该端正对护理工作的认识，热爱护理专业，爱惜"白衣天使"的美誉，不计较个人得失，不辞辛苦，不厌其烦，不怕脏累。同时，为了适应护理模式的转变，要不断学习新知识，掌握新技能，提高护理技术水平，为建立良好护患关系提供技术支持。

（2）平等待人的原则

护患之间能够平等相处是建立良好护患关系的前提条件。传统上护患关系定位在"以疾病为中心"的医学模式之上，关系是不平等的，容易产生纠纷并激化矛盾；而现代的护患关系建立在"以患者为中心"的新型医学模式之上。促进医患关系的平等，首先作为护理人员不要因为自己拥有专业的知识和技能，就漠视患者的人格权利，不能有高高在上的施恩心理，面对不同知识背景、经济状况和社会地位的患者要一视同仁；作为患者也应该尊重、理解护理人员的劳动，要平等地对待所有护理人员，不因其年龄大小、资历深浅而有所不同。

（3）合作共赢的原则

护患之间通过护理服务与被服务的方式，共同追求高质量的护理效果。护理人员应该认真执行医嘱，精心护理患者，促进患者早日康复；患者应该积极接受治疗，与护理人员配合。护患双方亲密合作，才能取得最佳的护理效果，实现双方的合作共赢。

（4）社会公益原则

护患双方都要正确处理好个人利益与社会公益之间的关系，当二者之间发生矛盾和冲突时，要无条件地维护社会公益。

第四节　护患沟通的方式与伦理原则

沟通（communication）是人与人以全方位信息交流所达到的人际间建立共识、分享利益并发展关系的状态。护患沟通（nurse/patient communication）是以人类的共性和共同利益为出发点和归宿，研究影响诊疗伤病和护患关系的诸多因素，探索如何以沟通护患双方相关信息来优化诊疗伤病、改善护患关系，研究如何将心理和社会因素转化为积极有效的手段与方法，使医患双方形成共识并建立信任合作关系，达到维护人类健康、促进医学发展和社会进步的目的。中华医学会处理的医患纠纷和医疗事故中,50％以上是因为医患之间缺乏沟通引起的。被誉为是 20 世纪最伟大的心灵导师和成功学大师的戴尔·卡耐基曾说过:"一个人事业上的成功,只有 15％是由于他的专业技术,另外 85％靠人际关系、处世技能。"没有沟通、不会沟通、沟通不恰当都在不同程度上加剧了医(护)患之间的紧张对立情绪。

一、患者就医的一般心理特点

护理人员在临床护理工作中,应该了解患者就医的一般心理特点,才能够有针对性地与患者沟通交流:

(1) 求医心切

90％的患者无论是患大病或小病、急性病或慢性病,当他们到医院中看病时都怀着迫切的愿望,希望医生护士能以最好的医术,在最短的时间内把疾病治愈。虽然某些患者也有一定的医学常识,了解不同的疾病各自的规律,但他们都怀着满腔的期望,要求医生护士给予最好的医疗服务。

(2) 高度的自我为中心

许多患者(尤其是慢性疾病)在承担起患者的角色后往往都开始明显关注自己,希望医生护士能对自己的疾病十分重视,也希望家人都关心和照顾他,甚至还会出现对医生护士提出过分要求和过分依赖的倾向。患者在患病以后与人交往的话题仅围绕自身疾病和健康,对疾病或健康过分关注和先入为主,显著减少和缩小了其原有的兴趣爱好和社交范围。

(3) 明显的情感反应

50％患者对医生护士的期望因患者自身的人格、年龄、性别、社会处境和所患疾病的不同而呈现差异性。他们看待医生护士又与他们同医生护士接触交往的经验有关,因此每个患者对医生护士所抱的态度和表现的情绪状态有很大的差异。有的是信任、尊重、友好、依从、配合和满意,也有的是怀疑、惧怕、挑剔、逆反和不满。临床常见的患者患病后情绪变化有:恐惧、害怕、焦虑、紧张、抑郁、悲伤、依赖、无助、烦躁、愤怒、敌意、攻击、自怜与认命等。

二、护患沟通的方式

西方医学之父希波克拉底指出:"医学是艺术(art),也是技能(skill)。医生有三个宝:语言、药物和手术刀。"护患沟通主要有语言沟通和非语言交流,另外,发放一些书面材料,如卫生宣教材料、入院须知、家属须知、出院指导、本科室的特色等,也是很好的沟通交流的方式。在护理技术尚存在缺憾时,完善的语言沟通和优良的服务是弥补此缺陷的重要手段。

(一) 护患语言沟通

中国传统文化中推崇"敏于思而讷于言",但随着现代社会交往的日益增加,语言能力的沟通、协调功能日益显著。护理工作的服务对象是有思想有感情的人而不是物,他们有较高的治疗期望和心理需求,面对千差万别的服务对象,能干会说,已经成为现代护理人员的必备素质。护理人员因为职业的原因,语言沟通有其特殊的要求,表现在以下几个方面:

(1) 语言要具有规范性

护理人员在和患者沟通交谈时,要使用清楚、简洁、朴素的语言,用患者能够明白的方式对他进行指导。尽量避免使用患者不熟悉的医学术语和词语,不要使用模棱两可的词语;语调要适宜,不要大喊、耳语,以免交流无效;语音要清晰,语速要适度,这样才能够达到满意的沟通效果。要询问患者的想法,以澄清一些错误的概念。要让患者重复你给他讲的程序以确保他已经明白,并对患者提出问题以确定他是否真正理解。

（2）语言要具有情感性

"言为心声",情感是语言表达的核心。"良言一句三冬暖,恶语相向六月寒"。护理人员在和患者交谈时,要表达出对患者的关心、体贴,拉近与患者的情感距离,多用安慰、鼓励性语言,消除他们对疾病的恐惧和悲伤。不要与患者发生口角,假如患者刺伤了你的自尊心,不要当着患者的面抗辩;不要为了打消患者的焦虑而给他敷衍了事的安慰话,这样反而会中断交流。巧避讳语,对不宜直说的话题或内容用委婉方式表达,如耳聋或腿破,可代之以"重听"、"腿脚不方便"等。

（3）语言要具有严谨性

孙思邈曾说过"人命至重,有贵千金,一方济之,德逾于此"。护理人员在工作中不仅工作要严谨认真,语言也应该严肃认真。护理人员与患者的交谈应该是坦诚、严谨、信守诺言的,这样才能取得患者的充分信任。但是,当需要传递一个坏消息时,要尽可能使用委婉的语言。考虑到患者的心理承受能力,有些还涉及"保密"还是"讲真话"的问题,最好和患者家属商量后决定告知的方式。

（二）护患非语言沟通

语言是人类最重要、最便捷的沟通交流方式,但并不是唯一的交流方式。人们可以通过姿态、动作、神情等达到"此时无声胜有声"的效果。美国专门研究非语词沟通的心理学家艾伯特·梅热比曾提出一个公式:信息接受的全部效果＝语言(7%)＋面部表情和身体姿势(55%)＋语调(38%)。

（1）仪表

仪表是指人的外表姿容,包括人的服饰、仪容、姿态、风度。它是人们文化素质和审美情趣以及社会地位、经济状况和精神面貌的外化。正如莎士比亚所说的:"如果我们沉默不语,我们的衣裳和体态也会泄露出我们过去的经历。仪表是一面镜子,能折射出你的一切。"

护士的仪表举止、服饰打扮都会对患者的治疗和康复产生一定的影响。护士的仪表应该干净整洁,工作服穿着要整洁、平整,衣扣要扣齐,它在一定程度上体现了护士的严格纪律和严谨作风;护士在修饰仪容时力求简练大方,要给患者端庄、典雅、严谨的感觉。

（2）表情

人的神态和表情是一个极为重要的非语言沟通信息,面部表情对人们所说的话起着解释、澄清、纠正和强化的作用,任何人际交往都离不开表情。著名社会心理学家伯德惠斯戴尔说,单以人的脸部变化就能做出大约25万种不同的表情,所以,表情是心理活动的寒暑表,表情是心理变化的透视镜。护士不仅要善于从患者的面部表情收集信息,还要意识到自己面部表情的重要性,注意控制那些容易引起误解或影响护患关系的面部表情。见到你的患者时,要给予他坦诚友好的微笑。

【案例 3－4】 希尔顿的经营之道——微笑

美国希尔顿饭店的董事长康纳·希尔顿在初入商海时,他的母亲对他说:"希望你能找到一个简单、易行、不花本钱却又行之长久的经营秘诀。"希尔顿找到了"微笑"这一法宝,在他的微笑公关策略下,希尔顿饭店成为闻名全球的餐饮业集团。

（3）目光

目光的接触通常是希望交流的信号，在沟通过程中，保持目光的接触，表示尊重对方，缺乏目光的接触则表示焦虑、厌倦、轻视等信息。护理人员与患者要有目光接触（目光交流），以表达你对他的关心和尊敬。巡视病房时，尽管不可能每个床位都走到，但以眼神环顾每位患者，能使之感到自己没有被冷落。

（4）身体接触

身体接触包括抚摸、握手、依偎、搀扶、拥抱等，是非语言沟通的重要形式。有些身体接触是护理人员必须做的，如测量血压、皮肤护理或按摩；有些是表示对患者关心体贴的，可以起到稳定情绪、减少恐惧、理解支持和安慰的作用；有些是使用约束，用来舒缓患者紧张，减轻心理痛苦。

（5）倾听和沉默

倾听有时可以是治疗性的，尤其是当患者处于紧张状态需要释放的时候。倾听有时也可以做解决问题性的沟通，仔细体会"弦外之音"，以了解对方的主要意思和真实内容，藉此能发现患者的问题，这样护士可回头思考解决方案，如果可能就当时解决。当患者向你诉说时，不应左顾右盼，而应凝神聆听，患者才能意识到自己被重视、被尊重。

沉默也是一种信息沟通方式，可以表达接受、拒绝、恐惧或需要安静及需要时间考虑等等。护理人员与患者交流时，适当地以一种温暖平和的态度表示沉默同样会使患者感到舒服。

【案例 3－5】

护士小张看到走廊候诊室外坐着位老太太，似乎很悲伤的样子，就走过去问她是否需要帮助，老太太说她的老伴得癌症可能已经扩散到全身，现在正在接受医生的检查，说着便流下了眼泪，小张用理解的目光注视着老太太，并轻轻地抚摸她的手，两人默默地坐了几分钟后有患者叫护士，老太太感激地说："你去忙吧，我已经好多了，谢谢你！"

三、护患沟通的技巧

护理人员与患者交流的技巧表现为 22 个"要"和 15 个"不要"：

22 个"要"具体为：

（1）与你护理的患者第一次接触时，要介绍你的姓名和职称，使他明确你将负责对他的护理；

（2）要询问患者的想法，以澄清一些错误的概念，并有助于满足患者的需求；

（3）要对患者提出的问题给予反馈；

（4）要掌握声音的大小和语调，说话清晰；

（5）与患者交谈时，要使用清楚、简洁、朴素的语言；

（6）要面对着患者说话，而不是背朝着他讲；

（7）要尽可能使患者了解他的病情；

（8）要用患者能够明白的方式对他进行指导；

（9）要让患者重复你给他讲的程序以确保他已明白；

（10）要讲实话，即使令人沮丧痛心，但实情要明智、通情达理地传递给患者；

（11）要提高倾听技能，积极、专心地倾听你的患者；

（12）见到你的患者时，要给予他坦诚友好的微笑；

（13）与患者要有目光接触（目光交流），以表达你对他的关心和尊敬；

（14）要使用诸如握住患者的手之类的抚摩来表达你对他的关心和体贴；

（15）要用体语传达你对工作的兴趣和热情；

（16）要注意你自己的体语，如何做事、走动、坐立，目光怎么看病人等；

（17）要控制你的非语言交流所传达的信息，使自己不要给患者带去消极的情感，因为最有力、最真实的信息是由非语言信息来表达和传递的；

（18）要观察患者的面部表情、姿势和体语以发现线索来了解患者的感受；

（19）要学会适时地保持沉默和及时地打破沉默；

（20）要避免任何使患者感到难堪、丢面子的事情；

（21）要避免交流中在你与患者之间制造隔阂的任何因素，如行话、术语、新技术及"忙不过来"等等；

（22）要说"对不起"，如果给你的患者带来不便（如等候），或你的所言所为有可能刺伤你的患者，哪怕是无意的。

15个"不要"具体为：

（1）不要因为知道疾病的基本过程，就理所当然地认为你了解患者的需求，否则你会给自己和患者帮倒忙；

（2）不要使用俚语和粗俗的词语；

（3）不要使用患者不熟悉的医学术语和词语；

（4）不要使用模棱两可、含糊不清、意思隐晦的词语；

（5）不要大喊、耳语、咕哝、嘟囔，以免交流无效；

（6）不要与患者发生口角，假如患者刺伤了你的自尊心，不要当着患者的面抗辩；

（7）不要为打消患者的焦虑而给他敷衍了事的安慰话，这样的反应会中断交流；

（8）不要让患者做事而又不告诉他为什么要做和如何做；

（9）除非临床需要，不要打听患者的隐私；

（10）不要说谎，哪怕是圆场谎；

（11）不要与患者的探视者讨论他的病情；

（12）不要当着探视者的面，暴露患者的身体；

（13）不要使用任何体语或暗示，给患者传递消极的情绪；

（14）不要假装在听，这样会对患者所说的话作出不适当的反应；

（15）不要在患者面前，对治疗小组中的医务人员评头论足。

四、护患沟通的伦理原则

（1）尊重自主原则

护士要赢得患者的尊重，首先护士要尊重自己、尊重自己的专业，其次护士要尊重患者，要表现出对患者的尊重。美国心理学家马斯洛提出人类需求的5个层次为生理需求、安全需求、爱和归属感的需求、受尊重的需求及实现自我的需求。马斯洛的这一需求理论，不仅适用于健康人，同样适合于患不同疾病的患者。护理人员在护患沟通中要尊重患者的独立性和选择权，能够公正，避免偏见和歧视地对待患者。

【案例3-6】

《美国护理杂志》记录着一位护士和一位患不治之症的患者之间的对话。护士说："如果我是您,我不知道我能不能像您一样去生活。请问,是什么力量支持您使您能够潇洒地活下去?"病人回答说:"我真想阅读和写诗。对于我,我的思想就是我的生命,我不在乎我的躯体。"

【分析】

如果护士时时处处把患者视为一个完整的、有独特个性、有尊严的个人,她就会自觉尊重患者的权利和隐私,设法满足他们的需求,有效地帮助患者进行治疗并恢复健康,而不仅仅是完成工作任务。

(2) 换位思考原则

护理人员要懂得换位思考,理解病人的心情:将沟通所得的信息,进入到病人角色中去体察,取得一致的认识。当患者由于并发症或症状带来的不适而导致紧张、恐惧心理症状时,护士要设身处地地给患者以同情、理解和接受他们的感受,营造一种能够让患者倾吐心中的不安、焦虑或恐惧的氛围,而不应只是简单地、敷衍了事地说教患者要如何坚强,以避免阻断护患之间的交流。在与患者沟通过程中,要用"四心换四心",即用护理人员的责任心换取患者的信心;用护理人员的细心换取患者的舒心;用护理人员的耐心换取患者的安心;用护理人员的爱心换取患者的放心。

【案例 3-7】

一位护理系的学生实习时,在她要护理一位病人时,她先看到的是一条假肢,黑色,假肢上穿着一只红袜子,于是她便知道她将护理的是一位黑人妇女。患者因糖尿病已失去一条腿,她的性格孤僻,很少有探视者,大家觉得很难与她交往。可那只红袜子对这位学生却很有触动,因为她看到了这位黑人妇女顽强的意志,在病魔折磨下,她仍在追求美!有一天她帮患者洗澡,她们谈着,笑着。老太太告诉她,她已经好长时间没有这样开心地笑过了。

【分析】

在座的各位,你会注意到那只红袜子吗?你会从一只红袜子上看到患者的追求和需要吗?那只红袜子会使你感动吗?如果是,你也一定是一位具有爱心和责任心,能鼓舞患者战胜疾病信心的护士!

(3) 知情同意原则

充分尊重患者知情同意权是"以病人为中心"的最直接体现,经常性医患沟通是确保患者安全的一道护栏,是构建和谐医患关系、创建平安医院的必要步骤。通过签署各类知情同意书,一方面融洽了医患关系,维护了患者及家属的知情同意权;另一方面增强了医务人员的安全意识,减少了不必要的医疗争议事件。同时,在医疗纠纷诉讼处理过程中,上述知情同意书发挥了关键性作用,有效维护了医院和护理人员的根本利益。

本章小结

护患关系是护理人际关系中最重要的一对关系。护患双方各自有自己的权利与义务,护患关系的影响因素是非常复杂的,护理人员掌握护患沟通的技巧与伦理原则可以更加有效地与患者进行沟通与交流,促进和谐护患关系的构建。

思考题

1. 护患关系有哪些特征,要遵循哪些伦理原则?
2. 简述护患之间权利与义务的关系。
3. 论述萨斯—荷伦德护患关系模式。
4. 如何防范护患关系紧张的发生?

技能训练题

讲情面是护理工作之大忌

在我的护理工作生涯中,常常碰到一些熟人朋友来开"后门"。诸如,少打几针,少住几天院等,让我头痛。坚持原则,似乎会被他们误解为不讲情面。后来发生的两件事,让我彻底明白了,护理工作是一种严肃的科学,来不得半点情面可讲。

第一件事是一例青霉素过敏反应。注射室护士拿着刚配好的药物准备给患者做皮试。患者的女儿(也是护士的同学)说已经打了两天了,皮试就免了吧!这位护士犹豫片刻还是照办了。谁知一针下去,患者就倒下了。幸亏抢救及时,患者才转危为安。此时,刚才还笑容可掬的同学却怒目而视,找院长告状,说护士治疗不按操作常规,差点致死人命,要求从严处理她。尽管护士一再解释原因,院长一句话让她哑口无言:"你是护士,怎么能把家属的话当医嘱来执行?"这件事虽然过去两年了,但留给我的思索却很多很多。

另一件是去年刚发生的事,一位同事的表妹从乡下来要求终止妊娠。当班护理人员看她衣衫褴褛,家境贫寒,就听从了她表姐的意见,免做部分辅助检查,妇检后直接穿刺羊膜腔。穿刺第二天下午,产妇突然发生出血性休克。B超诊断:胎盘低置。时间就是生命,大家争分夺秒一边输血,一边行小剖。经过两个小时紧张的抢救,产妇才从死亡线上挣扎回来,生命体征终于恢复到正常。

事后,大家都怀着一颗愧疚的心给她捐款捐物,但她所承受的痛苦又有谁能替代了。这都是血的教训啊!护理工作是需要一副侠骨柔肠,给人们一些温情,一缕阳光,但首先必须保护患者的安全,所以该我们坚持的原则是半点情面都不能讲的。

1. "人是社会关系的总和",一些熟人朋友来开"后门",你认为应该如何处理?
2. 制定一个针对熟人"开后门"请求的沟通设计方案。

讨论案例

一产妇剖宫产后第 6 天,医生看没什么问题,说周一可以出院。周日,其丈夫和婆婆与产妇商量后想周日出院回家,医生不在,患者丈夫和护士商量能否先回家,周一再来办理出院手续,护士说不可以。产妇丈夫说是单位押的支票不会欠医院钱的,而且与有关部门通过电话证实。护士坚决不给,遂发生争吵。

1. 该案例中,护士的做法是否恰当?
2. 你认为护患之间如何才能建立良好融洽的关系?

拓展阅读

卫生部公安部关于维护医疗机构秩序的通告

关于维护医疗机构秩序的通告(卫通〔2012〕7号)

为有效维护医疗机构正常秩序,保证各项诊疗工作有序进行,依照国家有关法律法规的规定,特通告如下:

一、医疗机构是履行救死扶伤责任、保障人民生命健康的重要场所,禁止任何单位和个人以任何理由、手段扰乱医疗机构的正常诊疗秩序,侵害患者合法权益,危害医务人员人身安全,损坏医疗机构财产。

二、医疗机构及其医务人员应当坚持救死扶伤、全心全意为人民服务的宗旨,严格执行医疗管理相关法律、法规和诊疗技术规范,切实加强内部管理,提高医疗服务质量,保障医疗安全,优化服务流程,增进医患沟通,积极预防化解医患矛盾。

三、患者在医疗机构就诊,其合法权益受法律保护。患者及家属应当遵守医疗机构的有关规章制度。

四、医疗机构应当按照《医院投诉管理办法(试行)》的规定,采取设立统一投诉窗口、公布投诉电话等形式接受患者投诉,并在显著位置公布医疗纠纷的解决途径、程序以及医疗纠纷人民调解组织等相关机构的职责、地址和联系方式。患者及家属应依法按程序解决医疗纠纷。

五、患者在医疗机构死亡后,必须按规定将遗体立即移放太平间,并及时处理。未经医疗机构允许,严禁将遗体停放在太平间以外的医疗机构其他场所。

六、公安机关要会同有关部门做好维护医疗机构治安秩序工作,依法严厉打击侵害医务人员、患者人身安全和扰乱医疗机构秩序的违法犯罪活动。

七、有下列违反治安管理行为之一的,由公安机关依据《中华人民共和国治安管理处罚法》予以处罚;构成犯罪的,依法追究刑事责任:

(一)在医疗机构焚烧纸钱、摆设灵堂、摆放花圈、违规停尸、聚众滋事的;

(二)在医疗机构内寻衅滋事的;

(三)非法携带易燃、易爆危险物品和管制器具进入医疗机构的;

(四)侮辱、威胁、恐吓、故意伤害医务人员或者非法限制医务人员人身自由的;

(五)在医疗机构内故意损毁或者盗窃、抢夺公私财物的;

(六)倒卖医疗机构挂号凭证的;

(七)其他扰乱医疗机构正常秩序的行为。

本通告自公布之日起施行。

2012年4月30日

第四章　护际关系伦理

学习目标：

通过本章学习,学生能够了解：护际关系的含义、分类、内容以及护际各方的权利与义务；熟悉：护际关系模式；掌握：护际沟通的技巧及伦理原则；学会：采取恰当的方式处理护际矛盾,实现有效沟通。

关键概念：

护际关系（Nurse/Nurse Relationships）　权利与义务（Rights and Responsibilities）　护际沟通（Nurse/Nurse Communication）

【引导案例】

一少年,14岁,在医院门诊静脉注射滴注青霉素治疗。最后一次注射时,该少年只带了注射单而未带病历,同时药物是由患者自己保存带来的。由于护士已与其很熟悉,就为他进行了治疗。输液中,患者出现了过敏性休克。经抢救,生命体征存在,但陷入持续性昏迷状态,完全靠静脉给养。患者父母均在美国,由外祖母照料。昏迷期间,其母亲回国。双方就此事件发生纠纷,一直未能解决。医疗费用一直记账。半年后,患者还未苏醒。但此时已经进入恶病质状态,反复感染过多次,后来又突发呼吸衰竭,一位医生暗示其母亲,可以放弃治疗,对病人、家属及各方面都更好。患者母亲决定放弃治疗,患者死亡。但其父亲回国后,对其极为不满,认为医院失职,导致其子死亡,遂将医院告上法庭。

试从护理伦理角度对上述案例中护士的行为进行分析。

【分析】

该案例是一起并不复杂的医疗事故。事故的起因是治疗护士违背了认真负责的道德规范,而恰巧患者出现了过敏反应,由此引发后续一系列的问题。在医疗护理行为中,护士的职责不容忽视,护士不仅应该明确自己的角色定位,恪守自己的本职工作职责,而且要与其他医务人员密切合作,协调处理好护际关系,共同为患者的健康服务。

护际关系是指在护理实践中护理人员之间以及护理人员与其他医务人员之间所发生的关系,包括护护关系、护医关系、护技关系、护士与行政及后勤管理人员之间的关系。现代护理要求护理人员与服务对象、其他医务工作者及管理、支持保障系统工作人员紧密合作,以更好地满足就诊者对医疗卫生保健服务的需要。良好的护际关系是圆满完成医院护理任务,为患者提供优质服务、提高护理质量的重要条件,也是护理道德对护理人员职业素质的必然要求。

第一节　护护关系伦理

一、护理人员的角色定位

(一) 护理人员的角色定位

在护理实践领域,护士扮演着多重角色。作为医疗实践的主体,护士的职业活动具有公共性特征,有服从自身所在组织和上级的责任,以及维护医院公共利益的责任;同时,作为具有独立个性与自由意志的个体存在,护士又承载着各种私人角色,如作为母亲、女儿、朋友等,具有对亲人、朋友等的责任以及维护自身利益的需求。

护理人员的角色可以定位为:

(1) 提供护理伦理决策。护理人员在规定的职责分工范围内,可不需医嘱指导,独立进行护理服务活动,但护理人员应对这种决策和根据决策采取的行动负责,切实保护并尊重病人。

(2) 道德行动者。护士不仅为病人提供治疗护理服务,而且要为病人提供生活上、精神上以及环境和社会性服务。为给服务对象提供个性化的整体护理,护士必须与其他人(医生、家属、其他护士等)共同协作,以便更好地了解服务对象的状况,最大限度地满足服务对象的需求,为其提供优质服务,有时为了维持这种协作关系甚至要牺牲个人的利益。

(3) 整体护理的核心人物。整体护理是一种护理行为的护理观念,也是一种新兴的护理工作模式,它以人的健康为中心,把护理服务的对象看成是一个生理、心理、社会、文化、环境的统一体。护士除了应加强对病人自身的关注外,还需要把注意力放到病人所处的环境、心理状态、物理因素等对疾病康复的影响因素上。

(二) 护士长的角色定位

护士长是医院病房护理单元工作的具体领导者和组织者,是医院护理管理中的重要角色,在完成病房管理和基础护理业务技术管理中起着主导作用。护士长角色定位主要有:

(1) 护士长是领导者。护士长在医院管理中起着承上启下的作用,对科室作用更是举足轻重。护士长对本病房护理工作给予指导,与各方沟通,运用各种方式统一意见,充分调动护理人员的工作积极性,以保证各项护理工作的顺利进行。

(2) 护士长是质量控制者。护士长对本病区的护理工作具有全面控制的职能。护士长须狠抓准确执行医嘱,狠抓护理技术常规的落实,狠抓认真细致观察病情,狠抓护理单位的基础护理,狠抓重点病人与重点护士,狠抓预防护理质量缺陷。

(3) 护士长是协调者。病房任何人员之间发生了矛盾,护士长必须帮助矛盾双方协商,相互理解,化解矛盾。护士长应经常与科主任联系,使医疗工作和护理工作相互配合,取得全院目标管理上的一致性。在护理人员内部,对于护士之间出现的不协调,护士长要及时发现,做好疏导和调解工作。

(4) 护士长是护患代言人。护士长对下属要以诚相待,做护士的知心人,维护下属护理人员的群体利益,代表护理人员与其他医务人员协商业务工作,与行政后勤部门协商争取护理人员的权益。同时护士长要代表患者的利益反映患者和陪护的要求,与相关人员联络沟通,以解决患者的问题,满足患者的健康需求。

（5）护士长是学科带头人。护士长应该精通本专业知识,了解本专业的新进展,成为学科带头人,要善于带领全科加强护理新理论、新知识、新技术的学习,积极开展护理学科研究。

（6）护士长是整体护理观念的带头人。在整体护理临床实践中,护士长要率先实行护理观念的转变,同时要帮助其他护士更新观念,适应现代护理模式的变化。

（三）男护士的角色定位

在现代护理发展过程中,护理工作始终是以女性为主导的职业。然而,随着民众对健康的需求日益增加以及护理事业的发展,男护士的数量近年来迅速增长,这一群体已经开始作为护理事业不可缺少的力量,活跃在临床护理的各个工作岗位上。

男护士相对于女护士有各种优势:

1. 男性一般擅长理性思维,遇事冷静,处事果断,尤其在担负繁重劳力时具有体力优势,会使临床护理资源得到优化组合,使护理工作更加优质高效。

2. 男护士更受男患者的欢迎。很多男性患者更愿意接受男护士的护理,特别是涉及隐私部位的检查时。

3. 男护士的加入有利于护理团队的发展。男护士的加入改变了女性为主的护理工作模式,有利于医护水平的提高。

男护士也面临着各种困扰:

1. 形象的认可。历史上护士群体一直是女性,男护士面临着形象的挑战。

2. 家庭的压力。中国传统观念中,男性处于主导地位,社会地位高,而护士的社会地位总体低于医生,工作劳累、待遇不高是客观现实。男护士选择从事护理工作常遭到家庭和亲戚朋友的反对和嘲笑。

3. 社会舆论的影响。男护士的职业形象不被多数公众理解和认可。护理工作的琐碎与传统社会男性应当从事的事务形成强烈对比,这些社会压力影响着男护士对职业的认同。

4. 护理教育体制的弊端。护理专业的女性化特征使护理教育长期在教学管理、教学模式和师资配备上都存在失衡现象,护理专业课教授老师多为女性,教学思想忽略了性别特征,对男护士的职业认同教育培养有限,削弱了男护士的学习积极性。

社会发展的趋势必然打破单一性别的格局,男护士的优势必将为护理事业的进步起到积极作用。男护士要改革知识结构,提高专业水平,特别在外科、急诊、精神科要适当增加男护士的数量,做到人尽其才。

【案例 4-1】

某医学院校的护理专业每年只能招到为数不多的几个男学生,有的在大学二三年级甚至要求转到其他专业,他们表示家人及很多朋友都不能理解或者接受自己以后的工作是做男护士。请对我国男护士现状进行伦理分析。

【分析】

在中国人的传统观念中,护理工作是以女性为主导的。护士的"白衣天使"、"提灯女神"形象根深蒂固。男护士不被社会认可,在医疗实践中还会遭到患者及家属的质疑和拒绝。但是,从医院的角度来看,护理专业的男护士毕业后成为众多大医院的争抢对象。因此,男护士的数目短缺和医院对男护士的需求形成反差。要改变这种现状,首先要求人们转变思想观念,认清职业属性。护士不是医生的"下手",是与医生互相配合,共同为患者服务。在西方,患者常常先选择护士,在护士的建议下选择医生。观念的转变是社会为男护士提供精神支持的重要基础。当然,在待遇、教育等各方面都要改进,以吸引更多男性愿意选择护理行业。

二、护护关系的影响因素及护护关系沟通

(一)护护关系的含义

护士群体是由不同年龄、不同学历、不同职称、不同性格的护士所组成的,彼此间具有复杂的人际关系。护护关系,既包括同一科室护士之间,也包括各科室护士之间,以及护理队伍上下级之间的工作关系。

就诊者对护理服务的要求是连续性的,很难由一名护士来完成,需要多名护士的相互配合和协作;特别是在抢救危重患者时,需要数名护士同时为之提供服务,这就不仅有赖于护士良好的思想和专业素质,更有赖于护士之间的团结和整体功能的发挥。因而正确处理护护关系,对保证护理服务质量具有重要意义。

【案例 4 - 2】

一位年近八旬的老太太因"呼之不应半小时"被送往某医院急诊治疗。当晚症状加重,医生安排护士给患者注射盐酸胺碘酮注射液,并嘱咐护士要慢推 10 分钟。第二天凌晨,一名护士开始给老太太推药,此时有其他患者叫护士,于是该护士放下注射器离去,随后让另外一个护士拿起注射器继续注射,两名护士注射完液体时间共计 5 分钟。注射完毕,老太太猛地往后一仰,嘴唇发紫,监测仪心跳直线下降,经抢救无效死亡。

老太太的家属认为,由于医院的过错,短短数分钟就夺走了患者的生命,给家属造成严重的精神损害和物质损失,遂将医院告上法庭。法院在审理过程中,委托鉴定机构对医院医疗行为进行了鉴定,鉴定结论认为,医院在对老太太诊疗过程中,存在告知不足、静脉注射速度过快等医疗过失,医方的过快静推注射液对死亡有促发作用。

【分析】

此案例中,老太太遭遇了一个"急性子"护士,该护士把原本应注射 10 分钟的液体在 5 分钟内注射完毕,是导致老太太当场死亡的直接原因。显然,在这起医疗事故中,责任护士缺乏责任心是事故发生的主要原因,但也凸显护士之间的相互配合和协作不够好。在临床医护过程中,特别是在抢救危重患者时,往往需数名护士同时为之提供服务,不仅有赖于护士良好的思想和专业素质,更有赖于护士之间的团结和整体功能的发挥。

(二)同科室护理人员的关系及伦理问题

1. 护士长与护士的关系

(1)人际矛盾

护士长在专业上负有指导的义务,她们专业思想稳定,工作敬业,对年轻护士要求严格。而年轻人刚走上工作岗位,虽具有一定的理论知识,但缺乏实际工作经验,有的人专业思想不够稳定,工作不够认真细致,适应不了护士长的严格要求,常常发生不相容的现象。年轻护士认为护士长爱管闲事,护士长看不惯年轻护士工作马虎。因此,护士长与护士的人际交往间就会出现很多矛盾。

（2）双方合作的道德要求

一是加强沟通。护士长要正确处理与护士的关系，对待护士不要训斥，要多与护士交流，讲究沟通技巧；同时，作为护士长一定要公开、公平、公正，不能厚此薄彼。护士长对每个护士的评价要客观，不以与自己的关系远近而论，既要严格要求，又要一视同仁。双方要加强关于患者监护、护理、心理、社会等各方面的沟通，正确认识护际关系对患者治疗护理的重要性。要善于观察和发现护士的优点，多多鼓励年轻护士，对于相互配合好的典型，要及时表扬。

二是科学合理排班。护士长排班时要考虑周到，注意护士们工作能力强弱搭配，注意老幼搭配，不同个性搭配。这样，无论是医护、护患发生矛盾都能更好地解决。同时，ICU 护士长要在排班时安排备班护士，做到 24 小时备用人员随叫随到，以减轻急、危、重病人增多时护士的工作压力，避免护士急躁出错。护士长既要讲原则，又要平易近人，工作中分工明确、责任到人。

三是及时发现和解决问题。护士长要采取积极主动的态度，把预防工作做足。一旦出现问题，应采取措施控制事态发展，尽量做到防微杜渐。对护士反映的问题要重视，要全面评估整个事件的发生过程，对于有摩擦的护士采取不同的调解方法，有效缓解不和谐的气氛，不能逃避问题。对出现问题的护士要先分别了解原因，再共同分析讨论解决问题，如出现争执，护士长事后要及时主动找当事人和解。当然，护士长在协调过程中要敢于大胆管理，对错误的人和事要坚决抵制和严肃批评，决不姑息。

四是注重护士业务水平的提高。护士长要经常组织开展新业务、新技术的学习，对不同年资的护士进行不同的培训，以拓宽知识面。通过"请进来，送出去"的方式，进行培训和复训，培训内容本着缺什么培训什么，加强与提高相结合的原则，不断提高素质，强化护理队伍的建设。

总之，护士长作为医院基层科室的管理者和领导者，其管理活动的主要内容之一，就是搞好护护、护医、护患、护勤等关系的协调工作。护士长协调能力的高低，直接影响着护理工作的质量。因此，护士长要做好协调工作，减少内耗，使优势的人力、物力全面发挥作用，保证团队的高效运转。

【案例 4-3】

某男性患者，76 岁，工人，因患结肠癌在某医院住院手术，术中因血压低需要多巴胺维持。当多巴胺输入 30 mL 时血压回升，2 小时后血压平稳。医生想减少多巴胺浓度时，护士发现多巴胺是从硬膜外管输入的，此时多巴胺已进入 80 mL。护士长得知后，在家属在场的情况下批评了护士，护士满脸通红，不知所措。因此，家属认为是医疗事故。经有关专家会诊后一致认为，从硬膜外管注入多巴胺，对患者不会产生任何不良反应，但药典中尚无多巴胺硬膜外注入的使用说明。

【分析】

在此案例中，由于护士长当着患者家属的面批评护士而造成护患冲突。那么，护士长是否应在家属面前批评护士？显然，护士长这样的行为不恰当，这样做使护士处于尴尬境地，失去患者及家属对她的信任，也会伤害同事和气，增加隔阂，恶化护士长和护士间的关系。护士长可以提出批评意见，但要顾及对方的尊严及颜面。同时，让护士有质询、讨教的机会，只有互相尊重、互相帮助、互相鼓励，才能建立良好的护护关系和护患关系。

2. 青年护士之间的关系

（1）人际矛盾。青年护士之间的人际矛盾，突出表现在工作上的互不服气和互相妒忌。她们都是同代人，有的还是同学，共性的东西相对较多，往往为一些小事情发生矛盾。这些现象不但妨碍个人进步，影响彼此间的和睦相处，还会损害护理人员集体的团结。

（2）青年护士之间合作的道德要求。表现在：

首先，要避免相互间妒忌。同代人在一起工作，虽然起点相同，但由于各种条件不同，一段时间后，必定会出现一些出类拔萃的优秀人才，有的晋升为自己的上级。在这种情况下，正确的态度是学人之所长，补己之所短，相互包容并互相学习。从护理事业和患者利益的角度看，对待同事的晋升应该感到喜悦，从心理向她们学习，全力支持她们的工作。

其次，对于其他护士工作中的不足之处，要保持高雅的态度，谦恭有礼，不可任意批评，更不能在病人或其家属面前批评对方或起争执。应抱着爱护的态度，交换意见，讨论问题，予以帮助指正。

（三）不同科室护理人员之间的关系

1. 护理人员之间的关系，还表现在不同的科室之间

一是临床科室与非临床科室护理人员的关系。例如在医疗护理器械和敷料等物品供需上，他们之间每天都必须进行消毒与未消毒器械和敷料的交换。

二是不同临床科室护理人员之间的关系。在临床科室之间，常常出现忙闲不一的现象。有的科室住院病人多，危重病人也多，除了完成正常的护理工作外，还要派特护。为了满足病情护理的需要，往往需要从临近科室借用物品或护理人员，解决临床护理的急需。

三是住院部与门诊部护理人员的关系。门诊护理人员有时对病情的交代不清楚，或入院手续未办就送入病房，给病房护理人员和医生增添麻烦。

由于认识水平差异以及各科室的不同情况，科室间护理人员对护理工作不可避免地发生认识和情感上的差异，例如供与求、互不尊重、业务水平高低及工作责任心强弱等矛盾。

2. 处理不同科室护理人员关系的道德要求

（1）互尊互敬。不可做出超出自己能力范围以外的保证与承诺。应随时充实自己，接受新知识并共同讨论。不可做出任何可能破坏沟通与协调的行为，各科室间不得任意传播不实报道或易引起误会的信息。

（2）遵守制度。各科室护理人员都有各自的工作困难，应多为对方排忧解难。在相互借物借人或领送物品时，都应遵守规章制度。例如临床科室向供应室送换物品时，一定要清点清楚。临床科室护理人员应体谅供应室护理人员的难处，供应室护理人员应尽力保证临床科室物品的供应，只有这样才能解决供需矛盾。

（3）取长补短。科与科之间差异是客观存在的。有的科护理人员业务能力强，工作有条不紊；而有的科护理人员素质较差，工作中出现矛盾现象多。为了完成护理工作任务，科与科护理人员之间应互相学习，互相帮助，取长补短，它不仅可以提高护理人员的素质，而且可以增进护理人员之间的友谊，解决交往中的矛盾。

（四）护理人员与护工之间的关系及道德要求

护理人员与护工之间，由于职责分工、知识水平、工作体验等不同，往往产生不同的心理状态，而发生各种矛盾。

1. 人际矛盾

（1）互不尊重。这主要是由于工作职责分工、性格不同，工作的情感体验等不同形成的。特别是年轻的护士与护工之间，护士往往以教训、命令似的口气，指使护工做事，有时甚至带着责备的口气，导致双方心理出现不相容的现象。

（2）分工不合作。少数护士与护工常常出现分工不合作，护士只搞自己的护理工作，不协助配合护工搞好病区的卫生管理工作，因此，在工作中时常出现一些不必要的争吵或不协调的现象。

2. 合作的道德要求

（1）尊重与信任。双方都要充分认识对方的作用，承认对方的独立性和重要性，支持对方的工作。就目前医院情况来看，护工雇佣观念较重，拿多少钱干多少事，缺乏主人翁思想，在工作中处于被动地位。因此，护理人员完成本职工作后，应主动协助护工搞好病区的清洁卫生和管理，尊重他们的劳动。护工也应主动体谅护士工作的繁忙与困难，在搞好病区卫生、供应好饮食等工作之外，能协助护士做些患者的生活护理工作。特别是护理工作繁忙或抢救病人时，护工应很好配合。

（2）谦让与帮助。双方应严格要求自己，注意自己的言行，互相谦让，互相谅解。

（3）协作与监督。护士的主要职责是执行医嘱，按时给病人服药，观察病情，生活护理和心理治疗护理等。护工的主要职责是搞好病区清洁卫生，为患者创造良好舒适的环境，使患者吃得好、睡得好、生活得好，尽快恢复健康。

（五）护理人员与实习护生的人际关系及伦理

培养和造就一批德才兼备的护理队伍的后备军，不仅是护理事业发展的需要而且也是每个护士义不容辞的责任和义务。作为带教老师，要善于协调和处理与实习护生之间的人际关系，帮助她们健康成长。

1. 人际矛盾

一般情况下，带教护理人员对接受能力较强、掌握技术操作较快的护生较喜欢些，给她们讲得多，实习机会多，表扬也多，使她们得到了心理上的满足。而对一些接受能力较差、掌握技术操作较慢的护生，带教护理人员往往表现得不耐心，甚至批判指责较多，操作也不放手，不仅使她们丧失了学习的兴趣和信心，还产生了自卑心理，从而导致师生之间出现心理隔阂甚至矛盾和冲突。

有些护理人员对护生在工作中的缺点和错误，不是耐心地指出和帮助，而是严厉指责，使她们不敢大胆工作，束手束脚，甚至产生对抗情绪和逆反心理，表现为护生不尊重带教护士；带教护理人员看到护生傲慢，也不愿意带教，特别是不愿将自己的经验、知识和技能传授给护生。

有些护生专业思想不巩固，学习不够虚心，自认为有本事，而忽视临床实践，似懂非懂，常常造成一些治疗护理上的差错事故，给带教护理人员增加了很大的心理压力，甚至出现护理人员不愿带护生的状况。

2. 合作的道德要求

（1）爱护护生，耐心带教。爱护护生，提高带教质量，培养优秀护生，是每个护理人员的义务。护理人员要以身作则，言传身教。必须把"以病人为中心"的护理思想贯穿于整个教学过程之中，引导学生树立全心全意为病人服务的思想。对于护理知识和技能，带教老师要耐心地、手把手地传教,使她们把课堂学到的理论,运用到护理实践中,激起她们学习的兴趣,促进她们求知的欲望,提高她们学习的信心,巩固专业思想。

(2) 努力钻研业务,提高教学水平。作为带教老师,要根据护生所学课程和实习安排,写出带教计划,备好课并结合临床护理实践,深入浅出地讲解护理基础知识和护理操作程序、要求及注意事项。这就要求每个带教老师,不断更新知识,扩大知识面,努力提高自己的教学能力,使护生既学到了护理操作技能,又消化了课堂讲授的理论。

(3) 大胆管理,严格要求。作为一个带教的护理人员,对自己所带教的护生,既不能随意指责,也不能放任自流。应大胆管理和严格要求,对她们不安心护理工作的思想,要耐心地诱导,细致地做思想政治工作;对学习不勤奋、不懂装懂的护生,要采取提问、考试等手段,督促她们刻苦学习,勤学好问;对工作马虎、粗枝大叶的护生,要手把手地教,加强对她们基本功的训练,养成她们审慎细致的工作作风。

【案例 4-4】

护士长带领一位实习护士给患者取静脉血化验,虽然护士长事先给实习生讲解了静脉穿刺的要领,但是学生仍感觉有些紧张。实习护士第一针没穿刺进入血管,第二针又将血管刺破。但实习生想:"不取出血不能罢休!"于是又想穿刺第三针。此时,护士长将针要回来,并说:"你考虑过病人的痛苦吗?"实习护士羞愧恼怒地离去。护士长亲自动手,一针取出血,并对病人表示歉意。病人表示理解。稍后,实习生返回向病人道歉,表示自己技术不够熟练,给病人带来了痛苦。病人说:"我能理解这种状况,但是你要记住:你们服务的对象是人,不是物体!"实习护士点头。

请对该案例中护士长、实习护士的行为进行伦理分析。

【分析】

实习生给病人取静脉血两次都不成功,但由于虚荣心,不顾及病人的痛苦,把病人当成"活标本",经护士长提醒后没有立刻警醒自己的行为失当,反而带着怒气离去。这些都说明实习生技术不过关,并且缺乏对患者的基本同情感。后来,实习护士良心发现,对自己的行为表示愧疚并向病人道歉,这是认识上的深刻转变,是值得肯定的。

护士长在事件的过程中体现出强烈的责任心,事前向实习生讲解静脉穿刺的要领,当实习生行为不当时予以阻止,严格要求学生,并体谅患者的心情,是一位尽责的护士长。

三、护护关系的伦理规范

1. 相互学习。护理人员之间的关系是同行和同事的关系,护理工作具有目的同一性、工作协调性、业务竞争性的特点,彼此之间应相互尊重、相互学习、取长补短、共同提高。

2. 团结协作。无论是在临床护理、护理教育,还是护理科研方面,团结协作都是不可缺少的,目的就是为了预防诊治病人疾病、维护促进其健康。只有通过群体的协作,充分发挥群体的整体合力,才能高效优质地完成护理工作。

3. 真诚相待。护士应遵循分工合作、相互支持的原则,护士间真诚相待。在同行遇到困难时,应提供无私的援助,给予大力支持,共同完成护理任务。

4. 彼此尊重。护士之间彼此尊重,平等相处是建立良好护际关系的前提。科室分工不同、护士专业水平的高低不同、领导者与被领导者承担责任的大小不同,导致医务人员职业权利也有所不同。但在人格和尊严上,没有高低贵贱之分。彼此尊重、平等待人是互为前提的。只有彼此尊重才能体现出平等,也只有强调平等,才能真正做到尊重。只有彼此尊重才能形成合力,为患者的康复贡献力量。

此外,还要注意和其他单位护理同行之间的信息交流,不断引进先进的护理经验和技术,同时也要从他们的失败中吸取教训。

第二节　护医关系伦理

一、护医关系的基本模式

(一)护医关系的概念

护医关系是在对患者的医疗和护理的共同社会活动中建立起来的同事关系。护理人员和医生是医疗卫生保健工作队伍中占比例最大的两支基本力量,也是在工作中接触最紧密的伙伴。在护理人员与行业内部各类医疗卫生人员的相互关系中,护士与医生的关系显得尤其重要。护、医两者专业相近,工作目标相同,但分工不同。两者相互依存,相互协作,相互制约。按其内容来说,它是一种工作关系;按其性质形式来看,它是一种同志式的相互合作关系。护医关系有广义和狭义之分。狭义的护医关系指护士与医生之间的人际关系。广义的护医关系指护理人员与医务人员(包括医生、医技人员、药师、行政人员等)的人际关系。本节主要讲狭义的护医关系伦理问题。

【案例4-5】

某医院儿科收治一名高热患儿,经医生初诊"发烧待查,不排除脑炎"。急诊值班护士凭多年经验,对患儿仔细观察,发现精神越来越差,末梢循环不好,伴有谵语,但患儿颈部不强直。于是,护士又仔细询问家长,怀疑是中毒性菌痢。经肛门指诊大便化验,证实为菌痢,值班护士便及时报告给医生,经医护密切配合抢救,患儿得救。

【分析】

该护士行为符合医护关系中"平等协作,密切配合"的道德要求。在完成护理工作中能与医生互相监督和配合,当病人病情发生变化时,对病人负责,体现了医护工作的整体性。同时,该护士热爱护理职业,工作努力,刻苦钻研,技术上精益求精。

(二)护医关系的相互协作性

从医疗和护理活动的历史起源来看,二者都起源于生活,密不可分。即使在巫医分离、专职医生出现以后的很长历史进程中,医、护、药一直紧密地结合在一起。护理得益于医学的发展,得益于医疗的日积月累。可以说二者是相依相伴,同步发展的。二者的相互倚赖、相互协作关系,是历史发展的必然。

从实践中来看,尽管当今医疗服务越来越现代化,学科的分化程度越来越高,分工越来越细,但其目的仍然是为了更好地为就诊者提供健康服务。相反,分工越细,越需要医护之间的密切合作。

从方法论上来看,医疗和护理都需要在及时、全面、准确地收集就诊者的疾病和健康信息基础上,分别做出医疗和护理诊断,制订诊疗和护理计划,选择医疗护理措施。二者在认识过程上十分相似。医学的发展已有几千年的历史,而护理作为一门专业学科仅有一百多年的历史。因而,医生的许多理论、知识和技能,都值得护理人员学习和借鉴。同样,护理学科在服务的整体观方面发展很快,也值得医生们学习。

从系统理论的角度来看,护理系统和医疗系统都是医疗卫生保健系统的子系统。它们的系统目标和功能从总体上看是一致的,都是为预防、治疗疾病,维护和提高就诊者的健康水平服务的。它们都必须以系统总目标作为自身言行的依据。彼此之间的合作与配合是系统功能的需要,是服务目标的需要。

（三）护医关系的模式

护医在医疗实践中由于所承担的职责与分工不同,存在着职业定位的差别,从而导致护医关系产生出不同的模式。一般说来,护医之间关系的模式有以下四种类型:

1. 主从型。这是指在护医双方交往中,一方处于主导地位或绝对权威地位,另一方处于被动或服从地位。这是一种传统的等级关系模式,表现在医生和护士之间的传统关系上。长期以来,医护关系一直是主导—从属型模式。护理人员只是机械地执行医嘱,护理人员并不直接对病人负责,而仅是对医生负责,医护关系是一种支配与被支配的关系。

2. 指导—被指导型。这是指护医在双方交往中,医方处于指导地位,护方处于接受指导的地位。指导者虽然仍具有相对权威,但并不限制被动方发挥自身的积极性和主动性。虽然这也是一种等级关系,但这仅是一种职业等级关系,同时带有一定民主成分。它是一种承认权威,但又不迷信权威,反对权威绝对化的护医关系。

3. 并列—互补型。"并列"是指医疗和护理都是贯穿于治疗疾病整个过程的两个并列因素,发挥着同等重要的作用。"互补"是指医护之间交流信息,互相协作,互为补充。这种医护模式是当前医院应用最广的关系模式,是提高护理质量、促进患者早日康复的最优模式。建立这种关系有利于双方积极性、主动性的发挥,形成整体合力,充分发挥医疗护理合作的综合效应。

4. 相互竞争型。随着市场经济的发展和医疗卫生体制改革不断深化,医疗卫生部门也引入了竞争机制。医疗卫生部门之间、医疗卫生部门内部各科室之间、医务人员个体之间,在成本核算、增收节支、为人民提供优质医疗卫生保健服务的同时提高经济效益等方面都展开了竞争,从而形成了相互竞争的护医关系。

二、护医关系的影响因素与沟通

（一）护医矛盾

在临床工作中,护士和医生配合中难免会出现矛盾。根据医护人员的组成层次,护医矛盾主要表现在以下几个方面:

1. 护士与本院医生的矛盾

（1）医生的工作与护士期望的矛盾。在日常工作中,护士希望医生干净利索地开出医嘱,医生又希望没有限制地随时开医嘱;护士希望少开输液,医生认为静脉给药效果好,往往多开输液;护士希望根据病房管理需要随机分配病人,医生从提高业务水平的需要,将特殊病种和大手术病人平均分配;医生对护士执行医嘱时间考虑少,查房时间比较长,护士也不顾及医生有无时间而一味催促快下医嘱等等。

（2）医嘱过多与护士超负荷工作的矛盾。随着医学科学的发展,新技术、新疗法、新设备不断地应用于临床,特别是整体护理的实施,扩大了护理工作的范围,医护比例严重失调,护理人员奇缺,护士超负荷地工作。在这种情况下,如果医生医嘱开得无计划、无重点,护士工作量太大,一些护士就会对医生产生埋怨情绪。这种情绪一方面会影响护理工作,另一方面会造成与医生的关系恶化。

(3) 医生与护士工作衔接中的矛盾。医生的医嘱绝大部分通过护士执行完成。有时医生开完医嘱离开了,或到图书馆查找资料,或到病案室查找病例,或参加会议等。病房里见不到经管医生。如果患者特别是危重患者的病情发生了变化,或者是医嘱书写不清楚,护士需要询问时找不到医生,必然会使护士的工作忙乱,甚至不知如何处置。

(4) 医生与护士配合管理中的矛盾。病房管理工作主要由护士承担,要求病房物品的陈设,都应整齐、美观、合理,方便工作。但是,有的医生对病房管理制度不熟悉,物品用后不归原位,造成护士办公室杂乱,给护士的工作增添了麻烦,往往会引起护士的不满。

2. 护士与进修医生的矛盾

(1) 处方医嘱不正规与护士执行的矛盾。进修医生大多来自基层医疗单位,处方医嘱有时开得不正规,给护士执行工作带来麻烦,常常引起双方交流的矛盾。

(2) 业务不熟悉与护士配合的矛盾。进修医生来院进修,由科主任分配给本院医生带教。但由于有些进修医生业务不熟悉,临床治疗常常会出现差错,难以与护士配合,甚至需要护士给予纠正,增添了护士的麻烦。有的护士认为,他们进修完后仍然回原单位工作,觉得不便提出意见,心理又无法放下,常常引起护医矛盾。

(3) 操作不正规与护理要求的矛盾。临床上的技术操作必须严格遵循操作规范,这是医疗护理的基本要求。但是有的进修生存在单纯业务观点,比较喜欢做手术或其他高级诊疗技术,对基本操作不予重视,常常出现违反操作规程的现象,而当护士给予指出时,还表现出满不在乎的样子。这种情况往往引起护士的不满,发生护医交往矛盾。

3. 护士与实习医生的矛盾

(1) 不规范操作与增加护士工作量的矛盾。临床实习是医学教育的重要组成部分,是学生将书本知识运用于临床实践,熟练掌握基本诊疗技术,培养分析问题和解决问题能力的重要阶段。但由于他们实践经验较少,不会开医嘱写处方,不懂得护理常规内容和常用护理技术操作规程等。实习医生不规范的操作势必增加护士的工作量,有的护士因此不满。

(2) 不遵守秩序与护士管理的矛盾。个别实习医生来实习后,放松了个人要求,表现为纪律松弛,上班谈笑打闹,有事不请假就离开病房。有的不经带教医生审签,单独签发医嘱、处方和各类申请单。这样,不仅引起病房秩序紊乱,而且往往会发生差错事故,给护士病房管理增加麻烦,而引起双方交往矛盾。

(3) 无菌观念差与护理要求的矛盾。有的实习医生不能理论联系实际,加上在校学习期间,见习实践机会少,操作过程无菌观念差,增加了手术的感染率等。当护士对他们进行指导时,个别人不虚心,认为护士小题大做,甚至反唇相讥。这样,也会产生矛盾。

(二) 护士面临守护病人与尊重医生权威的角色伦理冲突

1. 护士与医生角色伦理冲突

传统意义上的护士只是医生的助手和下级,但随着时代的进步,护士正在转向"临床护理"这一整体护理当中的特殊专业,其取得特定护理的工作程序、基本技能、护士管理及作为向一群病人负责的护士的核心作用。护士在临床工作中不仅仅是执行医嘱而已,在完整的护理过程中,护士做出护理诊断、制定护理措施、实行护理措施及评价护理效果等专业性很强的步骤,事实上,医生职业和护士职业是两个各有特点的独立的职业,两者在训练内容和工作内容上均有所不同,所以医护关系是医生和护士这两种不同职业人士在医疗过程中的相互关系,是同事关系,而不是主从关系。

在此背景下,如果医生依然把医护关系看成一种支配与被支配的关系,就会错误地把自己当作是护士的上级,遇到不同意见时,不能与护士进行良性沟通,动不动就用高压手段来解决,不让护士有质询的机会,抹杀了护理工作本身的独立性和专业性。

2. 医护对对方的角色期望

医生对护士的角色期望表现在:(1)严格而认真地执行医嘱,并能理解医嘱的意图和意义;(2)及时而详细报告有关患者的病情变化,对疾病的态度及有关的心理、社会情况,对治疗的反应等信息;(3)若执行医嘱中有什么问题及时和医生商议,以求更好地解决问题;(4)具备一定的医学基础和护理知识,具有特定的护理操作技术及相关的人文社会科学知识;(5)做好躯体、心理护理工作,同时要做好患者家属的工作,以保证医疗过程的顺利进行乃至取得治疗的成功等。

护士对医生的角色期望表现在:(1)诊断正确,治疗处置得当,医嘱明确具体,便于执行;在病人不合作时,能协助解决问题;(2)工作计划性强,尽可能按病房的医疗护理工作时间表的规定开医嘱,各种临床处置工作不拖泥带水;(3)对医嘱执行过程中碰到的问题能给予适当的帮助,在必要和可能时,对医嘱作出修改;(4)在患者面前注意维护和树立护士的威信,充分尊重护士的劳动;(5)具备较高的医学专业知识和一定的医学心理学、医学社会学、医学伦理学等人文社会科学知识,能为躯体护理和心理护理提出意见或建议;(6)主动关心病人的各种情况,协助护士做好病人的心理疏导,做好患者、患者家属、患者所在单位的必要的解释工作;(7)帮助护士提高医学知识水平等。

三、护医关系的伦理规范

(一)建立良好护医关系的重要性

1. 保证医疗过程中的完整性。医疗过程是护医间不断交流信息的过程,是治疗信息的传递和反馈不断循环的过程。在信息交流中任何一个环节的信息阻滞,都会影响整个医疗过程的顺利进行。良好的护医关系是保证医疗过程完整性的基本条件。

2. 适应医疗过程中的多样性。由于疾病的不同,治疗的手段和救治的缓急程度有所不同,要求医生和护士在医疗过程中不断地调整关系,以适应治疗过程中的多样性,如在抢救病人时必须主动配合、行动迅速、操作准确无误。护医关系是动态的,只有在信息交流中才能搞好协作,只有在协作中才能发现"互补点",并各以其特定的专业知识和技能"互补"共同完成统一的医疗任务。

3. 防止医疗过程中的非偏性。由于护医各自业务水平和医德修养水平的不同,在工作中都可能出现"角色偏差",并列平等的护医之间互相监督,互相制约,使护士和医生不出现或少出现角色偏差,即使出现也能及时纠正。医护关系的好坏直接决定着护理质量的高低,因为患者的康复同时需要医疗和护理,二者缺一不可。

4. 保证医疗过程的安全性。规范、合理的医护关系可以加强沟通,保证信息通畅。由于在全院范围内实施跨科室收治患者,而医生在各自病区办公,有些住在其他病区的患者不能像以前那样,在本病区找到自己的主治医师,这些患者只好将一些症状、心理及情绪与本病区(也叫护理单元)护士进行交流。而护士也将听到或观察到的病情及时向医生汇报,有利于医生及时掌握患者的心理状况及病情变化,从而保证医疗过程的安全,做好医疗缺陷的互补工作。

5. 应对医疗过程的多样性、复杂性。由于护理单元实施跨科室收治患者,同一护理单元收治的患者可由不同系统疾病患者组成。由于在同一病区住院患者疾病谱的不同,患者的心理、社会状况也各异,治疗手段和救治方法存在差异。因此,医生和护士在此诊疗过程中,应不断加强交流与沟通,妥善处理和协调相互间的关系,以适应医疗过程的多样性及复杂性。主病区的医护人员在对待非主病区的患者应该积极主动地关心,不能置之不理、冷漠以待。

6. 有利于建立"交流—协调—互补"的新型医护关系。随着护理科学的发展,医护关系已由以往的主从型向新型医护关系即"交流—协调—互补"的方向发展。要建立此种新型医护关系,和谐的医护关系是前提。

7. 护医效果直接影响患者康复和生命安全。护医效果一方面取决于护医人员的理论、经验和技能;另一方面取决于患者的密切配合。只有护医集体中人际关系和谐融洽,团结一致,人们才会愉快地钻研科学技术,热情地传授经验和技能,集体的业务水平才能不断提高。同时护医集体团结协作,对患者也是一个无形的激励,它鞭策患者很好地与医护人员配合,其本身就是一种提高诊治质量的不可忽视因素。

(二)建立和谐护医关系的伦理准则

1. 团结协作,有利于患者康复

医生和护士团结配合是进行医疗工作的基础。医护双方在制定各自计划,实施治疗和护理措施时要多考虑对方,积极为对方排忧解难。当病人病情突变时,医护要互相代替工作。如在特殊或紧急情况下而医生不在场时,护士不应消极地等待医嘱而眼看着患者病情恶化,甚至死亡,应主动及时地进行必要处理或采取急救措施。由于护士接触病人的机会多,医生需要从护士那里获得详细而具体的病情资料。医护双方应相互配合,以体现工作的整体性和团结协作精神。救死扶伤、治病救人是护医集体行为的出发点,也是医护人员共同的职责和义务。在医疗护理过程中,应该始终把患者的利益放在首位。对于任何有损于患者利益的行为,要敢于抵制和批评。

2. 有效调节,有利于医疗护理质量提高

护医关系的调节,要以提高医护质量为原则。医护人员不能为了照顾情绪,无原则地顺应病人,应以提高医护质量为目标,认真总结差错事故的教训,减少或杜绝差错事故的发生。护医双方应维持良好的同事关系,彼此尊重、互相扶持、互相依赖、互相帮助、互相欣赏、互相鼓励并共同努力。

3. 互助合作,有利于医学事业发展

从医学和护理科研的过程看,从确定课题、搜集资料、加工整理到实验室实验、临床实验,最后形成研究报告,每一个环节都需要合作。当代护理科研工作者,面对国际化的多学科融合、中西医结合的大趋势,更应时刻树立群体协作意识,在科研中正确认识和处理自己劳动与他人劳动的内在联系,坚持互助、平等、公正原则,加强道德修养,做一个有胸怀、有风度、有境界的人。

【案例 4-6】

一麻痹性肠梗阻患儿,因不能进食而插了鼻饲管并行输液支持治疗;医师查房后口头医嘱:"有尿后给氯化钾 10 mL 推入管内。"待患儿有尿后,护士执行医嘱时未再追问,即将15%氯化钾 10 mL 直接推入静脉输液壶内,致使患儿心跳骤停,抢救无效而死亡。

对上述医疗事故中护士的行为作伦理分析。

【分析】

这个案例属于过失性医护缺陷,护士应负重要责任。医护关系是"尊重信任,互相监督"的道德规范,为了维护病人利益,医护双方必须互相制约和监督,防止和减少医护差错事故的发生。当护士执行医嘱时,一旦发现医嘱有误或不清楚应当询问清楚后再执行。该案例中,护士没有追问清楚,错误地执行口头医嘱,因此不符合医护关系道德要求。同时,该护士业务知识欠缺,不知道氯化钾不能静脉推注,以致酿成医疗事故。

第三节　护技关系伦理

一、护技关系的基本模式

护理人员与医学技术人员之间的关系简称护技关系。医学技术人员主要包括各种辅助检查科室的技术员工,比如检验科、影像科、B超室、心电图、脑电图、口腔技师和医疗器械维护人员等。

护理人员与医学技术人员关系的基本模式为合作型。护技的这种合作模式应建立在合作伦理的基础之上,要求以大家都认同的行为准则即伦理规范为指导,来完成工作上的合作任务。当今世界,医疗、护理科学技术不断发展,现代医院专业分工越来越细,并成为高度专业化、专门化的医疗技术组织系统,医院各个专业科室以及科室的各类专业人员必须密切配合,协调一致,相互合作,否则就不能完成各项诊疗、护理任务。

护技之间要实现良好合作,应做到:

1. 自信与信赖。护技人员必须对自己有信心,相信自己的判断与决定,通过声音、语言、说话的方式及态度、动作让别人获得印象;向对方表示自己诚实可靠,值得信赖,且不存偏见;充分信赖对方;尊重对方的自主判断;不欺骗,坦诚相待、言行守礼、信守承诺。

2. 互相协助。护技人员应团结协作、互帮互学,共同诚心解决问题;诚心协助对方,提供援助;愿意与对方共享知识及经验;懂得施予,愿意帮助对方并使其在工作上有最佳表现,不抢功、不求报答。

3. 相互支持。护技人员应愿意聆听对方的讲话,表现理解及同情;适时给予赞赏;积极回馈;有接纳对方批评及意见的胸襟。

4. 友善与欣赏。护技人员应学会彼此之间的友善和欣赏。态度亲切、轻松、委婉、和气;常保持微笑,主动开朗和善地露出笑容;在互动过程中,适时表达关切、兴趣、尊重、赞美;体贴别人并能考虑对方的立场。

5. 共同努力达成目标。护技人员彼此之间要相互协调、合作、沟通及赞赏;互相鼓励,使每一位工作者都能有最佳的工作表现；摒除个人本位主义，相互尊重、相互依赖、相互包容、相互配合。

二、护技关系的影响因素与沟通

在医疗服务过程中，护理人员在医生和医疗技术人员间、患者和医技科室间，起到十分重要的枢纽和桥梁作用；对患者的诊断与治疗是否及时、准确也具有很大的影响。在交往过程中，护士作为对患者疾病和健康状况的知情者，面对医技科室的人员，常可成为就诊者的代言人；而面对患者，她又是提供服务一方的成员之一。

护理人员在处理和医疗技术人员关系时，应注意以下问题：

首先，必须"以病人为中心"，全心全意地为病人的利益服务。护理人员要从病人的需求出发，及时向有关科室的医技人员准确地了解临床医生需要何种帮助，具体要求如何，同时也要了解病人的健康状况和需要，以免因此产生误解，影响服务。对患者，护理人员应通过健康教育，帮助患者了解检查和治疗的意义和目的，减轻其心理负担，并协助患者作好诊疗前有关准备，从而使各方面协调一致，顺利地实施诊疗任务。

其次，要充分利用信息沟通的技巧。在传递信息过程中，要注意及时、准确，要有明确的目的。送标本或领取药品等如不及时，就会直接影响诊断治疗；如果标本弄错，药品领错，还可能引起更严重的后果。对患者的解释和说明更应注意其准确性。在传达科室医生的意见时，必须准确无误，以免科室之间形成隔阂和矛盾。如果在交往中发生分歧和矛盾，护理人员要以尊重理解对方的心态，耐心地做好解释工作，以争取对方的谅解。如果护理人员在操作中出现失误，更须勇敢地承担责任，虚心地进行自我批评。

医技人员对护理人员的辛劳，也要充分理解，尊重、爱护护士，不要把应该是自己做的工作推给护士；药品器材部门应上门服务，从而真正做到把时间还给护士，把护士的时间用到解决病人的问题上。只有在这种良性互动的基础上，才有可能建设良好的护技关系。

三、护技关系的伦理规范

（一）团结互助，合作共事

护理人员与医院医技人员关系密切，接触频繁，如送检标本、核对检查结果、领取药品、协助患者做特殊检查等，都需医技科室人员密切配合和大力支持。所以，护理人员必须了解各医技科室的工作特点和规律，主动与有关医技科室人员密切协作，医技科室也必须为诊疗、护理提供及时准确的依据。双方本着团结互助、合作共事、相互配合、相互支持的精神，不失时机地为救治患者尽心尽力，为患者恢复健康服务。

（二）互相尊重，以诚相待

护理人员及医技人员之间应相互尊重、通力合作、互相体谅、少些埋怨。在实际工作中科室之间常有埋怨和指责，相互指责不仅不能解决问题，还会因未采取措施及时补漏而延误患者病情，甚至危及患者生命。所以，不管出现任何问题，护理人员及医护人员首先要从自己工作中找漏洞，同时及时通报情况，分析原因，找出协调解决问题的方法。

第四节　护理人员与医院行政、后勤人员关系伦理

一、护理人员与医院行政、后勤人员的关系

医院行政部门主要包括院长办公室、医务科、医教科、人事科等，主要负责医院的日常工作，管理实习生的实习、医生的排班等事宜。医院后勤工作是医院系统中支持分系统的主要组成部分，是对医院各项工作和生活进行物质性的保障，包括医疗、科研及教学设备和设施完善的保障，各类物质保障，环境净化、建筑用房的保障等。

医院行政后勤人员既承担着服务临床一线的职能，又负担着服务社会的综合协调职能，行政后勤部门人员能否正确履职，是医院业务工作是否正常运转的关键，也是医院增收节支、提高医院效益的关键。因此，行政后勤人员要树立服务意识、岗位责任意识，保证医院的持续和谐发展。

行政和后勤工作对就诊者的服务主要是通过对临床一线诊疗护理工作的管理和支持来体现的。护理人员工作在一线，对技术设备和基础设施的使用和运行状态最了解，对就诊者的需求更为熟悉。就诊者对生活设施的意见和要求也往往先向护理人员提出来，再通过护理人员向行政、后勤有关部门反映并得到解决。因此，护理人员经常以媒介的身份，成为沟通就诊者、临床科室和管理服务部门之间的桥梁。

（一）护理人员和行政管理人员之间的关系

护理人员每天都与就诊者密切接触，对就诊者对医院管理方面的意见最易了解。因为医院管理的方方面面最终都会从对病人的服务中体现出来，病人对医院管理工作方面的评价和要求，向护士反映是最便捷的途径。就管理系统而言，护理人员在医院管理系统中属于基层操作层，除日常的护理业务外，还要将医院对病人及其亲友的有关要求及管理制度，落实到每一个病房和每一位患者身上。同时，护士要管理病房和病人，也要接受上级部门的领导和管理。护理人员必须把维护病人的权益作为首要任务，要耐心地倾听病人及其亲友对医院管理工作的评价、意见和要求，凡属于个人职能范围内能够解决的问题，要立即采取改进措施，绝不推卸责任。遇到个人无法解决的问题应及时准确地逐级上报，并争取尽快取得结果。

行政管理人员应正确认识护士在管理工作中的作用，应尊重并重视护士反映的情况，并根据具体情况迅速做出反应。护理人员在面临一些困难，特别是在与行政管理人员发生意见分歧和矛盾时，也要从大局出发，局部利益服从整体利益，理解管理人员的困难和艰辛，支持他们的合理决策，从而理顺关系，同心同德，为提高诊疗护理质量服务。

（二）护理人员和后勤人员的关系

医院后勤单位的主要工作是为临床一线提供设备的采购、维护，提供生活保障，负责基础设施的建设和维护，有的还包括财务收支管理。后勤管理是临床工作的支持保障系统，直接关系到病人能否有优质的疗养环境，生活质量是否有保证。

对后勤工作人员来说，护理人员是接受服务的一方；对病人来说，护理人员又是提供服

务的一方。护士要为病人创造一个舒适、宁静、整洁的环境;要保证病人的饮食、活动与运动、排泄等基本生活需要,不仅要有一定的知识和技能,还需要一定的物质保证。患者及其亲友对医院的环境,水、电、暖的供应,膳食质量等方面的意见,往往首先向护理人员提出。这种状况使得护理人员和后勤支持系统的任务具有复杂性,其服务对象既包括全院工作人员,又包括病人,还有陪伴病人的家属;服务内容包括基础建设、设备维护、生活设施、财务出入等。因此,护理人员要尊重后勤工作人员,理解、支持他们的工作。

后勤工作人员也必须认识到,为临床一线服务,就是为就诊者服务,必须将患者的需要看成是最重要的目标,尽最大可能地迅速解决存在的问题。后勤工作人员应经常深入临床一线,认真听取护理人员对采购物品的需求,并尽可能保证好采购质量;更应向患者及其亲友了解对后勤工作的意见和要求,对水、电、上下水道、沐浴、厕所等生活设施定期检查维修,对膳食的营养质量和卫生应经常督促检查,并根据患者的需求及时做出调整。这样,不仅能直接为患者提供服务,而且也减轻了护士的负担,使护理人员能集中精力做好护理工作。

(三)护理人员与行政后勤管理人员合作关系的模式

护理人员与行政后勤管理人员合作关系的模式为:平等—互敬—协作。

平等,是指医务人员、护理人员及行政后勤管理人员在整体医疗、护理活动中起着同等作用,享有同等的社会地位。

互敬,就是彼此谦让、互相尊重。相互敬重应建立在平等的基础上。彼此分工不同的人员彼此要尊重对方的人格,尊重他人的劳动,尊重他人的意见。当然,谦让互敬并不等于不坚持科学真理和医德原则,如果发现别人在科学上有错误,或做出一些违反医德的事情,应及时帮助改正,开展批评与自我批评。

协作,当今整个诊疗护理过程,从诊断、手术、理化治疗到护理、饮食、生活服务等一系列工作,都需要医务人员、护理人员以及行政人员、后勤管理之间互相支持、团结协作。同时,协作要以互信为基础。每个人既要相信他人的能力和工作的主动性、可靠性,又要以自己工作的主动性、可靠性赢得他人的信任。

二、护理人员与医院行政、后勤人员关系的伦理规范

1. 尊重行政管理人员,理解并支持他们的工作

无论医院领导,还是职能部门的工作人员,都要树立为临床医护工作服务的思想,要支持、帮助护理人员做好工作,要维护护理人员的各项正当权益,在人员配备、专业培训、设备更新等方面为第一线着想。同时,护理人员也要尊重行政管理人员,既要如实反映临床第一线的需要,要求行政管理人员解决实际问题,又要树立全局观念,理解行政管理人员的艰辛,支持他们的合理决策。

2. 尊重后勤工作人员,珍惜并爱护其劳动成果

后勤人员也要树立为临床第一线服务的思想。同时,护理人员也要尊重后勤人员的劳动,要充分认识后勤工作在医疗、护理工作中的重要地位,尊重后勤人员,重视后勤工作,珍惜并爱护他们的劳动成果,共同为患者服务。

本章小结

护理工作的核心是促进和保证患者的健康,而和谐的人际关系不仅有利于护理工作的顺利进行,更有利于患者的康复,有利于建立和谐社会。但有些护理人员由于职责(角色)不清,彼此缺乏共识、沟通和信任,在护理工作中,相互之间容易产生摩擦与冲突。因此,护理人员除了不断吸取新知识、研究创新以取得患者与其他医务人员的信赖外,更要与其他医务人员在平等的地位上,互相尊重与合作,恪守护理伦理规范,维持良好的人际关系。

思考题

1. 护护关系有哪些内容,要遵循哪些伦理规范?
2. 护医关系有哪些内容,要遵循哪些伦理规范?
3. 护技关系有哪些内容,要遵循哪些伦理规范?
4. 护理人员与后勤以及行政人员关系有哪些内容,要遵循哪些伦理规范?

技能训练题

【案例】

1. 1967 年 8 月 23 日,前苏联宇航员科马洛夫独自一人驾驶"联盟 1 号"宇宙飞船完成任务准备返航时,发现降落伞失灵,无法打开。结果飞船爆炸,宇航员牺牲。造成事故的原因是地面检查人员责任心不强,忽略了一个小数点。

2. 在一所大医院里,一名刚毕业的年轻护士跟随一名德高望重的外科专家实习。在一次手术中,外科专家做完了复杂的手术,即将准备缝合伤口,年轻的护士突然严肃地盯着外科专家说:"医生,还差一块纱布。刚才用了 12 块,现在只收回了 11 块。还有一块一定在病人的腹中。"专家不容置疑地说:"我已经取出来了,立刻缝合。"年轻护士高声抗议:"不,不行,还差一块。"外科专家若无其事地说道:"哎,算了,纱布没什么影响,现在我们必须立即缝合伤口。"年轻护士大叫起来:"您是医生,您不能这样做! 我们要对病人负责!"这时,外科专家笑了,他挪开了脚,露出踩在脚下的那块纱布,十分欣慰地对护士说:"你将成为一名优秀的护士!"

从上述两个故事中,你感悟到了什么?

讨论案例

【案例】

患儿王某,男,3 岁,因误服 5 mL 炉甘石洗剂到某医院急诊。急诊医生准备用 25%硫酸镁 20 mL 导泻,但将口服误写成静脉注射。治疗护士拿到处方后,产生疑问:25%硫酸镁能静脉注射吗？似乎不可能，但又拿不准，又想：反正是医嘱，执行医嘱是护士的职责。于是，将 25％硫酸镁 20 mL 给患儿静脉注射，致使患儿死于高血镁所致的呼吸麻痹。

试问：在这起案例中，护士是否违背了护医合作的道德原则？她又是如何理解护医关系的？

拓展阅读

雪域高原的"提灯天使"
——巴桑邓珠：中国第一位获得南丁格尔奖的男护士

2003 年 8 月,时任四川省甘孜州人民医院副院长的巴桑邓珠被授予第 39 届国际护理界最高荣誉奖——南丁格尔奖章。52 岁的巴桑邓珠没有想到,自己从事护理工作满 30 年的时候,能够创造出两项全国第一的荣誉：第一个获得南丁格尔奖的男护士；第一个获得南丁格尔奖的藏族医务工作者。

第一代藏族男护士

样子慈祥而平和的巴桑邓珠,1951 年出生于康定县甲根坝乡一户农牧民家里。巴桑邓珠与卫生结缘是在 1971 年。那年,他怀着成为一名"门巴"(藏语：医生)的愿望,走进了甘孜藏族自治州卫生学校。可事与愿违,他被分配到护理专业,这让他苦闷了很久。走进护理课堂,巴桑邓珠听得最多的一个名字就是南丁格尔。渐渐地,追求人道、博爱、奉献的南丁格尔精神,成了他生活的一部分。卫校毕业后,巴桑邓珠被分配到州医院手术室,成为当地第一代藏族男护士。

医生与护士就像雄鹰的两只翅膀,缺一不可。巴桑邓珠用这样的比喻,理解护士这个职业。要做就要做得最好,他立下誓言。从到州医院那天起,他利用各种时间像海绵般汲取着专业知识,迅速成为医院护理骨干。岁月流逝,一晃就是 30 年,当初与他同时分配做护理的男同事,纷纷改行做了医生或从事管理。尽管同样有很多改行的机会,可巴桑邓珠始终没有放弃护理工作。从普通护士到护士长,从护士长到总护士长,他一步一步实践着自己的誓言。

用行动诠释"天使"内涵

来州医院就诊的大部分是藏族农牧民患者,大多数不懂汉语,而医务人员又多数不懂藏语,语言交流不畅为诊治工作带来一定的难度。每当这个时候,巴桑邓珠就主动担当导医和翻译。碰到困难的农牧民患者,他还会拿出钱为他们补贴生活费和医药费,当地群众都知道州医院有一位好"门巴"。

甘孜是个多灾地区,每次碰到有灾时,巴桑邓珠总是冲在最前面

同事们至今还清楚地记得,1973 年 2 月,炉霍县发生了 7.9 级强烈地震,巴桑邓珠参加了医疗救护队。借助手电筒和火把的微弱光线,他们在简易帐篷里或残垣断壁下,对伤病员进行救治。7 个日夜的紧张奋战,共救治各类伤病员 300 多人,挽救了 50 多位重伤者的生命。

1995 年石渠县遭受两次大雪灾,无数牲畜被冻伤冻死,数以千计的牧民群众被困在灾区。巴桑邓珠跟随救灾队伍赶赴灾区,主动担任了最偏远灾民的救治工作。在茫茫无际的雪原上,克服高原缺氧、饥饿和严寒等常人难以忍受的困难,他骑马走了整整一天才到达目的地。在救助过程中,他面部、手足多处冻伤,加之过度疲劳和严重体力透支,几次晕倒,但他始终坚守在抢救现场,及时救治了冻伤灾民 100 多人,直至全部救助工作结束。

30 年来,当年曾是巴桑同学的男护士一个个转行了,现在,巴桑是甘孜州唯一的一名男护士。"能够获得国际护理界的最高荣誉,我已心满意足",巴桑邓珠说,"这辈子我当定护士了!"

第五章　基础护理、心理护理及整体护理伦理

学习目标:

通过本章学习,学生能够了解:基础护理、心理护理、整体护理的含义与特点;熟悉:基础护理、心理护理、整体护理的意义;掌握:基础护理、心理护理、整体护理的伦理规范,提高护理伦理的决策能力;学会:正确处理护理人员与患者之间的关系、护理人员与其他医务人员的关系,培育良好的职业道德素质,指导护理实践工作。

关键概念:

基础护理(Basic Nursing)　　心理护理(Psychological Nursing)　　整体护理(Holistic Nursing)

【引导案例】　护士精心照顾　爱心唤醒车祸男

2011年7月的一个夜晚,崔某在回家路上遭遇了车祸。医院检查发现:崔某脑干受到严重挫伤,胰腺、左肾、肋骨均受到不同程度损伤,处于深度昏迷状态,生命危在旦夕。经抢救,终将他从死亡线上拉了回来。

崔某父母双亡、未婚,车祸后无亲人来身边照顾。为了抓住有利治疗时机,促进崔某早日康复,护士长亲领一名护士,备齐各种抢救药品及用物,每天陪同崔某一同入舱治疗。由于崔某的家人联系不上,在他昏迷期间,护士便充当了各种角色,每天陪他说话,给他做简单按摩刺激其尽快苏醒便成了每天的"必修课"。为了防止褥疮,护士每天为他擦拭身体,还给他理了发,刮了胡须,照顾得无微不至。或许是这份真诚与爱心在无形之中注入了崔某体内,9月8日上午,当护士像往常一样陪她"聊天",询问他渴不渴时,他竟奇迹般睁开了眼睛,嘴唇微动蹦出了一个字:"渴!"这让护士惊喜不已,连忙用针管喂他喝水,并叫来了护士长。

30岁的崔某在当了一个多月"植物人"后,终于又醒了过来,而且开口说话,让医护人员惊喜万分。目前,崔某对外界的刺激逐渐有了反应,听到医护人员的话会点头、摇头,也能做抓、握等一些简单的动作,病人的病情趋于良好,神志正逐渐恢复正常。

临床护理工作是医疗卫生事业的重要组成部分。"三分治疗、七分护理",充分说明临床护理工作的重要性。临床护理工作质量直接关系到医疗质量和医疗安全,关系到人的健康和安全。临床护理工作是护理伦理原则、护理伦理规范在实际工作中的具体应用,护理行为本质上是一种伦理行为。护理伦理是用来调整护理工作中的人际关系的道德原则、规范的总和。因此,提升护理人员的职业道德水平与护理伦理决策能力,对提升护理质量、构建和谐护患关系以及和谐社会有重要的现实意义。

第一节　基础护理伦理

基础护理是临床护理的基本工作，是日常护理工作的主体。基础护理是各科护理工作的共同基础，是不同科别的患者在疾病诊断、治疗和康复过程中，护理需要解决的共同问题。基础护理虽然不是护理工作的全部，但这部分工作是最基础的，是患者最需要的。

一、基础护理的含义、特点及意义

（一）基础护理的含义

基础护理是运用护理学的基本知识和基本技能，满足患者的基本需要。基础护理是以患者为中心，采取科学、有效的护理对策，解决患者的健康问题，使其尽可能恢复到健康的最佳状态。基础护理工作是临床各专科的基础，并贯穿于满足患者对健康需求的始终。

基础护理的内容包括：1. 一般护理技术：出入院护理、各种铺床法、分级护理、精神护理、饮食护理、晨晚间护理、预防合并症的护理、尸体料理、消毒隔离技术、病情观察、药疗、护理文件书写等；2. 常用的抢救技术：给氧、吸痰、输血、输液、洗胃、胸外心脏按压、止血包扎、骨折固定、急救药品的应用、心电监护、人工呼吸、人工呼吸器使用等；3. 基本护理常规和制度：一般护理常规、病房护理工作制度、门诊护理工作制度等。

（二）基础护理的特点

1. 科学性与普及性

基础护理以护理科学理论为依据，是有效护理的关键和保障，因而各项基础护理技术的实施必须严格按照操作规程进行。护理人员应根据患者的具体情况，有针对性采取科学有效的护理措施来满足病人的需要。病人的需要是千差万别的，护士只有运用护理理论知识和技术，采取相应的护理措施，满足患者的生理、心理和治疗的需要，才能保证病人尽快康复。这些充分体现基础护理的科学性。

由于生态环境的恶化，生活方式不合理，社会竞争加剧等影响，人所患疾病也发生了变化，以急性传染病和感染性疾病为主的疾病谱，已经逐渐被慢性病及与不良生活方式密切相关的疾病所替代。随着社会老龄化，老年性慢性疾病越来越多，一些护理工作从医院内护理转向社区、家庭的护理，护理人员要通过宣传普及卫生保健知识及基础护理知识，指导患者及其家属进行护理，帮助病人自我护理，提高护理质量，巩固疗效，这些体现了基础护理的普及性。

2. 时序性与连续性

基础护理各项工作带有时序性，病人从入院到出院的护理工作带有时序性。从入院手续的办理，协助患者卫生处置，护送进入病室后疾病的护理，直到最后康复后出院手续办理，护理评估单的填写、文件的归档等相关文件处理都是按一定顺序实施。护士在每天指定的时间内例行的常规工作，如晨晚间护理，体温、呼吸、脉搏、血压的测量，血、尿、便等标本的留取和送检，发药，注射，输液等，也都是按一定的顺序执行的。基础护理工作昼夜 24 小时连续进行，护士通过口头交班、床边巡回交班及查阅交班记录，对病人的护理问题了如指掌，做到换班而不停岗,时刻都不离开病人,使基础护理工作不脱节,具有连续性。

3. 基础性与协调性

基础护理是开展临床护理工作的基础,渗透到临床护理过程的始终。正如南丁格尔所说,护理不仅仅是限于安排服药、擦药和基本技术操作,还应当正确利用新鲜的空气、光照、温度、清洁、安静和对饮食的安排与选择。护理人员要为病人提供良好的就医环境和生活服务,将基础性护理与技术性服务相结合,通过基础护理体现出护理服务内涵。基础护理的有效实施,有赖于医护之间、护士之间、护士与其他科室医务人员之间相互的配合、协调一致。从药品、器械、敷料等的申领、保管和消毒,到医嘱的执行等都需要临床医护人员之间、护理人员之间以及护理人员与行政管理人员和其他辅助科室人员的协调配合。

(三)基础护理的意义

基础护理是各专科护理的基础。患者从入院到出院都离不开基础护理,临床护理工作要实现"三贴近"(贴近病人、贴近临床、贴近社会),离不开基础护理工作。基础护理是病人康复中不可缺少的环节。基础护理工作为病人提供良好的就医环境、生活服务并协助完成疾病诊断、治疗等,帮助病人实现生存、生理需求。基础护理工作是护士观察病情的最好途径,是护士与病人沟通的最好桥梁,是护理服务精神的最直接体现,也是护理价值的体现。基础护理技术操作的难度可能低于手术配合、专科护理等技术,但对于病人的康复,提高危重病救治的成功率、降低病死率都是至关重要的。护理人员的基础护理工作完成好坏直接影响医疗质量、护理效果,它反映了护理人员的职业道德素养和护理伦理决策能力。

【案例 5-1】

某患者,女,76 岁。因咳嗽、憋气及发热 2 个月入院。初步诊断为慢性支气管炎并发感染,肺心病及肺气肿。

入院后由护士甲为其静脉输液。甲在患者右臂肘上 3 厘米处扎上止血带,当完成静脉穿刺固定钟头后,由于病人的衣袖滑下来将止血带盖住,所以忘记解下止血带。随后甲要去给自己的孩子喂奶,交护理员乙继续完成医嘱。乙先静脉推注药液,然后接上输液管进行补液。在输液过程中,病人多次提出"手臂疼及滴速太慢"等,乙认为疼痛是由于四环素刺激静脉所致,并且解释说:"因为病情的原因,静脉点滴的速度不宜过快"。经过 6 个小时,输完了 500 毫升液体,由护士丙取下输液针头,发现局部轻度肿胀,以为是少量液体外渗所致,未予处理。静脉穿刺 9 个半小时后,因病员局部疼痛而做热敷时,家属才发现止血带还扎着,于是立即解下来并报告护理员乙,乙查看后嘱继续热敷,但并未报告医生。止血带松解后 4 个小时,护理员乙发现病人右前臂掌侧有 2 cm×2 cm 水泡两个,误认为是热敷引起的烫伤,仍未报告和处理。又过了 6 个小时,右前臂高度肿胀,水泡增多而且手背发紫,护理员乙才向医生和院长报告。院长组织会诊决定转上级医院,因未联系到救护车暂行对症处理。

两天后,病人右前臂远端 2/3 已呈紫色,只好乘拖拉机送往上级医院。为等待家属意见,转院后第三天才行右上臂中下 1/3 截肢术。术后伤口愈合良好。但因病人年老体弱加上中毒感染引起心、肾功能衰竭,于术后一周死亡。

经医疗事故鉴定委员会鉴定,结论为一级医疗责任事故。处理:(1)给予护士甲行政降职处分;(2)给予护理员乙行政记过处分;(3)给予院长行政警告处分;(4)将本次事故通报本地区各县医院;(5)免去病人全部住院费,并给家属一次性补偿。

【分析】

从本案中可以看出,这是一起缺乏责任意识,违反基础护理规范为主要原因的医疗责任事故。

案中的护士甲严重违反静脉输液技术操作规程,在完成静脉穿刺之后,缺乏责任意识,粗心大意,未能及时松解止血带,是造成病人肢体坏死及全身中毒感染致死的主要原因。同时,护士甲没有恪尽职守,对本该由自己完成的输液任务,交给并无输液知识和经验的护理员乙去完成,是对工作不负责任的一种表现,缺乏护士应确保护理对象安全的责任意识,酿造这场悲剧,违背不伤害原则和行善原则。

护理员乙由于技术水平和医学知识有限,对于病人在输液过程中出现的"手臂疼、滴速慢"等现象不能正确理解,未能想到其不正常的疼痛和滴速慢是因血液回流障碍所致,因而也就没有想到去查看右上肢有无受压迫之处,致使止血带在穿刺后9个半小时才被发现。另外,护理员乙发现止血带忘解时间已长达9个半小时,且已出现水泡时,仍未对此事引起注意,未向医生报告此事,使病人又延误10个小时。护理员乙因医学、护理的知识有限,业务能力不精,不能胜任本应该是由护士完成的工作,并且没有及时汇报,请求医务人员协助,所以护理员乙也应对此案负责。

该院院长在事故发生20小时后,组织会诊并决定转院是正确的,但在救护车联系不到的情况下,未能积极联系其他车辆迅速转院或请上级医院派人前来会诊,共同研究应急抢救措施,而是消极地对症处理,没有切实履行责任,缺乏对生命应有的尊重和敬畏,违背尊重原则和行善原则,使病人又延误治疗两天,最终导致患者死亡。

另外,该院存在用护理员进行注射技术操作的情况,违反基本操作规范,说明该医院管理不力。所以,该院院长应受到谴责,也应负有一定责任。

二、基础护理的伦理规范

(一)热爱工作,爱岗敬业

基础护理是护理工作中带共性的生活服务与技术服务,是繁杂、平凡的工作,甚至时常和脏、臭联系在一起。护理人员必须提高对基础护理意义的认识,认识到它是提高医护质量的基础性工作,它虽然平凡但却是关系到病人生命安危的必要劳动。只有充分认识基础护理的重要意义,护理人员才能忠心耿耿、兢兢业业、全身心投入到基础护理工作之中去。热爱护理工作,是护士最基本的道德素养。护士只有真正认识到护理工作是为人类幸福所必需的崇高事业,做好为之献身的一切准备,才会有发自内心的热爱,在工作中才能做到爱岗敬业,恪尽职守。护士在护理工作中,要认真负责,不敷衍塞责,做事谨慎周到,一丝不苟,要充分认识基础护理工作的作用和意义。护理人员要尊重和热爱自己所从事的职业,排除世俗偏见和错误观念对护理工作的干扰,以护理职业为荣,凭着高度的敬业精神,全心全意投入到护理事业中去。

(二)热情服务,细心照料

患者生病入院后,进入一个陌生的环境,会出现不同程度适应环境的障碍,护士应及时、主动、热情地为病人服务,介绍医院环境,医院的各种规章制度,主管大夫、护士等情况,让病人尽快适应环境。其次,患者因受到疾病的折磨,出现身心的痛苦,急切想了解疾病的相关知识以及治疗和预后等。护理人员应及时介绍相关的医学知识、治疗和护理的情况,耐心回答病人的询问,随时了解病人的生活需要并设法解决病人的困难。通过护理人员热情服务,帮助患者尽快适应环境,解除身心的痛苦。基础护理工作做到精心、细心、耐心,就会使病人感受到家一般的温暖,使他们能尽快适应环境,转变角色,配合治疗和康复,从而达到事半功倍的效果。

【案例 5‑2】

某患者,男,33 岁,已婚,某工厂副总工程师,有一子,7 岁,夫妻关系融洽。27 岁时被诊断为类风湿性关节炎,但一直坚持治疗,无临床症状出现,并一直在工厂的技术工作中担任重要职务。2011 年 5 月,因病情复发而入院。出现疲乏,双腕、肘、膝关节疼痛,僵硬及畸形,日常活动受限,如穿衣、进餐、翻身等也需别人协助。此后患者一反常态,逐渐对自己的家、孩子、妻子、工作及周围环境等失去兴趣,并对一直在身边陪护的妻子恶语相伤,这个原来自信、外向、幽默的人一下子变得情绪低落,并两次企图自杀。

【分析】

从本案中可以看出,患者患类风湿性关节炎后,健康受到影响,后因病情复发而入院治疗,出现疲乏,双腕、肘、膝关节疼痛、僵硬及畸形,在心理上出现动荡、失衡和挫折感,产生心理应激,这些应激源又从不同角度影响了患者生活。

患者由于疾病的影响,人格的发展出现障碍,产生了应激过程中的负面效应,出现沮丧、抑郁、焦虑、敌意、自尊心降低等心理情绪问题。因此,患者不仅需要医疗帮助,更需要是心理护理,改变患者的心理状态及行为,促使其正常人格的发展,从而使病人达到心身的康复,体现最优化原则。

(三) 工作严谨,操作规范

护理工作关系到病人的安危和千家万户的悲欢离合。因此,每个护士都必须对病人的健康、安全和生命高度负责,要有严谨求实的工作作风,一丝不苟的工作态度,技术操作要求严格、规范、娴熟。由于基础护理工作量大、繁琐,有时护理人员为了方便,工作中违反操作规程,不认真履行工作职责,尤其是在无人监督的情况下,有个别护士存在轻视心理和侥幸心理,认为基础护理工作是琐碎的小事,忽视某些环节不会给病人带来危害,或者是护士发现曾经的不规范行为并没有引起不良后果。如无菌操作时不戴口罩、不洗手,不严格执行查对制度等不规范行为。任何的技术操作不规范甚至失误,都可能影响治疗效果和护理质量,还会给病人带来痛苦,甚至造成严重的后果。因此,护理人员要做到工作严谨,操作规范。

(四) 团结协作,密切配合

护理工作是一项协作性很强的工作,具有集体工作的性质,需要众多人参与并共同努力才能完成。基础护理工作与许多部门的工作人员有直接联系,它不仅离不开医生的工作,还需要病人及其家属等的协作,还要和配餐员、卫生员等许多后勤人员打交道。在工作关系上,护理人员与其他医务人员分工虽然不同,但都是平等的,应相互尊重、理解、支持,相互之间协作配合,共同完成医护工作。因此,护理人员应主动与医、技等人员沟通交流、团结协作、密切配合,才能完满完成各项护理任务。切忌把个人的负面情绪带到工作中去,甚至在病人或家属面前暴露工作矛盾,医护或护间相互指责和争吵,使病人对医务人员失去信任,对治疗、康复失去信心,很容易出现医疗纠纷和医疗矛盾。护理人员应加强与病人、病人家属的联系,并取得病人及其家属的配合和支持;同时,护理人员与其他医务人员加强协调、团结协作,密切配合,共同促进病人的早日康复。

【案例 5 - 3】

医生小张与护士小李由于一次交谈中发生摩擦,双方各执己见,谁也不肯主动认错。日久天长,两人见面都不说话了,致使隔膜日益加深。一次,正巧他们两人值夜班,一名患者头痛剧烈,找到护士小李,小李打电话给医生办公室,简单地说明了情况,就在这边等医嘱,怎知医生小张不愿和小李说话,将医嘱悄悄放下就走了,小李并未发现医嘱的存在,碍于脸面,也不愿意去问小张,故也未执行。患者家属等待着急,大发雷霆,责怪医护人员不负责任。

【分析】

从案例中可以看出,医生小张与护士小李把平时的摩擦和矛盾带到工作中,医生小张将医嘱悄悄放下就走了,护士小李没有发现医嘱,又碍于脸面,没与医生小张进行交流,导致没有执行医嘱,患者家属不满。显然医护之间缺乏密切配合、团结协作的精神。

第二节 心理护理伦理

随着生物—心理—社会医学模式的提出,人们愈来愈深刻地认识到心理因素对疾病的发生、发展与演变的影响,心理护理的作用日益受到重视。心理护理在临床护理中已得到普遍认可,并广泛应用于护理实践。护理人员掌握心理学的理论知识、应用技术并遵守心理护理的伦理规范,对开展科学有效的心理护理,满足患者的心理需求,提高患者的生命质量,实现现代护理模式总体目标起着十分重要的作用。

一、心理护理的含义、特点及意义

(一)心理护理的含义

心理护理是指护理人员在与患者交往过程中,运用心理学的理论,通过言语、行为、态度、表情和姿势等,影响患者的感受和认识,改变患者的心理状态和行为,以减轻和消除患者的痛苦,有利于患者的转归和康复的一种护理方法。心理护理的目的在于根据不同患者,不同情况下心理活动的产生、发展与变化,探索和掌握患者的心理状态,帮助解除患者对疾病的紧张、焦虑、悲观、抑郁等不良情绪,调动病人的主观能动性,树立战胜疾病的信心,帮助病人适应新的社会角色和生活环境,使患者保持有利于治疗和康复的最佳心理状态,提高护理质量。

(二)心理护理的特点

1. 共性化与个性化

心理护理是为了满足病人的合理心理需要,从满足病人需要的一般规律出发,解决病人同类性质或共同特征的心理问题的过程。这就要求护理人员要善于归纳和掌握病人的心理共性规律,针对病人尚未明确、随时可能发生的潜在的心理问题及其严重的心理失常,运用心理学理论知识,根据病人的心理各种共性规律提前进行干预。

由于个体的差异,病人的心理问题和心理需求各有差别,心理护理不能千篇一律,对不同的个体(文化层次、心理特征、生理及年龄状况等)、疾病(疾病种类、病史长短、病程进展、疗效状况)和环境,要采取不同的方法,即强调心理护理的个体化。这就要求护士准确把握每个病人的各自不良心理状态,根据病人的具体情况,心身反应特殊性及不同性格特征,有针对性采取个性化的心理护理的措施,缓解患者的心理压力。如针对急诊病人的紧张情绪、心肌梗死病人的极度恐惧、创伤毁容的病人的痛不欲生等突出的心理问题,必须进行个性化心理护理,尽快解除病人的致命性心理因素,避免出现意外情况发生。

2. 广泛性与复杂性

心理护理的范围非常广泛,从患者入院开始到出院,乃至出院后,护理人员在与患者接触的每一个环节、每一阶段,甚至每一个技术操作都包含着心理护理的内容。个体的差异以及处于不同生命周期的个体,往往具有不同心理特点,心理问题各有差异。如中年人要承担事业和家庭的重任,而一旦生病,个体往往难以放弃原有家庭责任,甚至事业责任,经常出现角色责任冲突,在病人角色冲突过程中容易出现紧张、烦躁、焦虑等不良心理状态。不同疾患往往引起个体各种不同的心理反应。如外科手术病人对手术的某些错误认知、术前过度的紧张或焦虑的情绪状态,对手术的预后具有不同程度的影响。

针对不同的心理问题,护士通过语言和非语言的交流,给患者的心理施加影响,并产生相应的心理反应。通过心理护理,促进病人形成良好的手术认知,调整情绪状态处于适当的焦虑水平,有助于促进手术病人保持适宜的心理状态,防止心身症状的恶性循环,发挥手术疗效。心理护理的复杂性充分反映在心理护理需要根据病人各方面的情况,包括个人方面的情况,如年龄、性别、职业、文化、个性、情绪、家庭关系、经济状况等来设计相应的护理方案;根据患者的疾病情况,不同疾患引起个体的各种心理反应进行针对性的护理。

3. 科学性与严格性

心理护理要求护士运用心理学的理论和技能来实现较理想的护理目的。心理护理的实施是否具有科学性,很大程度上取决于实施心理护理的护士能否较好地掌握和运用心理护理实践的理论和技能。护士需具备一定的心理学知识和技能,并且能够熟悉掌握和综合运用。心理现象是复杂的,假如缺乏系统的心理知识,对现代心理学理论不了解,没有一定的心理干预技能,仅仅通过良好的态度对他人进行安慰或劝告,虽然可以引导他人的心理症状得到缓解,但缺乏真正心理护理的内涵。面对护理对象的形形色色的心理状态,护理人员应选择行之有效的相关理论和技术,识别存在的心理问题。同时,护理人员还要严格按照护理程序,合理、科学地制定与实施干预的方案,客观、量化地分析和评估心理护理效果,以确保心理护理科学有效。

4. 相关性与能动性

心理因素和心理活动与躯体疾病有着相互关系,具有相关性。心身原本一体。心理因素通过各种信息影响大脑皮层的功能,而大脑皮层则通过神经系统、内分泌系统和免疫系统这些重要的生理中介机制,对全身各种生理功能进行调节。心理性应激会引起神经内分泌系统,特别是交感－肾上腺髓质系统和垂体－肾上腺皮质系统的反应,这种反应在一定限度内具有适应性质,但长期过度的反应则将损伤心血管、消化、免疫等许多系统的功能而危及健康。高血压、动脉硬化、肿瘤等许多疾病的发生与此有一定的关系。

良好的心理状态,有利于调动病人的积极性,通过神经系统、内分泌系统和免疫系统等促进生理功能完整,或促使病理过程向好的方向转化,有利于病体康复。护士充分调动病人主观能动性,使其能以积极的态度对待治疗,使病人的情绪由焦虑不安变为安定,意志由懦弱变为坚强,信念由悲观变为乐观,有利于疾病的康复。

（三）心理护理的意义

1. 做好心理护理有助于预防心身疾病的发生和恶化

许多疾病的发生、发展和演变都受到心理因素的影响。随着人类生活节奏的加快、人际关系紧张以及工作、学习压力的加重，心身疾病分布越来越广，患病率呈增高趋势。心理因素是诱发疾病的发生和恶化的重要因素，人的身心是密切相关、互相影响的，病人的良好心理状态可以促进良好的生理状态，良好的生理状态又促进良好的心理状态，形成身心之间的良好循环。护理人员做好了病人的心理护理，减轻或消除了不良的心理刺激，有助于防止心身疾病的发生、发展，阻止心身疾病的恶性循环，防止疾病的恶化，促进心身疾病的康复。

2. 做好心理护理有助于诊断、治疗、康复和护理质量的提高

病人对各种理化检查或多或少存在恐惧心理，尤其是接受有痛苦、或带有一定损伤性的检查，护理人员应事先做好对病人的解释、劝慰工作，消除病人的心理紧张，使病人主动配合医护人员的操作，从而提高诊断的客观性和准确性。药物治疗中，护理人员在给药时说明方式不同，也会导致药物心理效应的差异，呈现出不同的疗效。手术前，护理人员给手术患者的说明、解释，消除患者心中的疑虑和紧张情绪，使患者做好充分的心理准备，减少因心理因素而导致的术后不良反应，使手术发挥最佳疗效，促进患者康复和护理质量的提高，体现最优化原则。反之，忽视了心理护理，即使药物再好，手术者水平再高，也难以发挥最佳的作用，最终影响医疗和护理质量。因此，积极的心理护理对于疾病的诊断、缓解、治愈、防止复发起着重要作用。

3. 做好心理护理有助于增强患者的抗病能力和信心

人的情绪活动的强度和持续时间对个体达到损害机体功能的程度时，就会出现机体的功能甚至是组织结构的病变。例如糖尿病患者的情绪活动可以影响胰岛素的分泌，如果人处于焦虑状态时，血中胰岛素的量就会下降；人在感到孤独、绝望或忧郁之时，有时可能伴发尿糖，糖尿病人的胰岛素需要量就会增加；反之，当糖尿病人生活情境和情绪冲突消失，心情舒畅感到安全和满足时，往往伴发低血糖反应，尿糖减少，以及胰岛素用量减少。护理人员通过心理护理，消除了病人不良心理因素的刺激，病人避免了焦虑、恐惧、愤怒、悲痛等不良情绪的刺激，稳定了情绪，建立起乐观的心态，增强抗病能力和信心，并能积极配合治疗与护理，促进康复。

4. 做好心理护理有助于建立良好的人际关系

人生病后，其社会角色随之发生改变。由于突然充当病人角色以及生活环境、人际关系的改变，病人往往一时难以适应，会带来一些情绪障碍。护理人员应以病人为中心，从病人的利益出发，善于理解病人角色所承受的社会、心理负担，减少病人的角色冲突，促进病人角色转变，并随健康状况的变化及时转换，适应新的角色。通过心理护理，解决心理问题，帮助病人建立良好人际关系，帮助病人创造有利于治疗和康复的最佳心理状态，使护理工作顺利开展。同时，为了减轻病人的情绪障碍，护理人员必须为其提供情感上的支持，包括对病人的理解、爱心和鼓励。如在天冷时给输液的病人热水袋保暖等，同时，进行细心观察，了解病人对疾病诊断、治疗、预后和护理情况的情绪反应，并及时了解病人心理活动，分析其产生的原因，并有针对性对病人作沟通，减少病人恐惧、悲伤、抑郁、孤独等心理，保持乐观向上、平稳安定的心境。

5. 做好心理护理有助于推进整体护理

随着医学模式的转变和整体护理观的确立,心理护理在临床护理工作中的地位和作用日益突出。但长期以来,护理人员在护理工作中忽视了护理对象是一个身心相互作用的统一整体,只重视局部疾病的护理,而轻视对人的全面照顾和关怀,以往这种只见病不见人、只护身不护心的做法已不能满足人们对身心健康的整体需要。

心理护理基于人的身心相互作用、协调统一的整体思想,有步骤、按计划地使用各种心理学的理论和技术,改善护理对象的心理机能,消除或缓解其存在的或潜在的心理行为问题,促进患者的恢复。现代护理工作以"人的健康为中心"为指导思想,护理人员在做好生理护理的同时,重视心理护理的开展,才能更好地促进护理对象的生理和心理机能的协调,从而达到整体护理的要求,促进整体护理的完善。因此,心理护理是整体护理工作的重要组成部分,同时促进整体护理不断发展、完善。

二、心理护理的伦理规范

1. 加强学习,完善自我

当前,护理人员正由单纯的护理者向集教育者、管理者、服务者、指导者于一体的新型护理者转变。护理工作的对象是有思想、有情感的人,现代护理模式要求护士运用护理学、心理学、社会学、伦理学等理论对病人实施全方位的护理。护理人员要不断学习新的护理理念、新知识、新技能,用知识武装自己的头脑,不断提高自身综合素质,完善自己。

护理人员开展心理护理时,要有健康的心理素质,用积极、稳定、良好的心态对待病人,唤起病人对生命的热爱;护理人员还要有良好的心理应激能力,面对急危重病人,能始终保持冷静的头脑,善于控制自己的情绪,积极配合医生有条不紊地开展抢救工作。护理人员要准确把握患者一系列复杂的心理问题及其引发的原因,协助患者正确解决这些心理问题,合理满足患者的心理需要,必须要掌握丰富心理学理论知识和技术,通过敏锐的观察和细致的分析,正确判断患者的心理问题和心理需求,有针对性地开展心理护理工作,确保心理护理做到有的放矢,取得良好的效果。

2. 同情病人,诚心协助

人生病后,担心疾病的发生、发展及预后等问题,会产生一系列复杂的心理活动,出现一定困惑与不适,甚至悲观、恐惧的心理,直接影响患者的事业、工作、社交、家庭、生活关系等。因此,护理人员要有深厚的同情心,了解病人心中疑虑,理解病人的痛苦,诚心实意帮助患者查找原因,做到耐心解释、诚心支持和热情鼓励,消除患者不良的情绪,协助患者建立良好的心态,树立战胜疾病的信心。"对待病人如亲人"这是对待病人富有同情心的具体表现。护理人员应该以真诚的同情心,诚恳体贴服务患者,了解患者的心情,熟悉患者的需要,建立真诚的护患关系,将爱贯穿护理工作始终,这对病人来说犹如一剂良药,能使患者建立一个最佳的心理状态,促进疾病的康复。

3. 尊重病人,保护隐私

护士提供护理服务应建基于尊重人的生命、权利和尊严,提高生存质量。护士对服务对象实施护理应不受种族、国籍、信仰、年龄、性别、政治或社会地位等影响,一视同仁,平等对待。无论是精神病人、智力障碍的病人,还是心理健康的病人,他们都有独立的人格,应该受到尊重,尊重病人平等医疗护理的权利,尊重病人的生命、生命价值,无论病人患何种疾病,预后好坏与否,护理工作都不应有任何漠视和疏忽,一切从病人的利益考虑,为病人的利益着想。

护理人员在收集病史、体格检查时,或病人在倾诉时,会了解到病人的秘密和隐私,护理人员有责任保护其隐私权,决不能作为笑料随意宣扬,否则违背保密原则,会对病人造成一定的伤害。因此,护理人员应以高度的职业责任感为病人保守秘密和隐私,这是尊重原则的体现,是尊重病人、维护病人权利的具体表现,能使病人得到精神上的支持和心理上的安慰,有利于疾病的康复。但是,如果护理人员,发现病人有伤害自己或他人的意图时,可以转告他人或他的家人,对病人、他人和社会负责,因此,对病人的保密不是绝对的,而是相对的。

4. 环境整洁,秩序安宁

护理人员应为服务对象建立一个和谐、安全、舒适、宁静的支持性环境,使服务对象在接受服务过程中,保持良好的身心状态。护理人员要保持病房的环境的清洁、整齐,特别是病房的空气新鲜,密切注意影响病房空气新鲜的各种因素,定时通风透气,保持病房内的温度和湿度适中。清新的空气能沁人肺腑,使人心旷神怡,适宜的温度、湿度使人舒适、恬静。反之,污浊的、干燥的、寒冷的空气易诱发呼吸道疾病等,也会给人们心理上带来不良刺激。同时,护理人员应注意美化环境,病房环境要适宜,搭配协调,室内的光线要充足、柔和,并适当可设置一些盆景,来增加病人的舒适感。保持病房安静,防止噪音,为病人创造一个安宁的环境,保证患者的充足的睡眠和休息,从而有利于疾病的康复。

因此,护理人员在巡视和护理过程中要做到说话轻、走路轻、操作轻、关门轻、拿物品轻。对于患者及家属的大声喧哗也应予以劝阻,共同保持病房的安静。环境整洁、秩序安宁的环境,对开展心理护理是极其有利的。

第三节 整体护理伦理

1980 年,美国波士顿大学护理专家李式鸾博士来华讲学,将"护理程序"引入我国,打开了中国护理与世界护理接轨的大门。李式鸾博士当时重点介绍了美国 20 世纪 70 年代兴起的"Primary Nursing"护理分工制度,在国内译为"责任制护理",即由护士对病人从入院到出院全面负责的一种工作制度,护士对病人实行 8 小时在班、24 小时负责制。1994 年,美国乔治梅森大学护理与健康科学学院吴袁剑云博士来华讲学,她根据了解到的中国护理临床和教育实际,设计了既适合中国国情又与国际先进护理接轨的系统化整体护理(Systematic Approach to Holistic Nursing Care)的护理改革,并帮助国内多家医院建立了模式病房。1995 年,卫生部正式将整体护理模式引入我国,开始了有组织地进行整体护理的试点工作。近年来,该模式在我国护理界得到广泛的学习和宣传,在全国医院进行推广,并不断完善。

一、整体护理的含义、特点及意义

(一)整体护理的含义

整体护理是一种以病人为中心,以现代护理观为指导,以护理程序为基础,并且把护理程序系统化地运用到临床护理和护理管理中去,有计划的、系统的、全面的对患者身心进行护理的工作模式。整体护理的目标是根据人的生理、心理、社会、文化、精神等多方面的需要,提供适合个人的最佳护理。它对功能制护理观念、护理方式提出了挑战,是医学模式转变的产物,也是人类健康的需要。整体护理要求以病人为中心,根据不同病人的特点进行护理,目的就是要使护士有更多的时间在病人床旁,给病人更多的直接护理,提升护理的质量。

(二)整体护理的特点

1. 整体性

整体性是指系统诸要素集合起来的整体性能,就是系统诸要素互相联系的统一性。整体护理以病人为中心,把护理程序诸要素作为基础,在现代护理观的指导下,提供适合个人的最佳护理,实现对病人的生理、心理、社会、文化、精神等多方面的需要的统一性。整体护理的整体应当包括一方面把护理对象视为一个整体,即把病与病人视为一个整体;把生物学的病人与社会及其生存的整个外环境视为一个整体;把病人从入院到出院视为一个连续的整体。另一方面,把我们提供的护理观视为一个整体,即对病人的护理是系统的、连续的,要保证病人从入院到出院的护理不间断;对病人的护理是主动的、积极的,按照护理程序,有计划进行,做到防患于未然;对病人的护理是全面的、整体的,即包括身心两方面,包括疾病的预防、保健、康复指导等方面的内容。因此,整体护理具有整体性。

2. 系统性

贝塔朗菲提出的"系统论"为护理学科的发展提供了广阔的思考空间。莉迪亚·霍尔首次提出"护理程序"这一概念,用系统的原理为护理工作做了阐述。从此,护理学科开始发生深刻的变革。系统论是一门有关整体观念的科学,用来研究一般系统的模式、原则及规律。把护理作为一个若干个子系统组成的大系统,包括护理管理、护理教育、护理科研,以及护理人员之间、护理人员与服务对象之间、护理人员与其他医务人员之间等多个方面,各个子系统之间相互影响,相互作用。护理人员开展整体护理,须协调好护理大系统与各子系统之间及各个子系统之间的相互关系,才能保证护理工作的整体协调和整体提高。护士在运用护理程序时,也必须坚持系统论的观点,对病人的生理、心理、社会、文化、经济、精神诸方面进行系统的、全面的评估与护理。如病人入院、出院、出院后保健指导,纳入护理日程,形成系统的工作程序,从而达到对病人实施整体护理的目的。

3. 科学性

护理学作为现代科学体系中的一门综合自然科学和人文社会科学为一体的学科,具有独特的知识体系和科学性。整体护理的理论基础,除了护理学的科学理论之外,还依托现代科学的一般理论,如系统论、人的需求层次论等,这些理论学说指导护理人员科学地开展整体护理工作。整体护理以护理程序为基础,护理程序是经过临床验证的,解决健康问题的科学工作方法,突出了整体护理的科学性。在护理实践中,护理人员针对病人需要,运用评估、诊断、计划、实施和评价的护理步骤为患者解决问题,每一项工作都应依据护理程序的科学方法,对护理工作进行综合、动态的评价,才能更好促进护理质量的提高。整体护理过程的规范化使护理人员的工作科学性得到重视,能最大限度地发挥护理人员的潜能和创造性,以科学的态度面对护理工作,深入探讨与研究整体护理,不断完善学科体系和发展护理专业队伍,推动护理事业不断发展。

4. 开放性

整体护理是一种以服务对象作为一个整体的临床护理模式,它是从以疾病为中心的功能制护理模式转变而来的。护理人员的知识结构由平面封闭型向以医学、护理学的基本理论知识、操作技术为纵向结构,以社会科学、人文科学和其他自然科学知识为横向结构的立体开放型转变,护理人员的工作内容由简单的"汇报病情—接受医嘱—执行医嘱"向独立实行护理计划,实行生理、心理、环境、情感结合的病人全人格化式护理转变。以疾病护理为中心的"封闭式"的护理,忽视病人的心理和社会因素对疾病的影响,护理工作被视为机械性和重复性的劳动,护患之间缺乏沟通和理解,护理工作和护理价值没有得到病人的认同。"封闭式"的护理,已不能使病人达到新的健康标准,使病人的需要的满足受到限制。不同疾病、疾病的不同发展阶段、不同的生命周期中的病人,需要是不同的,因此这种需要也是"开放性"的。整体护理重视人的整体性,把过去"封闭式"的疾病护理变为"开放式"的全面护理。因此,整体护理不仅是模式的转变,更是转变了护理人员的思维方式,以开放性的思维对待护理工作,摆脱了以往被动执行医嘱,"医生动嘴,护士跑腿"的局面,使护理人员独立地去思考和解决与患者健康问题有关的各种因素,充分体现护理工作的价值。

5. 独立性

著名护理学专家林菊英说:"护理学是一门新兴的独立学科,护理理论逐渐自成体系,有其独立的学说和理论,有明确的为人民服务的职责。"整体护理以现代护理观为指导,以护理程序为基础,确定了护理专业的价值观和专业信息,规定了护理的业务范围和护理职责,赋予了护士所要面对的专门任务,提供了护士解决人的健康问题的工作方法,促使护理专业走向独立。护理人员要针对不同护理对象的年龄、性别、文化程度、职业、知识结构、信仰、生活习惯、家庭社会环境及发病史等有关内容,结合病人的症状、体征及心理状况进行独立的综合思考,作出具体分析,进而制定出解决问题的计划,认真实施,充分体现护理人员的独立性。护理人员作出准确、恰当的护理诊断,既要对有关服务对象的现存的或潜在的健康问题的主客观资料进行分析、综合作出护理判断,又要求其所涉及的问题必须是护理措施所能解决的,这就需要护理人员去细心分析、独立思考,体现护理人员的自主性、独立性。

（三）整体护理的意义

1. 推动护理专业的发展

1860 年,护理事业的先驱者南丁格尔在伦敦创办第一所正规护校,她对学校管理、学员精选、课程安排、实习和评审成绩都有明确规定,并正式建立了护理教育制度,开创了现代护理专业这一伟大事业。由于受到生物医学模式的影响,以及对健康的认识局限性,过去护理方式是以功能制护理为主,按功能制进行分工,护士忙于打针、发药和执行医嘱等,把疾病作为主要护理内容,淡化了对病人的关怀和护理,只见病而忽略病人。

1977 年恩格尔提出生物—心理—社会的医学模式,对护理工作有重大的影响,护理工作从以疾病为中心转向以病人护理为中心的模式。在护理中引进了新的健康概念,系统论、需要层次论及护理程序等,对病人进行有计划的、全面的、系统的整体护理。1978 年世界卫生组织提出,健康不仅是没有疾病或不虚弱,且是身体的、精神的健康和社会适应良好的总称。1989 年世界卫生组织又一次深化了健康的概念,认为健康包括躯体健康、心理健康、社会适应良好和道德健康。现代健康概念中的心理健康和社会性健康是对生物医学模式下的健康的有力补充和发展,它既考虑到人的自然属性,又考虑到人的社会属性,从而摆脱了人们对健康的片面认识。整体护理吸收相关学科的新理论、新概念,发展自己的理论知识,推动护理科学的发展。在护理教育中涉及社会、心理、伦理及法律等内容,使护士从思维方法到工作方法上有了科学的、主动的和创造性的变化。在护理管理中,从被动的层层检查及着重技术操作转变设立工作标准,引导护理人员具有质量保证意识,重视病人在接受护理后的实际效果,使护理管理落实到每个护士和病人。整体护理不仅是工作方法、方式的变化,更是理论、思维的发展,它推动了护理专业的快速发展。

2. 促进护士综合素质提升

护士的基本任务是:"增进健康,预防疾病,恢复健康和减轻痛苦"。护士工作的目标不仅是"帮助病人恢复健康,减轻痛苦",还包括"帮助健康的人预防疾病,提高健康水平"。国际护士学会对护士的职能描述为:"护士在照顾个体(病人或健康人)方面,其独特的职能是估计他们在健康问题上的反应,在他们为健康、康复或有尊严地死亡而努力时,帮助他们尽快获得全部或部分的自理能力。在整个卫生保健系统中,护士与其他卫生专业人员及公共服务人员共同承担计划、实施及评价的功能,以保证促进健康,预防疾病及照顾病人和残疾人的健康。"从中可以看出:护士的职能不是单纯照顾病人和执行治疗计划,护士要更多承担向病人、家属、社会提供卫生咨询和健康指导,倡导健康生活方式,并且与其他人员共同为人民的预防保健的大目标而共同协作等。这也是整体护理思想中的重要内容。因此,整体护理是健康与疾病概念发展的必然产物,是生物—心理—社会医学模式指导下护理专业发展的更高阶段,适应人们对卫生保健的需求。

实施整体护理是以护理程序为基础,把病人看成一个包括生理、心理、社会、文化和发展多层次的综合体,护理工作要满足服务对象各方面的需求。这对护士提出了更高的要求,护士不只局限于发药、注射、生活料理等,更应该善于和病人交流、收集资料和评估患者病情,及时发现患者疾病和心理方面的问题,作出正确的护理诊断,制定合理的护理措施,有效实施护理并准确进行护理评价。护士也不仅仅是医生的助手,而是护理者、决策者、计划者、沟通者、管理者、协调者、促进康复者、教育者及咨询者、代言人及保护者、研究者及著作者、权威者等多种角色,护士需要承担更多的责任。伴随社会发展,人们对健康追求的意识越来越强烈,护士的角色职能也在不断地增加,以便为服务对象提供更加完善的服务。这就要求护士不但要有适应整体护理所需要的扎实的护理学理论知识和娴熟的技术,而且要具备丰富的人文社会科学知识和崇高的职业道德与一定护理伦理决策能力。因此,护理人员必须不断地学习,从各个方面充实自己,完善自己以适应社会发展的需要。

3. 增强护士的责任与成就感,真正体现护理工作的价值

整体护理是一种护理的理念,是指导护理工作实践的哲学思想。整体护理过程也是护理哲学理念实践的过程,体现了护士的专业的价值观和专业信念,体现了护理工作的自身价值和社会价值。

整体护理的实施使护士从简单的生活护理、烦琐的护理书写中解脱出来,腾出更多的时间与精力投入床边护理,真正体现"把护士还给病人,把时间还给护士",用病人自己的话说"让护士离我们更近一些",实现护理工作的"三贴近"。护士每天都进行护理查房,科普知识宣教等,充分及时了解病人的病情发展与转归情况,掌握病人的治疗和护理情况,主动协助病人做各种健康锻炼,减少并发症的发生,提高了护理质量。实施整体护理,把护理改革融入到医疗整体改革中,是正确定位护士的最好方式,每一位护士都能在整体护理中寻求到职业的价值所在,有利于增强护士的责任感和使命感,使护士感到自己有了用武之地,能将自己所学的知识用于实际工作中,解决实际问题,体现护理工作任务在医疗实践活动中是不能

替代的,护士的劳动价值得到社会、医生、病人的认可。整体护理的实施,为服务对象提供了更加完善的服务,使服务对象对护理工作的满意度大大提高,从而增强护士的责任感和成就感,真正体现护理工作的价值。

4. 为患者提供优质的护理服务

随着医学模式的转变,护理的职能也随之发生了转变,由"以疾病为中心"的护理转变为"以病人为中心"的整体护理。开展整体护理,树立以病人为中心的思想,为病人提供优质服务,是当前我国医院改革的主旋律和护理工作的主要任务。

实施整体护理,使护理人员改变了过去机械地完成治疗而不善动脑的习惯,强调护理工作以"病人为中心",为患者提供及时、主动、全程、规范、安全的护理,为患者解决问题,满足患者的需求,为患者提供全方位的优质护理服务。在整体护理服务中做到对患者接待热心、治疗细心、护理精心、解释耐心、征求意见虚心的"五心"优质护理服务。护理人员将人文关怀融入整体护理服务中,营造高层次的服务理念和人文关怀,使患者真正获得温馨、便捷、优质的护理服务,使病人得到了真正的实惠,让病人真正感受到护士就像自己的亲人一样在关心、爱护他们。

二、整体护理的伦理规范

整体护理是科学精神和伦理精神紧密结合的护理理念,是道德性与技术性水乳交融的护理模式,以全新的护理模式体现着护理与伦理本质上的融合与统一。整体护理是护士工作的行为指南,护理人员实施整体护理,以护理程序为基础,按程序开展护理工作。护理人员必须理解整体护理的伦理内涵,把护理伦理内容融入护理程序的每个环节中,承担起整体护理赋予的伦理责任,遵守护士的伦理规范。

(一)护理评估中的伦理规范

护理评估是护理程序的第一阶段,是全面收集资料的过程,是护理程序的基础,进行护理评估的目的是为确定护理对象健康状况和护理需求,以形成正确的护理诊断,选择适当的护理措施和为评价护理效果提供依据,同时也为护理科研积累资料。在护理评估的过程中,应遵循相应的护理伦理规范。

1. 收集病史的伦理规范

(1)环境适宜,气氛融洽

护理人员收集病史的过程也是护患沟通的过程。适宜的环境、融洽的气氛关系到资料收集的全面性与正确性。如环境光线昏暗、外界噪音、室温过高或过低,会使护患双方精神涣散,注意力不集中,都不利于病史的收集。优美的环境能使护患双方轻松、愉快,有利于护患双方沟通交流,从沟通交流中发现健康问题和相关的需求。护患关系融洽与否,直接关系到患者的心理状态。紧张、压抑甚至愤怒的状态下,常常患者提供的信息"失真",从而失去资料的可靠性和正确性,影响到护理评估、诊断与方案的实施。因此,护理人员创建一个适宜的环境,营造一个融洽的氛围,对收集病史资料有重要的意义。

(2)举止端庄,态度热情

在收集病史时,护理人员的仪表、风度、言语、举止、态度等会影响和病人的沟通与交流。护理人员的举止端庄、态度真诚、热情、友善,可以使病人产生信赖感和亲切感,有利于缓解紧张的情绪,患者毫无保留阐述病情,从而获得全面、可靠的病史资料。护理人员举止轻浮、态度冷淡、漫不经心,会使患者感到护理人员对他(她)不关心、不重视,易产生不安全感、不信任感,患者容易产生防御的心理,护患的交流就会处于刻板、单一状态,难以获得全面、正确的资料,甚至有时是错误的资料,影响护理评估的正确性。

（3）全神贯注,语言得当

护理人员在收集病史时,要精神关注,注意力集中,不要随意打断患者的谈话,对患者所提出的问题做出适当回应,如"是"或"对"等,使患者感到你尊重、关心他,从而使患者敞开心扉,展现内心世界,全面阐述病情和心理感受与需求。

古希腊名医希波克拉底曾说过,有两件东西能治病:一是药物,二是语言。由此可见护士的语言修养在病人的康复过程中的重要作用。护理人员的语言要通俗、贴切,使用礼貌性、解释性、安慰性的语言,避免使用伤害性、指责性的语言,少用专业性语言,避免对病人的心理造成负面的影响。

（4）耐心倾听,善于启发

患者身患疾病,求医心切,期盼早日康复。护理人员在询问病史时,患者生怕遗漏而往往滔滔不绝,甚至漫无边际,护理人员要耐心倾听、仔细了解患者的病情、困难、忧虑,不能有不耐烦的情绪和行动,影响护患的交流,从而影响资料的收集。但是询问病史的时间有限,如果患者的诉说话题偏离太远,护理人员要引导病人转到与护理疾病相关的问题上来,有针对性地与患者进行交流,从中收集病史资料。护理人员在与患者沟通时,要注重其感受,要真诚对待病人,表达自己对他的关心和理解,启发引导患者正确表达病情和心理感受,有利于收集患者健康状况的基础资料,为护理诊断提供依据。

2. 护理体检的伦理规范

（1）动作规范,操作娴熟

护理人员体检动作是否规范、熟练,一定程度上反映了实际工作能力。体格检查的操作具有很强的技艺性,一个训练有素的护理人员,在体格检查时,动作规范、协调,操作娴熟,既不使病人感到不适,又能迅速捕捉到病人身上存在的一些阳性体征。相反,一个不熟练的护理人员,往往几经反复还是一无所获,还会使患者感到不适或发生疑虑,失去对护理人员的信任。体格检查结果的正确与否是影响护理诊断的关键因素。只有检查动作规范、精确、操作娴熟,才能获得准确的体征。

（2）全面系统,认真仔细

护理人员在体格检查过程中,要认真仔细,按照一定的顺序检查而不遗漏部位和内容,不放过任何的疑点,尤其侧重于对生命体征变化的观察及发现,对于模棱两可的体征,应邀请其他医务人员协助鉴别,做到一丝不苟。同时体格检查时,要注意结合病人的主诉,查看与主诉相关的症状体征及局部表征。应避免主观片面、草率从事,造成漏诊和误诊。

（3）关心体贴,尊重无私

护理人员在体格检查时应有高度的责任感,对病人要关心体贴、减少痛苦,要根据病人的病情选择舒适的体位,注意寒冷季节保暖,动作要细致轻柔,不要让病人频繁改变体位,以免增加病人的痛苦。护理人员体格检查过程中要思想集中,态度严肃,心存无私,切勿轻率、嬉笑,不可有歧视的表情、言语和行为,根据专业界限依次暴露和检查,对心存疑虑的病人,一定要尊重病人,认真解释,细致说明,取得病人的合作。

（二）护理诊断的伦理规范

护理人员在对病人评估后，应根据评估的内容，对现存的或潜在的健康问题进行护理诊断。护理诊断应有充分的主、客观资料作为诊断依据，根据患者的症状、体征和健康状况，进行归纳、分析、综合后，找出患者现存和潜在的问题及产生这些问题的原因，分析可能发展的预后，为制定合理的护理措施提供方向。

【案例 5 - 4】

患者，男，23 岁，因持续性胸痛、胸闷伴大汗 1 小时，急症入院，伴有濒死感、焦虑、失眠，排便困难。入院查体：T 38℃，R 25 次/分，BP 12/9 kPa，心律整，ECG 示Ⅰ、Ⅱ、Ⅲ、aft 导联 ST 段抬高 0.2 mV，V2～V5 导联 ST 段抬高 0.3 mV，心肌酶 AST 34 μ/L，CK 2 000 μ/L，CK - MB 246 μ/L，LDH 665 μ/L，诊断急性下壁及广泛前壁心肌梗死。立即给予生理盐水 100 mL 尿激酶 150 万单位，30 分钟内静脉点滴溶栓。2 小时后胸痛消失，ECG 示抬高 ST 段回降＞50%，血压正常，继续抗凝治疗，42 天后痊愈出院。

【分析】

从本案中可以看出，护理人员首先从患者症状、体征、检查以及心理情况，全面系统、认真仔细进行收集资料，并进行客观、真实的护理评估。根据护理评估资料和护理问题，进行护理诊断，如胸痛、胸闷与心肌缺血缺氧有关；焦虑、失眠与病人有胸痛、濒死感，病人医学知识缺乏及担心疾病预后而紧张、环境不适应等有关；排便异常与卧床、大汗、低渣饮食、有些药物应用对肠蠕动抑制作用有关；可能潜在并发症如心律失常、心源性休克、心力衰竭和出血等。

从以上案例可以看出，护理人员首先做到全面系统、认真仔细地收集资料，并客观、真实进行护理评估。根据护理评估资料和护理问题，进行护理诊断。护理诊断应贯彻整体观、系统论，作出具体的诊断，并应随病情变化而随时调整。这要求护理人员善于观察、思考和总结，客观、真实地进行诊断，独立主动面对问题、解决问题。

（三）护理计划制定的伦理规范

护理计划的制定是实施整体护理的重要部分，是依据护理评估和护理诊断，设计满足护理对象的需要，维持和促进护理对象的功能，促进护理动态的决策过程。其目的是确定护理重点、明确护理目标、提供护理评价标准、设计护理措施的实施方案。护理计划包括预期目标和护理措施。在制定护理计划时，注重护理诊断的优先次序，把对生命、健康威胁最大的问题放在首位，体现护理措施的优先次序，有利于护理人员提供连续性的护理。在护理评估与护理诊断的基础上，有针对性地对疾病、心理问题和健康教育等制定个性化的护理计划，满足病人的需要。护理工作长期面对着患者，护理人员要根据护理评估、护理诊断，全面、完整、真实地反映病人的需求，针对不同病人的生活需要和心理需求，制订系统的、合适的、个性化的护理计划，满足病人的需求，达到高质量的护理要求。

（四）护理计划实施的伦理规范

护理计划实施是护理评估、护理诊断和护理计划的延续，是落实已制定的措施，执行医嘱、护嘱，以达到目标，解决问题。在实施中，既要注意按护理操作常规规范化地进行，又要注意根据每个病人的生理、心理特征，本着舒适、安全、适当和适时的原则，进行个性化的护理，并随时主动、细心观察病人的生理、心理状态，了解病人对护理计划实施的反应及效果，查找新问题，并按健康标准教育计划认真地进行护理宣教，努力使护理措施满足病人的生理、心理需要,促进病人的康复。例如护理人员应根据个性化的护理计划,针对性地实施护理措施,如专人特级护理,严格执行医嘱,严密心电监护,观察、评估疼痛的程度,并做好记录,及时反馈给医生;做好心理护理,使患者适应病人角色,适应环境,消除不良的情绪,同时注意让患者避免病情稳定后的轻视、自恃心理,做好饮食指导和健康教育等。责任护士是实施计划的主要人员,护理计划的实施固然离不开责任护士,但还必须依靠各班辅助护士,以及与医生互通信息,密切配合,还有特别重要的一项,那就是要取得病人及家属的配合与支持。在护理计划实施中,护理人员要把各种护理活动的结果及病人的反应进行完整、准确的文字记录,客观真实反映护理效果,为护理评价做好准备。

（五）护理评价的伦理规范

护理评价是将病人的健康状况与原先确定的护理目标进行有计划的、系统的比较过程。护理评价贯穿护理活动的全过程。护理人员对病人最初评估阶段的资料是基础资料,护理诊断是评价的依据,护理目标是评价的标准。根据病人对护理措施的反应,通过评价,发现新问题,及时作出新的护理诊断、计划,对原来的方案进行修改,实现新的护理目标。例如护理人员进行护理评价,将病人的健康状况与原先确定的护理目标进行全面的、系统的比较,如疼痛是否已经消除,心态是否改善,诱发疾病的因素是否消除等。

在护理评价过程中,一定要客观仔细,真实、辩证地评价护理效果,不应只是把结果的好坏作为评价护理工作的唯一标准,甚至为迎合某些人的意愿和利益弄虚作假。这些都是不可取的,应受到谴责。应把生命论与功利论相结合进行客观评价,实事求是地进行护理效果的评价,在评价的基础上准确地、恰当地计划新的护理措施。结合病人和家属的反馈,确定病人的需求是否得到满足,并清楚、简洁、完整、及时地填写护理记录等,为下一阶段的护理打好基础。

本章小结

基础护理、心理护理与整体护理是护理的重要组成部分。随着医学模式的转变,疾病不仅与生物因素有关,而且与社会、心理、环境、行为等因素有关。护理人员面对的是有思想、有感情的病人,是一个"整体人"。护理人员除了基础护理外,还必须开展心理护理和整体护理工作。在进行护理工作时,要掌握基础护理、心理护理、整体护理的伦理规范,提高护理伦理决策能力,解决临床护理伦理问题,为服务对象提供真正的优质服务。

思考题

1. 请分析比较基础护理、心理护理、整体护理的不同特点?
2. 请联系实际阐述基础护理的伦理规范有哪些?
3. 请联系实际阐述心理护理的伦理规范有哪些?
4. 请联系实际阐述整体护理的伦理规范有哪些?

技能训练题

【案例】 患者,男,32 岁,因车祸颅脑外伤,昏迷,化验发现他同时也是一个 HIV 感染者,他的妻子从家乡远道而来护理他,但看上去他的妻子对他的态度不是很温和,医护人员应不应该告诉他妻子他是 HIV 感染者?作为护士你会怎样做?为什么?

实训目的:

通过对案例的分析,从中找出伦理问题进行分析,掌握与其相关的护理伦理规范,培养一种伦理分析决策的习惯,帮助解决临床护理伦理问题。

实训要求:

(1) 学生仔细阅读案例并进行独立思考;

(2) 同学之间讨论过程;

(3) 对案例进行较为全面的分析。

实训组织:

(1) 老师事先布置预习案例;

(2) 老师将班级学生分成四个小组,指定组长,实训活动可以 10～20 人为一个小组进行;

(3) 每一小组要有组长,组长负责分工与协作,并做好资料的收集工作;

(4) 最后,经过四个小组同学和老师的讨论得出结果。

讨论案例

某男性患者,45 岁,大学教师。他平素身体健康,婚姻美满,家庭和睦,孩子年幼。在一次例行健康体检中,他被确诊为晚期肝癌。一向事业顺风、家庭和美的他无法接受残酷的现实,陷入了极度的绝望。

此时,面对这位病人,护士主要有下列几种做法:

1. 护士甲:十分同情,关注该病人的处境,想用满腔热情帮助病人,减轻意外打击造成的巨大心理压力,她侧重为病人采用了"树立共产主义人生观"的宣教。

2. 护士乙:凭借丰富的临床经验,引用心理治疗的基本技术,用"解释,安慰,保证"等方法,苦口婆心地劝慰病人,用"早期可以治愈"的话语给病人增添生存的希望等。

3. 护士丙:了解此类病人面对突然打击时的强烈情绪及反应大多比较短暂,她边守候在病人身边,边观察病人的情绪反应。她及时与病人做适度的沟通,较充分理解病人的内心冲突,同时运用各种方法收集病人的许多信息,基本判定该病人具有知书达理、热爱家庭、热爱生活等特点,打算选择适当时机,进一步通过临床观察和必要的心理测验,对其人格特征作更深入了解(内向或外向,乐观或悲观),选择适用于该病人的心理危机干预对策。

1. 结合案例,请你比较以上三种做法,运用心理护理伦理学知识,谈谈你的看法。

2. 结合案例,请你说明护理人员的心理护理的意义和在心理护理过程中应遵循的伦理规范。

拓展阅读

南丁格尔奖章中国获奖者名单(截止 2011 年 12 月)

截止 2011 年底我国已有 62 人荣获南丁格尔奖,他们分别是:

第 29 届(1983 年) 王琇瑛 中华护理学会荣誉理事长。

第 30 届(1985 年) 梁季华 广州红十字会医院;杨必纯 四川省泸州市人民医院;司堃范 北京红十字朝阳医院。

第 31 届(1987 年) 陈路得 天津医科大学附属医院;史美黎 上海市第一人民医院;张云清 辽宁省肿瘤医院。

第 32 届(1989 年) 林菊英 中华护理学会荣誉理事长;陆玉珍 上海遵义医院;周娴君 湖南湘西土家族自治州医院;孙秀兰 唐山市人民医院。

第 33 届(1991 年) 吴静芳 河南商丘地区医院。

第 34 届(1993 年) 张水华 宁夏医学院附属医院;张瑾瑜 福建省护理学会理事长;李桂英 青岛市传染病医院。

第 35 届(1995 年) 孙静霞 江苏省常州市第一人民医院;邹瑞芳 浙江省湖州市人民医院。

第 36 届(1997 年) 汪塞进 安徽省护理学会荣誉理事长;关小英 天津市护理学会理事长;陆冰 上海市第六人民医院护理部主任;孔芙蓉 河南省护理学会副理事长;黎秀芳 中华护理学会副理事长,兰州军区兰州总医院。

第 37 届(1999 年) 曾熙媛 中华护理学会理事长;王桂英 天津市原护理学会理事长;秦力君 中国人民解放军总医院原护理部主任。

第 38 届(2001 年) 吴景华 宁夏回族自治区护理学会副理事长;王雅屏 北京市红十字会急诊抢救中心副院长、解放军总医院南楼临床部原总护士长;李秋洁 哈尔滨医科大学附属二院护理部主任。

第 39 届(2003 年) 叶欣 广东省中医院二沙岛分院急诊科护士长(已殉职);钟华苏 广东省护理学会副理事长、省人民医院护理部主任;李淑君 解放军第二炮兵总医院口腔科护士长;姜云燕 解放军喀喇昆仑模范医疗站护士长;苏雅香 贵州省护理学会理事长;巴桑邓珠(男) 四川省甘孜州人民医院副院长;章金媛 江西省南昌市第一人民医院原护理部主任;梅玉文 天津市护理学会名誉理事长;李琦 上海第二人民医院原护士长;陈东 北京佑安医院护理部主任。

第 40 届(2005 年) 刘振华 山东省济南市皮肤病防治院住院部主任;陈征 北京地坛医院社会服务部主任;冯玉娟 香港医院管理局九龙西联网、广华医院及东华三院黄大仙医院护理总经理;万琪 西藏军区总医院护理部主任;王亚丽 甘肃省定西市人民医院护理部主任。

第 41 届(2007 年) 泽仁娜姆 青海省同仁慢性病防治院主管护师;陈海花 "联合国和平一级勋章"获得者、北京军区总医院消化内科护士长;丁淑贞 大连医科大学附属第一医院护理部主任;聂淑娟　新疆医科大学第一附属医院主任护师;罗少霞　澳门镜湖医院护理部主任。

第42届(2009年)　刘淑媛　首都医科大学附属北京安贞医院心血管外科重症监护室护士长;张桂英　吉林省神经精神病医院精神科护士长;潘美儿　浙江省皮肤病防治研究所住院部护士长;杨秋　四川省都江堰市向峨乡公立卫生院护士;鲜继淑　第三军医大学第一附属医院神经外科护士长;王文珍　海军总医院护理部总护士长。

第43届(2011年)　吴欣娟　北京协和医院护理部主任、中华护理学会副理事长;陈荣秀　天津市肿瘤医院护理质控中心主任;孙玉凤　上海市皮肤病医院护理部副主任;姜小鹰　福建医科大学护理学院院长、福建护理学会副理事长;赵生秀　青海省人民医院副院长;索玉梅　解放军第四医院医务处副主任护师;陈声容　南京军区南京总医院妇产科护士长;张利岩　武警总医院副院长、护理部主任。

第六章　临床专科护理伦理

学习目标：

通过本章学习,学生能够了解：门诊护理、急诊护理、重症监护的特点,普通手术的护理特点及整形外科手术的护理特点;熟悉：临床护理中专科护理伦理的特点和要求;掌握：门诊护理与急诊护理的道德要求,普通手术与整形外科手术护理道德要求,重症监护的道德要求。

关键概念：

临床专科护理(Clinical Nurse Specialist)　门诊护理(Outpatient Care)　急诊护理(Emergency Nursing)　手术护理(Operation Nursing)　重症监护(Intensive Care)

【引导案例】

格林太太,67岁,因交通事故造成多处骨折和撕裂伤入院。她丈夫也被送到同一家医院,但死亡。格林太太当时是司机,她不停地询问她的责任护士,她丈夫怎么样了? 外科医生马大夫告诉护士不要告诉病人真相,但并未给护士任何理由。

请问在这种情况下,护理人员应该如何去正确处理?

【分析】

在这个案例中,我们可以看到发生在医师和护理人员之间的人际冲突,还有护理人员与患者之间的矛盾和潜在的冲突。护士是否应该按照常规告诉病人事实的真相? 医师决定暂时对患者隐瞒事实真相是否合理? 我们可以尝试按照以下步骤分析案例：

第一,描述案例事实,包括医学的事实和伦理的事实;

第二,梳理案例中涉及的人际关系;

第三,分析伦理冲突,即存在的担忧、误解和观点的不同;

第四,分析人际冲突过程中冲突的焦点是什么;

第五,思考解决道德难题可能运用的理论、原则和规范;

第六,提出一种或几种可能的解决方案。

第一节　门诊护理伦理

门诊是医院工作的第一线,也是医疗卫生事业的窗口。门诊护理工作做不好,会直接影响其医疗、管理等各项任务的完成和质量,从而关系到病人的生命安危、医院的信誉和社会的安定。因此,重视门诊护理工作是护理部门管理的重要方面,其中提高护士的职业道德素养又是其重要内容。

一、门诊护理的特点

门诊是一种既能达到诊治目的,而又方便、节约、对病人生活和工作影响较少的服务形式。门诊工作的特点是:病人多而集中;诊治时间短暂而有效;科室相对独立而又形成一个密切配合的整体等。

门诊护理的特点是由门诊工作的特点所决定的。具体特点有:

(1) 组织管理任务繁重

根据国家卫生部 2012 年 4 月发布的《2011 年我国卫生事业发展统计公报》:2011 年,全国医疗卫生机构总诊疗人次达 62.7 亿人次,比上年增加 4.3 亿人次(增长 7.4%)。2011 年居民到医疗卫生机构平均就诊 4.63 次。2011 年,全国医疗卫生机构入院人数 15 298 万人,比上年增加 1 124 万人(增长 7.9%)。2011 年每百居民住院 11.3 人。这说明大多数病人是通过门诊诊治的。

门诊不仅病人数量多,而且还有大量的陪伴家属和进行诊治活动的医务人员,以及为诊治活动服务的其他人员。加之,病人就诊的高峰在上午,初诊病人又不熟悉门诊的环境、分科和工作程序,而且病人又都希望在短时间内做出正确的诊断和有效的治疗,从而造成门诊拥挤、嘈杂,相互之间也容易发生矛盾。为了保证病人有序地就诊,满足病人在短时间内得到诊治的需求,就必须加强门诊的组织管理工作,达到门诊系统的整体协调和具体科室的有序状态,故而需要门诊部管理人员以及门诊全体医务人员的共同努力。门诊具体科室的护士肩负着分诊、检诊、巡诊,维持门诊秩序和指导病人去化验、透视、取药以及给病人注射、处置等繁重的组织管理任务和技术服务。因此,相对病房而言,门诊护理的组织管理任务比较繁重。

(2) 预防交叉感染难度大

门诊病人集中、人流往返、病种繁杂,有些传染病人就诊期间混杂在健康人和一般病人之中,在就诊前难以及时鉴别和隔离,加之门诊空气污浊、病人抵抗力低,因此传染病容易传染。为了保证病人、陪伴家属和医务人员的健康安全,积极地预防交叉感染是门诊工作的一项重要任务。

要预防交叉感染,一方面要采取整体措施,如门诊的污物和污水要无害化处理,病人要分流,空气流通与消毒等,这有赖于医院管理人员、后勤人员的尽责;另一方面,各科室要采取具体的预防措施,如化验室抽血实行一针一管,妇产科检查采用一次性铺垫及一次性检查用品,各科室的诊床、诊椅、地面及时清洁,器械、医疗物品的及时消毒以及治疗室、换药室、小手术室定期紫外线照射和细菌培养监测,分诊、隔离传染病人和疫情报告等,这要依靠各科室医务人员的共同努力,特别是护士和清洁、消毒人员责任重大。尽管如此,门诊预防交叉感染的难度较大,必须引起医院、医务人员的高度重视。

(3) 服务性工作繁琐

门诊护理虽然也有治疗技术工作,然而大量的是服务性工作。如:对初诊患者,护士要回答咨询,指导就诊以及交代复诊时注意事项;对危重病人,护士要及时安排就诊;对步履艰难的老年病人和残疾病人,护士要搀扶就诊;对婴幼儿患者,护士要进行预诊,给患者父母解释和施以安慰,还要设法劝阻哭闹的患儿以保持门诊安静;对妇产科患者,护士要进行孕期和妇幼卫生宣教;对传染病人,护士要做好预防交叉感染和进行家庭、社会的预防宣教;对特殊病人,如肿瘤病人、性传播疾病等患者,护士要做好开导工作等。总之,门诊护理有大量的服务性工作。

(4)群体协作性强

门诊的诊治任务需要多科室、多专业医护人员相互配合、共同协作去完成。在门诊的护理中,除了护士间及医护间的密切配合、协作外,护士还往往在科室间和专业医务人员之间的配合中发挥着中介的调节作用,以减少相互间推诿病人和工作中的矛盾。因此,群体协作性强也是门诊护理的特点。

(5)发生护患矛盾的因素较多

门诊病人多,病人待诊时容易产生焦急心理,因而对护士的言语、态度、行为等都比较敏感。如果护士的语言生硬、态度冷漠、安排就诊顺序不当、服务不周等,很容易发生护患矛盾,而且这种矛盾容易泛化成与多个病人的冲突,从而影响门诊诊治工作的正常进行。因此,护士要认识到门诊护理这一特点,注意自己的言行举止,避免发生护患之间的矛盾。一旦发生矛盾,护士要冷静对待,恰当处理,稳定病人情绪,防止矛盾扩大或泛化,以保证大多数病人的顺利诊治。

二、门诊护理的道德要求

(1)热情主动,协助病人

门诊病人带着疾病缠身的痛苦,心理紧张、恐惧和焦虑,加上对医院环境、规章制度的不熟悉以及医院的拥挤、环境的嘈杂,从而加重了病人的心理负担。为此,门诊护士要同情病人,充分理解病人期望较早解除病痛的心理需要,做到热情接待,主动协助病人就诊,使病人感受到亲切和温暖,并使他们得到尽快的诊治和康复。

护士热情地接待病人表现在:彬彬有礼地主动接近病人,询问病人就诊的目的及症状,根据病情做好预检、分诊工作,并按挂号的顺序安排相应的医生诊治,尽量满足病人连续诊治或易诊的要求;耐心、细致和以亲切的态度解答病人的疑问,以消除病人的紧张、恐惧心理;向候诊病人介绍门诊的环境和布局、有关的规章制度和规定、候诊和复诊须知等,以减轻病人的生疏感和盲目奔波的劳累。

护士主动地协助病人就诊表现在:对危重、年老、残疾以及行动不便的病人主动地给予帮助;引导或帮助病人做好诊查前的准备,如让病人先做预先与医生商定好的常规化验,给病人量体温、血压、脉搏等等,以缩短病人的候诊时间,提高效率。另外,有些病人对医生开的化验单、特殊检查单、处方不清楚而询问护士时,要耐心地说明;对需要预约检查和特殊治疗的病人,应尽量满足其需求。

(2)保持优美、清洁和安静的就诊环境

保持优美、清洁和安静的门诊环境,有利于病人、医务人员产生稳定、舒适、愉快的心理效应,从而提高医务人员的工作效率,缩短病人的候诊时间,减轻病人的焦虑,减少交叉感染。为此,需要门诊管理人员和医院后勤人员、门诊医务人员和清洁人员的共同努力,创造良好的就诊环境。如候诊区可以放置一些常见疾病的防治资料,科学保健养生宣传单,电视上可以循环播放与健康相关的知识,为病人提供饮用水等。

门诊医务人员,特别是护士和清洁卫生人员,要维持好门诊秩序,及时清洁地面和设施。护士还要加强巡回使危重病人得以及时就诊,调整医生间的忙闲不均,对候诊病人和陪伴家属开展健康教育,随时劝阻一些大声喧哗和吵闹的行为,禁止随地吐痰和抽烟等,从而使门诊有序、清洁和安静。

（3）团结协作,密切联系

门诊是一个整体,各科室之间以及医生与护士之间密切联系,加强协作,可以发挥门诊的整体效应,从而有利于病人的早诊断、早治疗、早康复。为此,门诊护士要发扬密切联系、团结协作的精神,为实现促进病人康复的目标而努力。在门诊医生和护士的相互联系中,护士要主动帮助医生对病人做些初步检查,保证供应诊查所需物品,以加快诊治。

（4）作风严谨,准确无误

门诊护士作风严谨、准确无误是提高护理质量、保证病人安全的重要环节。为此,护士的一切治疗操作要符合医疗规范,遵守"三查七对"等制度。对治疗、护理中的任何细微变化都要认真对待,对病人的病情疑点或出现的治疗反应要随时观察及时反馈。否则,如果门诊发生了差错事故,病人已离开医院难以挽回,会造成严重的后果和社会影响。所以,护士要一丝不苟,准确无误,审慎从事,对病人负责。

【案例 6-1】

某日,外婆、外公抱着感冒的小外孙前往某专科医院看病。医生诊断后,给孩子开了些口服药和针剂。孩子打了一针后便回到了外婆家。下午到家后,孩子一直哭个不停。接下来的几个钟头,孩子在床上翻来覆去地打滚、呕吐、抽筋。外婆打开放药品的口袋,发现针药盒上赫然写着"催产素"三个字。外婆惊呆了,她清楚地记得,护士打针时就是从这个药盒里取出的针药。

次日一大早,老两口带着小孩赶到医院去检查、治疗,孩子的症状才得到稳定。后来医院护理部主任表示,因医院药房工作人员失误发错药,护士注射时未严格执行查对制度,造成孩子被错误注射其他药物,这是工作中的重大失误。医院同意给予经济赔偿并严肃处理有关人员,并签下合同:孩子25岁以前因为此药导致的各种疾病均由医院全权负责。

【分析】

上述案例属于过失性护理差错事故。护士应负主要责任。

就护士而言,其行为违背了:① 护士与其他医技科室工作人员的关系中"互相支持,互相配合,团结协作"的道德规范。药房与各科室护士在发放、领取药物时,工作人员应相互监督,护士应协助医技科室人员把好安全关,以防范医疗差错事故发生。但此案例中药房发错药,护士未进行查对,便领回药品给患儿使用,不符合护理人员与医院其他工作人员关系的道德要求。药房药剂人员也应负有一定的责任。② 门诊护士职业道德中作风严谨、准确无误的伦理要求。护理人员把挽救病人的生命,为病人的身心健康服务作为自己崇高而神圣的职责和必须遵守的道德原则。这种道德原则,要求护理人员在工作中必须认真负责、一丝不苟、严谨细致。此案例中负责注射的护士没有自觉地、严格地执行查对制度而导致打错针,是工作责任心不强所致。

第二节 急诊护理伦理

在临床上多数急诊病人的病情急剧、危重、复杂。因此,医院的急诊工作具有突发性强、时间性强、群体协作性强和风险大等特点。医院的急诊室(部、科)是抢救病人生命的场所,也是医院的重要部门。急诊护士是急诊室(部、科)的一支重要力量,她们不仅应具有丰富的急救知识和熟练的抢救技术,而且还必须具备高尚的护理道德品质。否则,她们难以担负急诊护理的任务。

一、急诊护理的特点

急诊护理的特点是由急诊工作的特点所决定的。具体特点有:

(1) 常备不懈,应变性强

急诊病人的发病时间虽然有些规律,如早晚病人多,雪雨天骨折病人多,夏季肠道病人多等。但就总体来说,急诊病人的就诊时间、人数、病种、病情危重程度等难以预料。急诊这种突发性、随机性的特点,使急诊护理具有常备不懈、应变性强的特点,即平时应有思想、业务、器材、药品、呼叫和应对组织系统等方面的准备,以随时应对各类急救病人和突发事件送来的大量病人。

(2) 风险较大,责任性强

急诊病人,如心脑血管意外、各种中毒、严重创伤等,病情紧急、危重、复杂,而且有些病人意识模糊或丧失。有些病人还是街坊邻里或过路人送来的。因此,病人或他人不能提供详细病史,只能重点询问和重点检查后立刻投入抢救,由于病情危重、复杂,如稍有疏忽,病人容易发生合并症或死亡,从而造成家属的不满,而追究医护人员的责任。因此,急诊护理具有风险较大、责任性强的特点,它需要突出一个"急"字,在风险面前要机敏、镇静地运用自己的经验,密切配合医生,密切与家属的联系,全力以赴地挽救病人的生命。

(3) 群体协作,主动性强

有些急诊病人病情复杂且变化迅速,往往涉及多个系统、多个器官同时发生创伤或病变,往往需要多个学科、多个专业的医务人员协同抢救。因此,急诊护士多具有机敏的鉴别力,并及时通知有关科室或专业的医生进行迅速抢救。同时,在医生未到达之前,护士能够严密监护、细心观察病人的病情变化,为医生诊治提供依据。

二、急诊护理的道德要求

(1) 争分夺秒,全力以赴

急诊护士要牢固地树立"时间就是生命"和"抢救就是命令"的强烈观念。因为有些病人,往往赢得了时间就保住了生命,拖延了时间就可能导致残疾或丧失生命。因此,急诊护士要做到急病人所急,争分夺秒,尽量缩短从接诊到抢救的时间,全力以赴地投入抢救。要做到这一点,平时必须做好一切准备,并且要坚守岗位,一旦遇到病人能够立刻投入抢救和应对各种复杂的情况发生,以保证病人的抢救成功。如果急诊护士对待急诊病人慢条斯理、怕担风险或以种种借口推诿病人,这都是缺乏护理道德的表现。

(2) 深情关怀,周到服务

急诊病人不少是突然发病,缺乏思想准备,心理紧张、恐惧,而且痛苦不堪,甚至濒临死亡。因此,急诊护士要有痛病人所痛的深切同情心,理解病人和家属的焦急和痛苦,并给予亲切的关怀和帮助。特别是对自杀、意外伤害的病人不要埋怨和责怪。自杀病人是由于各种痛苦的折磨,内心有不同程度的创伤,才会失去理智而做出自杀的行动,病人更需要医护人员的高度同情和照料。为此,护士应以高尚的情操、耐心的劝导,重新点燃其生活的希望和信心,使其振奋起精神,这也是医护人员的道德责任。对遭受意外伤的病人及其家属,往往惊慌失措,容易把不冷静的情绪转移到医护人员身上,医护人员要予以谅解,同时沉着冷静地、快速地作出准确判断,制定出最佳的抢救方案,争取最理想的疗效。另外,对待留院观察的病人,特别是意识不清的病人,医护人员切不可放松警惕,要像住院病人一样给予周到的服务。

(3) 主动灵活,尽职尽责

急诊护士要从维护病人的利益出发,灵活主动而不失时机地给予处理,尽到护士对病人的责任。不能借口等待医生而耽误病人的救治,要根据病人的病情及时给予吸氧、洗胃、人工呼吸、心外按摩、止血、输液等抢救准备。如某医院急诊室,一位心肌梗死的病人被送来时呼吸已停止,值班护士迅速地给病人进行气管插管,等医生赶到,呼吸器已接上,从而赢得了抢救时间,挽救了病人的生命。同时,急诊护士还要从社会公益出发,对可疑或有疑问的病人,要及时与医院值班、保卫部门联系,抢救记录要详细、准确,保留注射药的安瓿和病人的呕吐物、排泄物等;遇到交通事故或有法律纠纷的病人,要公正地反映病情。对因打架、斗殴而致伤的病人,医护人员应该从人道主义出发,以正确的态度对待他们,如在处理创伤缝合时,麻醉药应足量,消毒应严格,操作轻稳,并施以劝导,绝不能粗暴、歧视、挖苦和讽刺等。

(4) 齐心协力,勇担风险

危急病人的抢救成功,是医生、护士和医技人员齐心协力、配合默契的结果。在医护配合上,急诊护士要发挥积极、主动的精神,不怕苦、脏、累,为医生抢救创造条件,并积极配合抢救。有些急诊病人是综合病、复合伤,病情比较复杂,风险也比较大,急诊护士要搞好与多科室、多专业的协同配合,主动参与抢救并敢于承担责任。如果科室间、专业间发生推诿病人的现象,急诊护士应坚持首诊负责制,同时根据科室、专业的具体情况予以调节,以免贻误病人的抢救时机。

【案例 6 - 2】

一对年轻夫妇抱着刚满周岁的喉梗阻患儿来某医院求治,患儿呼吸困难,医生决定马上做气管切开手术,但患儿父母坚决不同意,医生对患儿的病情和手术的必要性进行简要的解释,并劝患儿父母同意给患儿做手术。问:

① 若患儿父母仍不同意手术,欲抱着小孩离去,在此种情况下医生和护士在道德上有无权利和义务阻止?

② 若医生眼看着患儿父母抱着小孩离去,对医生应怎样评价?

③ 某主任医师杨某看到患儿情况危急,立即告知父母患儿病情的严重性,不顾患儿父母的反对,在手术志愿书没有签字的情况下,毅然和护士一起把患儿抱到手术室进行抢救,患儿得救了。患儿父母感激涕零。对杨大夫和护士的行为应该如何评价?

【分析】

① 若患儿父母仍不同意手术,欲抱小孩离去,此情况下医生、护士在道德上有权利和义务阻止。

② 若医生眼看着患儿父母抱着小孩离去,预见到对患儿生命将构成威胁,而不加以阻止,这位医生就没有行使医疗干涉权。

③ 杨大夫的行为值得学习,他能够行使医生干涉权去有效处理知情同意权和生命权的冲突。当患者的生命健康权与知情同意权发生冲突时,医务人员应该主动将治疗最优化原则方案告知患者(或家属),而选择直接保护"生命权"这个最终目的。以达到完成医生对患者应尽的义务和对患者权利负责的目的,这就是医生的特殊干涉权的充分表现。

第三节　手术护理伦理

手术是临床外科治疗的主要手段,它具有疗效迅速、不易复发以及损伤性、危险性、失误的不可逆性、较强的协作性等特点。因此,手术护理有其特殊性和相应的护理道德要求。

一、普通手术的护理伦理

(一)普通手术护理的特点

普通手术护理的特点是由手术治疗的特点所决定的,具体表现在:

(1)严格性

因为手术治疗具有损伤性、危险性和失误的不可逆性,所以普通手术护理就有严格性的特点。如手术前有严格的术前护理准备要求,手术室有严格的无菌制度,手术中有严格的分工和操作要求,手术后有严密的观察制度等,而且要求认真执行,互相监督,确保手术的成功和病人的安全。

(2)衔接性

普通手术护理包括手术前、手术中、手术后几个阶段,每个阶段的护理都由不同的护士承担,而且通过交接班连续进行。在不同阶段的辗转和变更中,护士都要主动地介绍病人的情况,以便做好衔接工作。如果各个阶段衔接不好,就会影响整个手术过程,甚至造成手术的失败。所以,衔接性是普通手术护理的一个特点。

(3)协作性

手术治疗较强的协作性也体现在普通手术护理之中,尤其在手术中护士要与麻醉师、医生以及其他科室医务人员密切协作。不仅如此,护士还发挥着承上启下和协调手术现场的重要作用。因此,协作性也是普通手术护理的重要特点。

(二)普通手术的护理道德要求

根据普通手术护理的特点和手术护理在不同阶段的要求,提出以下护理道德要求:

1. 手术前的护理道德要求

(1)创造一个良好的术前环境

手术对一般人来说都是陌生的,确定手术后的病人心情往往很不平静,既盼望着手术时间的尽早到来以解脱疾病的痛苦和压力,又惧怕手术带来的疼痛和伤害,显得紧张不安和恐惧,甚至坐卧不宁,食不知其味,夜不能安眠。因此,护士应设身处地为病人着想,主动关心、体谅病人,耐心细致地做好心理护理,解除病人的种种疑虑,使病人以良好的心态接受手术。同时,护士还要为病人创造一个清洁、安静、舒适的环境,协调好医生、护士和患者之间的关系,避免恶性刺激,让病人以愉快、稳定的情绪和乐观的态度迎接手术。

(2) 手术前准备要周密细致、认真负责

手术前准备是手术前护理的主要内容,包括让病人洗澡、更衣以及对手术部位按相应要求进行备皮;根据麻醉方式和手术部位安排禁食时间及清洁灌肠;保证术前病人有充足的睡眠;按医嘱给病人术前用药等等。对上述护理内容,护士都要周密细致、认真负责,不要疏漏或返工,这是保证手术顺利进行的基础,也是手术成功的必要条件。当手术室护士来接病人时,护士还应主动配合查对,重点交代病情及术前用药的时间等,并预祝病人的手术顺利,使病人满怀信心地进入手术室。

(3) 做好患者手术知情同意工作

从表面上看,知情同意是病人与医生在临床上权利与义务的体现,似乎与护理工作无直接关系。实际上护士在病人知情同意权实现过程中担当着十分重要的角色,发挥着举足轻重的作用。国际护理学会早在 1973 年颁布的《国际护理伦理纲领》中就明确阐述了护士的职责,指出护理工作是为个体、群体及社区提供各种健康服务,以达到增进健康、预防疾病和缓解痛苦之目的。为实现这一目标,在临床护理实践中,护士不但要完成自己所肩负的日常工作,还应重视和协调相关领域的各种关系,使临床诊疗计划能够顺利进行,并为病人提供最优质的服务。例如,护士在为病人注射药物前,除了确认医嘱内容外,还应耐心告知病人该药物的名称、主要作用、注射方法、疼痛程度及注射后可能发生的副作用等注意事项。

护士在知情同意中的职责和作用主要有:监测者,确保病人对手术完全的知情同意;代言人,将手术病人的疑惑转告医师,由医生完成对病人的再次告知;协调者,在医患之间出现分歧和矛盾时,护士本身扮演友善的协调角色;促进者,对存在的误解,护士可以协调有关方面的关系加以澄清。

2. 手术中的护理道德要求

手术中的护理是指手术开始至结束的护理全过程。在这个过程中,由于病人处于一个特殊环境和接受不同的麻醉方式,同时它又是手术治疗成败的中心环节,因此给护理人员提出了较高的护理道德要求。

(1) 营造安全、严肃、安静舒适的手术环境

安全的手术环境是手术中护理道德要求的重要内容,也是手术顺利进行的前提条件。为此,护士要严格遵守无菌操作技术规程,并严格监督其他医务人员;抢救药品要准备齐全,而且位置固定、标签清晰;各种手术器械、电器都要认真检查,确保功能完善和安全运转;氧气准备要充足且不漏气;保持手术室内清洁、温湿度适中等。同时,在手术过程中,护士应尽量使用手术语与其他医务人员协调工作,说话要轻声,不谈论与手术无关的话题,以保持手术室内的严肃和安静。

(2) 关心病人,体贴入微

病人进入手术室后,往往比较紧张,甚至浑身颤抖,并对医务人员有"生死相托"的心情。因此,护士要理解关心病人,做到体贴入微。如:热情照顾病人上手术台;按手术要求显露

病人躯体,并注意保暖;束缚四肢时向病人解释清楚;随时擦去病人额头上的汗,并密切观察病人的情况及尽量满足病人的合理要求等。使病人以良好的情绪配合手术,并在温暖的关怀中度过手术。

(3)熟练操作,严守规范

在手术过程中,护士要全神贯注,熟练地进行各种操作,并且做到认真负责。如静脉穿刺、导尿等争取一次成功;传递器械眼明手快、准确无误;手术结束时,物品、器械要清点核对,核对无误后再让实施手术医师关闭切口;护送病人到病房后,要认真给病房护士交班,手术标本也要及时送检等。

(4)协同配合,耐心释疑

手术是手术医师、麻醉师、器械护士、巡回护士等人员的一项综合性技术活动,同时还要随时与手术室外的医务人员、病人家属取得联系,获得支持。因此,手术中需要团结协作形成一个有机整体,其中护士要从病人的利益出发,一切服从手术全局的需要。为此,护士一方面要与其他医务人员互相尊重、互相支持和密切配合;另一方面要理解病人家属的焦急心情,及时向家属通报手术进展和需要商讨的问题,耐心回答他们提出的问题以解除其忧虑和不安,特别是手术不顺利时应多予以安慰,使其理解和配合。

3. 手术后的护理道德要求

手术结束不意味着手术治疗的终结,护理任务仍然非常繁重。在术后护理中,护士应遵守以下道德要求:

(1)勤于护理,严密观察

病人从手术室回到病房,护士除预先换好被褥单,准备好必要的药品、器械外,应迅速了解病人的手术经过,密切观察病人的生命体征,检查伤口有无渗血、各种导管是否畅通等。同时,要做好病人的口腔卫生以及伤口、皮肤、生活护理等,使病人顺利地度过术后阶段。相反,忽视术后观察和护理,而造成感染不能及时控制,术后出血、伤口裂开,甚至呼吸梗阻未能及时发现等,都是医护人员道德责任感不强的失职行为。

(2)减轻痛苦,加速康复

手术后,病人由于伤口疼痛和活动、饮食受限以及身上的各种插管等比较痛苦,有的病人还会因手术失去某些生理功能而产生焦虑、忧郁等心理问题,因此,护士应及时镇痛,帮助病人翻身、饮食,早日下床活动,做好心理护理,以便促进病人早日康复。那种对病人痛苦熟视无睹或将护理工作完全推给家属去做的行为是不符合道德要求的。

【案例6-3】

某患者,男,36岁,急性阑尾炎行阑尾切除术。医生、护士和患者按手术常规进行术前准备。手术顺利,关腹前清点纱布发现少了一块。护士请主刀医生再仔细地查找,以避免遗留在腹腔内,医生用 X 光机照射显示腹腔无纱布。手术间医护尽力寻找结果还是没能找到纱布。医生要求关闭腹腔,护士不同意,此时应如何对待?

二、整形外科手术的护理伦理

整形外科包括再造整形外科和美容整形外科。再造整形外科是美容整形外科的先驱或基础,在我国始于20世纪40年代末,抗美援朝开始后才逐渐开展起来;美容整形外科是整形外科的发展,20世纪80年代以后才逐渐开展起来。整形外科作为外科的一个分支,有其特殊的护理道德要求。

（一）整形外科手术护理的涵义及特点

（1）整形外科手术护理的涵义

整形外科手术护理是针对整形外科受术者所具有的功能障碍、形态畸形或面部、形体缺乏美感的特点，依据整形外科的治疗原则对他们在医疗、生活和功能锻炼等方面所实施的一系列有利于受术者康复的工作。

（2）整形外科手术护理的特点

① 心理护理要求高

整形外科的手术者以青年男女、儿童居多，均有不同程度对自己外形不满意的心理。例如，有些女青年希望通过整形手术让自己的外貌更完美；也有不少人并不是认为自己长得不好看，而是希望通过改变容貌来改变命运。对于这类整形项目，行业现在最普遍的提法叫做"吉相整容"，如股市低迷，就有股民到医院整形科要求垫鼻梁、填充太阳穴，以求达到印堂饱满的聚财吉相。但事实上，这些要求并不见得适合当事人的脸型。

再有就是先天性畸形或缺陷的病人，自卑和孤独心理很重，尤其是面部畸形的病人更为严重。他们不愿意抛头露面和参加社交活动，以躲避人们的目光。同时，他们也为学习、工作、恋爱、婚姻等问题困惑苦恼。而后天性畸形或缺陷的病人，因意外事件导致某些功能丧失或容貌改变，容易出现情感障碍，如情绪波动较大，有时缺乏继续生活的勇气，有时敏感多疑等。总之，受术对象心态复杂，并且都有一个共同愿望，期望通过手术达到某种目的或接近正常人。因此，在护理过程中，护士尤其要关注病人的心理护理。

② 生活护理任务重

再造整形外科的病人，术前和术后多有不同程度的功能障碍，有的病人需要帮助喂饭、服药、穿衣服、洗头以及照顾大小便等。因此，在护理过程中，护士的生活护理任务重。

③ 审美意识强

整形外科手术是一种医学审美的艺术，需要遵循美学的观念和规律。因此，在护理过程中，护士也应具备较强的审美意识，以正确的审美观去审视受术者，并理解、引导和支持他们对美的追求。

（二）整形外科手术护理的道德要求

整形外科的护士，除了遵守普通手术治疗的护理道德要求外，还要遵守以下与本科室相应的护理道德要求：

（1）尊重受术者的人格，认真做好心理护理

整形外科的受术者，在生理上都存在着某些缺陷或不足，而且或多或少地存在一些心理问题和较高的心理需求。因此，在护理过程中，护士要与受术者进行心理沟通和交流，以了解和发现受术者的心理问题和心理需求，在此基础上认真做好心理护理，以消除他们的心理压抑、情绪低落等心理痛苦。并和医生密切配合，尽量满足患者的需求。同时，护士的言行举止也要谨慎，尊重受术者的人格，避免有任何讥笑或歧视他们缺陷的言行，以建立和谐的护患关系，以保证手术的顺利进行。

（2）充分做好术前准备，关心受术者的痛苦

再造整形外科的受术者的术前准备比普通外科的病人要困难，尤其术前的皮肤准备。因为，受术者的受皮区都有陈旧性瘢痕，表面不仅凹凸不平，而且其中有隐窝或窦道，在隐窝

和窦道内又存在着污垢和毛发。为确保手术视野无污垢和毛发,有时要求护士术前几天就要开始用热水浸泡瘢痕,使污垢软化而便于清洗,对隐窝和瘢痕周围的毛发也要剃除干净,给无菌手术创造条件。同时,受术者在术后的不适和疼痛也不同于普通外科手术的病人。再造整形外科的受术者,为移植的需要,要求供瓣部位和受瓣部位在一定时间内保持一定的姿势。如头臂固定、体臂固定、臂腿固定等,而且姿势的固定又不在功能位置,并且常常需要3～4周时间。因此,受术者非常不适,而且术后一周内疼痛剧烈,甚至痛不欲生。这就要求护士不但要任劳任怨地做好生活护理和给予适当的镇痛药,而且需要护士多安慰他们,多与他们交谈,以转移其注意力,鼓励其克服困难的勇气。

(3) 精益求精,更好地满足患者的需求

整形外科的内容丰富涉及范围广,与眼科、神经科、泌尿科、妇产科、耳鼻喉科、口腔科、皮肤科、肿瘤科、胸外科、烧伤科等都有直接或间接的联系。因此,从事整形外科的护士,不仅要熟练地掌握整形外科的理论知识和护理技能,而且还要了解相关学科的基本知识。同时,随着医学模式的转变、整体护理的开展和新设备、新技术的应用,护士还需要不断地更新知识,使护理技术精益求精,以适应护理工作的发展和广大患者日益增长的审美需要。

第四节　重症监护伦理

随着急救医学的进步,愈来愈多的危重病人经过抢救转危为安而达到康复。危重病人及其家属都比较痛苦,更需要白衣天使的爱,因而对护理道德也提出了较高的要求。危重病人是指病情严重、随时可能发生生命危险的各种病人。危重病人的特点是:病情紧急、变化快;病情严重、复杂、危险;病人痛苦不堪,甚至神志不清而生活难以自理;病人和家属顾虑较多、心理活动复杂等等。

一、危重病人护理的特点

(1) 护理工作具有艰巨性

危重病人病情紧急、变化快,需要迅速投入抢救;危重病人病情严重、复杂、危险,护士掌握和防范意外的发生较为困难,还要冒一定的风险;危重病人痛苦不堪,甚至神志不清而生活难以自理,不仅护理工作量大,而且他们配合医护困难;危重病人和家属顾虑较多,心理活动复杂,需要加强心理护理。以上都表明,危重病人的护理具有艰巨性的特点。

(2) 对护士的素质要求高

由于危重病人护理的艰巨性,要求护士具有全面的业务素质,良好的身心素质,丰富的临床护理与抢救经验,以及较高的职业道德修养。如果护士的各方面素质达不到应有的高度,就不能担负起危重病人的护理工作,勉强担任也难以完成护理任务,甚至会发生意想不到的严重恶果。因此,护士需要具有较全面和较高的素质,这也是危重病人护理的特点。

(3) 护理过程中伦理难题多

由于危重病人的特点,在护理中经常遇到一些伦理难题,如履行人道主义与经济效益的矛盾;讲真话与保护性医疗的矛盾;知情同意与保护病人利益的矛盾;卫生资源分配与病人实际需要的矛盾;病人拒绝治疗与维持病人生命的矛盾;安乐死与现行法律的矛盾等等。因此,有时在危重病人护理道德的选择上很难兼顾,这也是危重病人护理和道德上的特点。

二、危重病人的护理道德要求

危重病人经抢救出现两种截然不同的结局:一种是病情好转、稳定;另一种是病情继续恶化而不可逆转。前一种结局是医务人员努力抢救所追求的目标,后一种结局是由于医疗水平的限制,医务人员虽竭尽全力仍难以挽救,如恶性肿瘤晚期、脑死亡、四个以上重要器官持续衰竭的病人等。因此,对危重病人,护理人员应该遵循以下的道德要求:

(1)敏捷而机警

危重病人病情复杂多变,急险情况常可突然发生。在护理过程中,要求护士必须头脑机警、细心观察、严阵以待,及时发现病人出现的危险征兆和险情。一旦发现新的情况,要敏捷地投入应变行动,以不使病情进一步恶化。

(2)审慎而果断

危重病人的病情瞬息万变,要求护士头脑冷静,正确地进行判断,果断地配合医生予以处理,要不怕困难和风险,敢于承担责任。但是,果断不等于粗鲁武断、贸然行事,而是要审慎行动,即要做到胆大心细,才能收到良好的效果。即使有些危重病人已度过险关,也不要掉以轻心,仍须细致观察病情动向,主动预防并发症或病情复发。另外,在遇到涉及尚未解决的伦理难题时,护士只能在有限的范围内综合考虑,审慎和辩证地进行处理。

(3)勤快和慎独

由于危重病人的护理具有艰巨性的特点,还要求护士勤快,不怕苦、脏、累。护理工作者必须具备慎独的品德修养,在单独面对失去监督能力的危重病人时,也绝不降低护理标准。而是自觉地从严要求自己,严格按照规程操作,精益求精地监护好病人。

(4)理解和任劳任怨

不少危重病人缺乏心理准备或心理负担较重,从而心理不平衡。病人家属也多有忧虑急躁。因此,有时病人或家属可能对护士无端指责,甚至发生无理取闹的情况。此时,要求护士在繁忙的护理工作中,以冷静的态度理解和谅解病人及其家属的心情和行为,耐心地说服,不使矛盾激化。同时,仍要热情、主动和任劳任怨地继续做好护理工作,特别是对悲观绝望的病人要多加安慰和鼓励,对神志不清的病人做到周到服务,相信最终会受到病人和家属的理解和尊敬。

【案例6-4】

某男性患者,78岁,因喉癌住院。住院后他曾告诉过医生,如果肿瘤已到晚期,不要告诉他任何关于他死亡的消息,只要能让他舒适即可,也不做更多的抢救,并且立下字据,交给医生。当患者病危时,医生没有对其采取治疗性措施,护士也没有给他服治疗性药物,而是给予足够的减轻疼痛的药物,经常变换病人体位以增加其舒适感,有时还在房间内摆放一些鲜花,但其家属希望尽量延长病人的生命,并表明不惜一切代价予以治疗和抢救。此时,患者已神志不清,家属强烈要求,且经医生与护士劝导后仍坚持要求抢救。

请问:遇到这种情况,医护人员应该如何处理?

【分析】

①病人在清醒时立下的字据具有法律意义,应该受到尊重。但其家属希望尽量延长病

人的生命的心理是可以理解的。

②护士针对病人的需要,给病人提供了舒适安静的环境,关怀病人,给病人服用一些镇痛药以减轻病人的痛苦,提高生存质量。另外护士也积极与医生配合,劝导、安慰家属,这完全符合临终病人的护理道德要求。

本章小结

通过对专科门诊护理、急诊护理、手术护理和重症监护等护理伦理的论述,讲述了各科室护理工作的特点,归纳了以上科室的护理道德规范,有针对性地解决护士在护理中容易遇到的相关伦理难题,并通过部分案例分析提供了解决问题的线索和思路。

思考题

1. 简述门诊护理的特点及应遵循的道德要求。
2. 论述急诊护理的道德规范。
3. 简述整形外科手术的护理特点及护理道德要求。
4. 简述危重病人护理的特点及护理道德要求。

技能训练题

阿姨,你的手真温暖

一天,某医院眼科来了一位急诊病人,是一个年仅 14 岁的小女孩,小女孩的眼睛是在上学的路上被别人用弹弓打伤的,已经很长时间了,诊断为眼球顿挫伤,需要手术治疗。接诊的郑护士牵着她的手领她去病房,短短的几十步路,郑护士感觉女孩的手一直在颤抖,郑护士亲切地问小女孩:"上几年级了? 眼睛疼不疼?"小女孩始终没说一句话,她那怯生生的、忧郁的眼神让郑护士心疼。

全科室的医生护士都很关心这个不爱说话的小女孩,忙完了,都要到她那里去看一看,陪着她说几句话,但大多数情况下,她只是个听众。她好像一直都很郁闷,情绪低落,除了在治疗上必须要说的话以外,她的家庭、学习,她从来都没有提过一个字。一次,郑护士看见她枕头下压着一本书;小女孩发现护士看见了,连忙往里放了放,虽然只是露出一个角,但护士还是认出了这是一本世界名著,小女孩用手摆弄着衣角,好像并不情愿让护士知道。护士正好也非常喜欢并熟悉这本书,她便轻轻地为小姑娘背诵起该书译者献词中的一段话,小姑娘吃惊地抬起头,看着护士,嘴角轻轻向上一翘,冲着郑护士嫣然一笑,眼里却分明闪着泪花。郑护士长长地舒了一口气,她知道,在这一瞬间,小姑娘心中的冰雪开始融化了。郑护士根据小姑娘喜爱文学的特点,经常把自己喜欢的名句背诵给她,从小姑娘的眼睛里护士知道,许多名句都是他们共同喜欢的。

护士和小姑娘之间有种别人不知道的默契。一次她给小姑娘输好了液体,帮她盖好被子,正要离开,小姑娘突然说:"阿姨,你的手真温暖,像我妈妈的手。"这是小姑娘入院以后第一次主动同她说话。一天郑护士上夜班去查房,她走到小姑娘床边时,小姑娘闭着眼睛,郑护士以为她睡着了,正要起身,小姑娘突然说:"阿姨,别走"。郑护士用双手握着小姑娘的手,温柔地看着她说:"明天就要手术了,是不是害怕了?""我想妈妈了",小姑娘说完把头扭到一边。郑护士蹲在那里,紧紧地握住小姑娘的手,她知道,这时候,小姑娘不需要再听什么了。"睡吧!有阿姨在"。就这样,等到小姑娘慢慢入睡她才离去。第二天,小姑娘的手术非常成功,很快就康复出院了。

请问该护士对小姑娘的关心是否超出了护士的职责范围?请分析该护士的做法是否符合护士伦理道德要求,为什么?

讨论案例

2012 年 2 月 2 日 16:40,西安某医院急诊 ICU 来了一位神志不清、烦躁不安的小伙子。患者被家人发现时身边有一空药瓶,医生初步诊断为药物中毒。入院后医护人员立即组织抢救,建立静脉通路、抽血化验、血液灌流……患者的病情逐渐趋于稳定。

随后护士发现小伙口中总是不间断地背诵类似课文之类的内容,经过护士们每天耐心地与患者家属的沟通,了解到患者家里经济条件十分困难,但小伙子学习一直不错,物理在全校排第二名。不幸的是上高二时受不法网站和不健康的书籍影响,学习成绩一落千丈,并产生了悲观厌世感。看着这位年轻的生命被这样摧残着,看着他的父母在身边默默地流泪,ICU 的护士姐妹们心里不免有几分伤感。经过几天的治疗和护理后,患者神志逐渐清醒,但仍逃避与人沟通,恐惧现实,不敢睁眼。可爱的护士天使们,每天不厌其烦地与患者交流,讲笑话,通过点点滴滴的关心,他慢慢开始睁眼了,也会与人沟通了,心情舒畅了,还会笑了。

2 月 28 日,小伙子和父亲带着锦旗来到医院感谢医生护士,看到他那熟悉的面孔,灿烂的微笑,急诊 ICU 的每位医护人员心里都甜甜的,同时深深地感到这充满活力的笑脸是对他们辛勤工作的最大肯定。自从医院开展优质护理服务后,急诊科 ICU 护士的服务理念都有了很大转变。在这个集中收治危重患者的无陪护病房中,她们在努力做好基础生活护理工作的同时,更加注重与患者及家属进行沟通交流,把优质的护理服务贯穿于每位患者的住院过程中。

试对该医院急诊 ICU 护士的行为进行伦理分析。

拓展阅读

护士服装史话

护士服装的演变源于公元 9 世纪,那时,已有"修女应穿统一服装,且应有面罩"(后改为帽子)之规定。现今护士帽乃由此演变而来,它象征"谦虚服务人类"。远在公元 330 年时,护士工作主要由修道院中女修道士执行,故有"修道派护理"之称。当时的护理被视为宗教活动之一,修道士们并未受过正式的护士训练,仅凭个人经验与奉献精神。当时从事护理工作的除了女修道士外,多为王公贵族妇女,她们具有丰富的学识、高尚的品格及热忱的服务态度,因此,护理地位极高,这一阶段曾被视为护理的黄金时代。

真正的护士服装应该起始于南丁格尔时代,也就是说,19 世纪 60 年代始有护士服问世。南丁格尔首创护士服装时,以"清洁、整齐并利于清洗"为原则。样式虽有不同,却也大同小异。此后,世界各地的护士学校皆仿而行之。如美国许多护士学校的服装各具特点,样式不一,且要求在政府注册,彼此不准仿制,并规定不许着护士服上街或外出等。欧洲对护士服的限制则宽松得多。

20 世纪初,护士服陆续在我国出现。以后,随着社会的发展与变迁,颜色与样式亦不断完善。因护士服装为传统的白色,而我国社会习俗不尚白色,白色向为国人所忌,因此,颜色的选定成为最初护士服的主要难题。于是,女护士改为粉红色衣裙,男护士着蓝色长衫。当时发辫尚在流行,女护士的发梢上系一根红头绳,倒也十分别致。四川和其他一些省的习俗以头上戴白为丧服,因此,对护士帽的戴用异议颇多,一时难以统一。20 年代后,随着陈规陋习的破除,护士帽被赋予高尚的意义,如帽子代表护士的职业,寓意健康与幸福等,此后,护士帽的戴用成为常规,而且只有正式护士才能戴护士帽,才有资格为病人做护理工作。不过对于男护士而言,护士帽可戴可不戴。当时,我国各地护士学校的服装因风俗不同、气候不一,很难一致。但在护士服装样式的设计上却都以庄重、严肃为主,因为护士职业在中国尚有多人不很了解,如着装怪异、滑稽势必引起大众议论与轻视。因此,护士服装不但要体现美观、大方、清洁、合体,更应表现出护士的重要地位和沉稳平和的气质。

20 年代的各地医院里,护士与护生服装的区别在于样式相同,颜色不一。护生系蓝色,毕业护士为白色。护士着装时,要求其鞋、袜、裤的颜色均为全白或全黑,并规定护士除佩戴中华护士会特别的别针外,一律不许佩戴首饰。1923 年时,协和护校护生服装改为浅蓝色衬衫与白裙,头戴一顶小方帽,这身素雅清淡的护士服装,使人仪表非凡,当时护生的服装与气质吸引了许多青年女性投身护士职业。

1926 年,第八届全国护士代表大会时,代表们讨论并赞成不论男女护士均应戴护士帽并着围腰。那时,北京各医院护士服的服样为:短白褂,外罩长坎肩(南方称背心),护生的长坎肩为蓝色,护士为白色。这种服装易做易洗,但袖口过大,对于操作甚为不便,甚至将药瓶从架上带下,对于外科操作尤为不便。男护士服装为白长衫,受美国护理界影响,左袖上绣有校名,这种男护士服装常与当时旅馆及饭庄、茶房的长衫相仿,病人多有误会,因此决定改变样式。

1928 年,第九届全国护士代表大会时,毕业于北平协和高级护士学校的林斯馨女士首先提出统一全国护士服装的建议,得到与会者的重视与响应,当即组成护士服装研究委员会,专门进行研究,其标准为简单、易洗、雅观、舒适、庄重并改变了袖口过大等缺点,使护士工作更为敏捷。该委员会将重新设计的服装样式刊登在护士季报上,要求全国护士统一制作,此举为统一我国护士服装起了很大的推动作用。30 年代后期,护士服装颇为年轻女性看好,毕业护士着素雅大方的护士服,护生为蓝衣、白裙、白领、白袖头、白鞋、白袜、白色燕尾护士帽,衣裙下摆一律离地 10 英寸,统一制作的半高跟网眼帆布鞋,走路舒服、无声,许多护士一起走时,非常整齐而且十分精神。5·12 国际护士节时,北京、上海、武汉、南京等地护士全部着护士服装参加纪念活动,其情其景庄严肃穆,感人至深,使大家深切体会到护士形象的美好与护士职业的崇高、圣洁和荣誉。我国公共卫生护士的服装与医院护士不同,着深蓝色中国式裙褂,外加白硬袖口及领子,中西合璧,为当时大众所认可的最合时宜的样式。

1948 年,中国护士会规定,护士必须穿白色服装及戴白帽,护生着蓝白两色,护理员不得戴帽,不可着蓝白两色服装。总之,护士、护生、护理员着装有着严格的区分。

第七章 临床特殊群体护理伦理

学习目标:

通过本章学习,学生能够了解:临床特殊群体护理的特点;熟悉:母婴、残疾人、精神病患者、传染病患者、老年患者及肿瘤患者护理的特点和伦理要求;掌握:母婴、残疾人、精神病患者、传染病患者、老年患者及肿瘤患者护理的伦理要求。

关键概念:

母婴护理(Maternal and Child Care) 残疾人护理(Disabled Care) 精神病患者护理(Nursing of Patients With Mental Disease) 传染病人护理(Infectious Patient Care) 老年患者护理(Nursing Care of Senile Patients) 肿瘤患者护理(Nursing Care of Patients With Tumor)

【引导案例】 "活婴当死婴处置"事件

某孕妇于 2011 年 10 月 23 日因"停经32$^+$周,下腹胀痛,阴道流血半天"收入某医院。10月 25 日凌晨 3 时许,孕妇诉"阴道少量流血,下腹胀痛",值班医生检查后判断可能发展至"难免早产",交代护士予以相应处理。当日凌晨 5 时 17 分,产妇在产前区急产。护士告知产妇及家属是女婴已死亡,并将婴儿装进一黄色塑料袋,并丢弃在处置室厕所里铺了白布的地上。随后将产妇移至处置室检查及会阴缝合。20 分钟后赶到的家属要求查看婴儿,发现婴儿还在动,且是男婴。护士方发现婴儿存在生命体征,立即叫来医生进行现场急救,并转入新生儿重症监护室进行进一步抢救治疗。事后医院相关负责人承认当事医生未使用仪器检测,只根据经验判断。事件发生后,该医院未及时向当地卫生行政部门报告。

该事件经媒体报道后,上级政府和地方卫生行政部门高度重视,立即展开事件调查及后续处理工作。11 月 8 日作出认定,这是一起严重的医疗责任事件。医院的主管院长、医务科长被免职,妇产科主任、当事医生、护士等 4 名当事医务人员已被停职;新生儿已转院治疗,生命体征稳定。

【分析】

这起事件是一起管理失职、责任心缺失、严重违反医疗诊疗常规和相关工作制度的责任事件;事件暴露出部分医疗卫生机构管理制度不落实,个别医务人员缺少对病人、对社会高度负责的责任感,缺乏全心全意为患者服务的精神。

临床特殊群体护理指对特定人群和患有各种特殊疾病患者的护理,如对母婴、残疾人、精神病患者、性传播疾病、艾滋病等传染病患者、老年患者与肿瘤病患者等的护理。负责特殊疾病治疗的科室在服务对象和服务方法上与其他科室不同,加上患者生理、心理、病理上的特殊性,护理责任重大。特殊群体中的特定人群和特殊疾病患者往往具有如下特点:身体和心理情况变化多端,难于掌握;病情复杂,护理困难;患者顾虑重重,疏导困难;患者要求特别,满足困难;发生意外的可能性大,防范困难;患者神志不清,合作困难等。因此,护理人员不仅要提供生理、心理护理,还必须具备较全面综合素质才能应对这些困难。

特殊护理道德是医护人员在护理特殊疾病患者时应遵循的行为准则与规范,由于患者的特殊性,使得护理工作量大且更加复杂,技术难度要求更高,责任心要求更强。因此,了解特殊护理道德准则,对维护患者的利益,协调医、护、患三者之间的关系,提高护理工作的质量,具有重要意义。因此在护理工作中除应遵循护理道德基本原则外,还有一些具体的特殊的道德要求。

第一节　母婴护理伦理

【案例 7－1】

2007 年 11 月 21 日 4 点左右,在京打工的肖某带着已有 8 个多月身孕的妻子李某到北京朝阳医院京西分院,要求治疗感冒。医生经过诊断发现肺炎已经导致产妇的心肺功能严重下降,必须马上进行剖宫产。李某最初不同意手术,当病情加重陷入昏迷后,无法自主表达。医院决定为他们开通"绿色通道",即允许他们欠费治疗,但是肖某仍然拒绝签署手术单,并拒绝向医院通告李某其他亲属的联系方式。在请示了上级卫生主管部门后,医生只能动用药物急救,不敢"违法"进行剖宫产手术。当晚 7 点 20 分,22 岁的孕妇李某因严重呼吸、心脏衰竭而不治身亡,胎儿也未能保住。试从医护伦理角度分析该案例。

【分析】

根据《医疗机构管理条例》有关规定,如果病人无钱、无陪伴、无身份证明,由于情况紧急,在非规范的医疗状态下,为了抢救患者的生命,医生应该先行救治。比如孕妇在火车上生孩子,中学生运动时脾破裂,这时候,医院和医生不能等患者家属同意,不能等患者交押金,应该进行紧急救治。

妇女儿童工作是一项涉及每个家庭、关系全社会的基础工作,是一项十分庞大的社会系统工程。妇女、儿童约占我国人口的三分之二,他们的身心健康关系到家庭的和睦、幸福及社会的稳定,从事妇产科护理人员应特别重视自己的职业道德培养。

(一)妇产科护理伦理

1. 妇产科护理的特点

(1)患者心理问题较多

妇科病人病变的部位多发生在生殖系统,护理部位具有特殊性;不育症、性传播疾病、未婚怀孕、月经不调等病症的病人多有害羞的心理;即将临产的妇女有担心胎儿畸形、难产、疼痛等恐惧心理;肿瘤病人则担心手术后女性特征发生变化等。妇产科病人的心理问题相对较多。

(2)护理责任重大

妇产科护理的对象既要面向病人,又要兼顾到现在或将来对胎儿、新生儿的影响,注射和用药等不但要考虑对母亲的治疗作用和不良反应,还要考虑到对胎儿和婴儿的利害关系。因为涉及两代人,关系到千家万户的幸福和民族的繁衍,护理工作的重要性不言而喻。

（3）护理技术要求高

妇产科内镜的广泛应用对妇产科的诊断、治疗和优生、优育起着重要作用。目前,腹腔镜、宫腔镜、羊膜镜等已作为诊断与治疗中不可缺少的工具。胎儿监护仪、超声多普勒视听诊仪在产科中已成为不可缺少的仪器。因此,护理人员必须掌握各种新技术与相关检查的术前准备、术中配合和术后护理。

（4）护理与健康教育并举

对妇产科病人的护理既要重视疾病诊治和护理,也要重视生理性的护理。对各个年龄段的正常、患病妇女做好咨询和各期保健,积极开展妇女的保健咨询工作,帮助妇女正确认识对待自身的生理性和病理性问题,当身体出现不适时能及时发现问题并及时就医。

2. 妇产科病人护理的伦理规范

（1）尊重人格,热爱生命

妇产科护士有幸接触每个阶段的生命,从生命的孕育、新生儿出生、青春期的生长发育、更年期的功能退化,直至恶性肿瘤和生命末期的临终阶段。所以妇产科护士更有机会领略孕育生命的奇妙、新生命出生的感动、少女生长发育的美妙、生殖器官切除或恶性肿瘤折磨剥夺生命的感伤。妇产科护士更应对生命充满热爱和尊重。由于特殊病变部位,使相当一部分妇女出于羞涩心理拒绝就诊而延误诊断治疗,护理人员必须尊重病人人格。面对病人的害羞、恐惧,护理人员首先要表示理解,同时耐心解释妇科检查的必要性及科学性,引导病人认识到生殖器官与其他器官一样,在得病时同样需要进行检查与治疗。

（2）冷静果敢,提高业务素质

妇产科护理人员随时可能遇到凶险的病情变化,要冷静果敢处变不惊,掌握孕产妇和围生儿保健护理技术,掌握各类术前准备、术中配合与术后护理的理论和技术;严格执行消毒隔离和无菌技术操作,预防感染;做好产褥期保健指导,降低孕产期并发症、合并症及难产发病率,降低孕产妇死亡率、围产儿死亡率和病残率。妇产科护士必须系统地掌握妇产科疾病的特点,急、危、重症的特点及妇产科病人的心理特点,具有丰富的专业知识、心理学知识、伦理学知识及熟练的操作技能,有应急能力,能够准确处理棘手问题。

（3）全心全意为患者服务的精神

在妇产科特别是产科工作最为辛苦,产妇分娩季节性强,昼夜分布不均,而且病床周转快,夜班多,医务人员经常不能按时就餐和休息。另外,在产科工作会经常接触羊水、血液、粪便等排泄污秽物,有时新生儿窒息需要做人工呼吸,产后恶露观察等,妇产科工作涉及两代人的生命安危,因此,在治疗和护理中必须十分谨慎,任何疏忽、拖延和处理不当,都会给母婴、家庭以及社会带来不良的影响。护理人员要充分认识专业的特殊性,以不怕脏不怕累、任劳任怨的职业情感,忠诚履责,确保母婴平安。

（4）对病人、对社会高度负责的责任感

妇科患者的手术治疗中,对未婚和未孕妇女,除危及生命不得不废除生育功能时,应尽力保存生育能力和性功能。因各种原因必须废除生育能力时,要做好患者的思想工作,解除思想顾虑,使患者心情舒畅地接受手术。护理人员必须自觉地、经常地意识到自己对病人、对社会的责任。

（二）儿科病人护理伦理

随着人们自我保护意识和法律意识不断增强,越来越多的人开始意识到在就医过程中维护自身权益,对医护人员的职业道德、技术水平及服务质量提出更高的要求。

由于儿科护理工作的特殊性,护理工作繁忙,规律性差,意外事件多,责任风险高,护士思想压力大,情绪易波动,伴有技术性强,还要应对各种质量检查、考试、聘用等,加上床位周转特别快,加床多,护士疲于完成各项操作,往往容易忽略很好地执行查对制度及交接班制度。又由于护理常规落实不到位、掌握专科知识不够扎实、机械执行医嘱、护理意识相对滞后、法律意识淡薄等因素的影响,儿科是临床工作中引起护理纠纷和家长投诉最多的科室之一。护理人员只有很好的了解儿科患者的特点和遵守护理伦理道德,才可避免和预防发生护理纠纷。

1. 儿科病人护理的特点

儿科的服务对象是从新生儿到 14 岁的病人。他们在生理、病理、心理、营养、代谢以及疾病的发生和发展规律等方面,都与成人不尽相同,因此儿科护理有以下特殊性:

（1）病情急、变化快

儿科患儿正处于生长发育期间,一般年龄越小生长期发育速度越快,基础代谢越旺盛,对营养物质特别是蛋白质和水以及能量的需求都相对的比成人高。但细胞免疫功能一般较成人低,抵抗力较弱,易感染疾病。临床上表现为发病急,病情变化快,急性感染时还往往引发暴发性疾病,甚至发展成为猝死。因此,医护工作具有紧迫性,医护人员应尽快作出诊断,迅速地采取安全、有效的医护措施以促进患儿的康复和防止并发症发生。

（2）护理工作内容复杂、工作量大

一个儿科就是一个大内科,要求医务人员有很好的专业基础,很好的耐心。由于患儿生活不能自理,护理人员必须关注其生理、心理变化以及生活各环节。稍有忽略,不但会影响原疾病的诊治和康复,而且会出现新的问题,甚至发生意外。在儿科病区中,应注意按年龄、病种分别收住患儿。同时还要求工作人员在进行护理操作时,要严格执行消毒隔离制度。这些不仅表明儿科护理工作难度大,还表明了儿科护理工作的复杂性。

（3）护患关系复杂

儿科病房的护患关系不是简单的医护人员与患儿的直接关系,而是医护人员、父母与患儿的三角关系。我国的国策规定一对夫妻只生一个孩子,孩子备受呵护,家属往往爱子心切,对正常的治疗护理不了解,对护士挑剔、苛求,对必要的操作项目过多的干涉、不配合甚至拒绝接受,稍有不周便易引发激烈的医疗纠纷。若护士对家长的抱怨和迁怒不理解,情绪不稳定,则影响自身的技术发挥,如静脉穿刺不成功、危重病人抢救不及时、错误用药等,可给病人真正带来不安全的结果或不安全感。

（4）护理工作难度大

儿科俗称哑科,儿科护理的对象是缺乏正常行为能力、言语表达能力与理解力的孩子。由于婴幼儿的语言表达能力和理解能力较差,即使年龄稍大一些患儿一般都不会或不能完整准确地自述病情,不能诉说治疗反应,往往靠哭闹不安或不吃不喝、不愿活动、精神不佳等外观形式来表达疾病,给护理人员了解病情带来很大困难。同时,儿科病人的免疫功能还不发达,免疫能力较成人要差,自我保护能力也差,发生坠床、意外、自伤的危险性高,这些也给儿科护理人员的个人综合素质和技术水平提出较高的要求。

【案例 7-2】

2011年除夕的晚上,一名出生不到2小时的急诊患儿被紧急送到某医院,小孩当时已处于重度窒息状态,血氧饱和度一直维持在50%左右,此时如果转上级医院,途中随时有出现意外的可能,在家长已经打算放弃的情况下,该医院的儿科护士长第一时间赶到现场,当机立断,立即组织值班医护人员紧急抢救,及时施行气管插管、复苏气囊正压通气,根据多年护理经验和一颗平凡的母爱之心,坚守不放弃任何希望的可能,不放弃任何一个孩子的信念,守护在这个胎龄不到28周、2斤左右的婴孩身边,十多分钟过去,随着一声啼哭,孩子奇迹般地苏醒过来,一旁的护士长却流下了欣慰的眼泪,直至患儿的生命体征逐渐恢复正常,一颗紧张的心才稍作松弛。

请对案例中的护士长的行为进行伦理分析。

2. 儿科病人护理的伦理规范

(1)爱心、耐心

有些患儿由于以往治病中的痛苦体验,当患病在医院中看到穿白大褂的医务人员,都会产生紧张恐惧心理,拒绝护理、治疗等。这就要求护理人员对患儿态度要和蔼,逐渐和他们建立亲密友好的感情,让他们适应新的环境,使患儿配合治疗和护理。对有残疾或有生理缺陷的患儿绝不能歧视,以免伤其自尊心。

(2)细心、同情心

患儿身体稚嫩,由于在家庭中所处的特殊地位,他们很少经受躯体折磨和心理挫折。因此,护理人员必须以慈母之心,细心了解和观察他们的生活卫生习惯、性格爱好,照顾好他们的生活起居、衣着冷暖,以使患儿因疾病、环境变化等因素引起的紧张、恐惧和痛苦心理得以缓解。总之,要用爱、用慈母的心来体现我们护理人员的高尚情操。

(3)工作严谨、治病育人

小儿发病急,变化快,稍不注意就可能出现险情,故儿科护士要善于观察患儿的病情变化,护理人员工作严谨,应严格遵守各项操作规程,特别是夜间值班不能麻痹大意,无论有人或无人监督,对患儿的护理,都要尽职尽责,始终如一。由于儿童处于好学好奇的年龄段,成人的言谈举止和待人接物的态度都会对其产生潜移默化的作用。因此护理人员在进行护理工作中,尽量避免采用"打针不痛"、"药是甜的"等哄骗或"不吃药就打针"等惩罚、恐吓的方法。对有一定理解能力的患儿要以讲道理和正面引导为主,使患儿在治愈疾病的同时养成良好的道德品质,尽到治病育人的责任。

(4)理解患儿家长的心情

孩子患病,家长急于得知孩子的治疗结果,在焦躁不安心境下常会反复向医护人员追问其孩子的病情也是合乎情理的。作为护理人员,应充分理解家长的心情,站在患儿家长的位置关心、体贴患儿,以最简单的方法、最快的速度、最好的技术减轻患儿痛苦,使其尽快康复。这就要求护理人员刻苦钻研业务,技术上精益求精,态度上热情和蔼,取得家长的信任与理解,争取他们的积极配合,以促使患儿早日康复。

(5)增强体质,加强情绪调控

临床护理工作以"三班倒"为主,儿科护士担任着紧张而繁忙的护理任务,除了脑力劳动和体力劳动消耗外,体能也同样下降,故平时应加强营养,养成良好的生活习惯,保证充足睡眠和休息,加强体育锻炼,增强体质。在工作上遇事沉着冷静,有条不紊,聚精会神地护理每位患儿,在治疗、护理上给患儿关爱,取得家长的好感和信任。

第二节　残疾人护理伦理

2011 年底,中国残疾人联合会与世界卫生组织、世界银行共同发布报告指出,全世界估计有 15％人口带有某种形式的残疾,这一数字高于世界卫生组织之前 10％的估计值。依据这一比例,全世界有超过 10 亿残疾人,其中约三分之一为儿童。中国约有 9 000 多万残疾人,且每年新增残疾人数呈上升趋势。

残疾人是指生理功能、解剖结构、心理和精神状态异常或丧失,部分或全部失去以正常方式从事正常范围活动能力,在社会生活的某些领域中处于不利于发挥正常作用的人,即因视力、听力、语言、肢体、器官、智力等生理、心理缺损或功能方面障碍,丧失劳动能力而影响生活、学习、工作的人。由于多数残疾人文化程度低,就业率不高,在生活和社会保障方面的困难远远多于一般人,因而对残疾人的保健已成为国家和社会需要特别重视的问题。

残疾人在日常生活的起居交流活动、受教育、劳动就业、文化生活等方面都存在着不同程度的困难,需要理解和帮助。其身体功能的障碍使他们面临着一系列的不便和困难。以往的人们主要是从身体的残疾和障碍来理解他们,注重在生活上救济和帮助,而对他们因肢体或生理的残疾而普遍存在与健全人不同的心理和社会问题关注不够。残疾人的心理问题不仅具有某种普遍性,与健全人相比更具有持久性和复杂性的特点。残疾人是最需要关怀和照顾的人。对这个弱势群体进行护理时牵涉更多的应是心理方面的。

2007 年 3 月联合国制定《残疾人权利公约》确定:"本公约的宗旨是促进、保护和确保所有残疾人充分和平等地享有一切人权和基本自由,并促进对残疾人固有尊严的尊重。"我国宪法明确规定"国家尊重和保障人权"。护理人员针对这个弱势群体进行护理时除了重点关注心理问题外,还要加强相关法律知识的补充学习。

（一）残疾人的特点

1. 残疾人的特殊心理压力

社会各个阶层的不同群体包括家庭成员一般普遍认为残疾人是被照顾的、可怜的、值得同情的不幸者,甚至有些人觉得他们是"累赘",是"包袱",残疾人对家庭和社会的依赖,决定了残疾人的附属性和次要性,他们必须承受着来自家庭与社会双重特殊心理压力。

2. 残疾人自身的特殊心理

（1）自卑心理:残疾人由于生理和心理上的缺陷,他们在学习、生活和就业方面遇到诸多困难,他们常常无法和社会的其他成员正常交往,同时因为得不到足够的支持和帮助,甚至遭到厌弃或歧视,他们容易自卑,易于陷入一种过分悲观和自顾不暇的情绪中,很难融入外部世界,甚至丧失对他人和社会发生兴趣的情感。

（2）孤独心理:因为自身生理和心理的缺陷,导致他们活动受限,无法进行正常的交流,缺少朋友,久而久之就会产生孤独感,这种孤独感会随着年龄的增长而逐渐增强。

（3）敏感多疑:残疾人情绪不稳定,会对他人的评价极为敏感。他人带有贬义的、不恰当甚至是无意的称呼,常会引起他们的反感。如果他们的自尊心受到损害,就会流露出愤怒情绪或采取自卫的手段加以报复。

（4）抱怨心理强：抱怨天地之间，难以容身；人海茫茫，惟我多余。他们对外界的情绪反应强烈，容易与别人发生冲突。

（5）富含同情心：残疾人对残疾人有特别深厚的同情心，却较少与非残疾人交流，除了"话不投机"的原因外，还与交流不方便有关。

3. 不同类型残疾人的性格特征

残疾人交往的圈子比较小，周围环境与普通人不同，于是就形成了某些特殊的性格特征，如孤僻和自卑是各类残疾人的共同性格特征。但每一类残疾人又有其独具的性格特征。

（1）盲人：性格内向，温文尔雅，有丰富的内心世界，情感体验深沉而含蓄。探索问题深刻、健谈、说话有条理、词汇丰富、语言生动、说理充分。

（2）聋哑人：性格外向，情感反应强烈，频度高但持续时间短，性格豪爽耿直。观察问题往往只看到表象，不太注意内在联系，多倾向于眼前世界，较少考虑长远利益。

（3）肢体残疾者：肢体残疾包括上下肢因伤、病或发育异常所致的缺失、畸形，或功能障碍而造成躯干或四肢的功能障碍。其中以偏瘫、截瘫、截/缺肢、关节疾病患者是主要的肢体残疾人，性格特点主要表现为倔强和自我克制，只有在忍无可忍时才会爆发。通常残疾时间越长，患者对自身残疾的认识越充分，心理就越能够接受现实。

（4）工伤病人心理特征：工作中出现的突发事件，病人往往被突如其来的意外事故所惊呆，继而产生焦虑及对死亡的恐惧感，当受伤无法改变接受事实时转为愤怒，最后因忧虑日后工作、生活和前途而为抑郁状态。

（二）残疾人护理的伦理规范

1. 平等对待残疾患者、减少歧视

残疾人的公民基本权利不受社会歧视，社会要承认残疾人是社会的一员，各医院在建设中应为残疾人群提供最大便利。作为护理人员需要发扬人道主义思想，摈弃歧视残疾人的旧观念。针对不同残疾人的特点给予最大帮助，努力为残疾人创造一个公平公正的文明的就医环境。

2. 提高康复护理水平、恢复信心

残疾人康复是指对残疾人提供一系列的服务，使其身心都得到康复。康复护理人员帮助他们实现残障身体和功能的恢复时，更须增强他们的信心，使他们走出封闭的自我，融入社会，这对提高残疾人生活质量有着十分重要的现实意义。

3. 关心爱护残疾患者及家属，开展心理咨询

关爱残疾人是反映社会文明和进步的一个重要标志，医务人员要为每个残疾人的不同病况制订一套医疗的、工程的、心理的和社会的保健康复计划，使残疾人的症状能得以减轻或获得康复。在治疗过程中医务人员要关注残疾人的心理，有的放矢地开展心理咨询与心理治疗工作，提高残疾人的心理素质和心理健康水平。护理人员要关心病人一点一滴的进步，动员家属一起做好残疾人的保健工作，促进残疾人的身心健康，促进家庭和社会和谐。

第三节　精神病患者护理伦理

【案例 7 - 3】

　　患者,男,30岁,未婚。因精神异常来诊。家属描述:患者于三年前出现精神异常。初期,怀疑同事背后说他的坏话,领导对他有偏见,不愿上班,常发脾气。后期,不能正常上班,怀疑家人要害他,说父母不是生身父母,并出现打骂家人、毁坏物品等异常行为。曾三次住精神病院治疗,但病情未得到控制。一年来,患者对行为失去控制,胡言乱语,也不知羞耻,有时一丝不挂满街乱跑,并追打家人或外人,曾引发四起伤人事件。出于无奈,家人用铁链将其锁住,对其活动范围严加限制。检查发现:患者表情淡漠,思维紊乱,自理能力差,有攻击行为。诊断:精神分裂症(躁狂型)。

　　随着生活节奏的加快,人们承受的压力也越来越大,各种疾患发病率不断攀升,其中精神疾患就是如此。精神病是人体在各种致病因素影响下,大脑机能发生紊乱,从而在认知、思维、情感和意志等精神活动方面出现不同程度的障碍。精神病人的主要临床表现是其行为不能遵循人的正常心理活动规律,不能正确反映客观现实。

　　根据中国疾病预防控制中心精神卫生中心在 2009 年公布的数据,我国各类精神疾病患者人数在 1 亿人以上(包括睡眠障碍、烟草、酒精等的物质滥用),重性精神病患人数已超过 1 600 万。也就是说,每 13 个人中,就有 1 个是精神疾病障碍者,不到 100 个人中,就有 1 个是重性精神病患者。在上世纪 50 年代,我国成年人群精神障碍患病率还仅为 2.7%,到了 2009 年,这个数字则达到 17.5%。其中,上升最快的是号称"第一心理杀手"的抑郁症。根据国家疾控中心公布的数字,到 2011 年 7 月,我国抑郁症发生率已经达到 4% 以上,需要治疗的患者人数已经超过 2 600 万。

　　在 2020 年的疾病社会负担预测值中,精神卫生问题仍将排名第一。世界卫生组织(WHO)则把新世纪的第一年(2001 年)定为精神卫生年,所以不管愿意与否,我们正无情地进入到了"精神疾病时代",面对着精神疾病时代的严峻挑战。

　　随着"精神疾病时代"的到来,加上近年来,由于社会竞争激烈导致人们压力过大,使精神病的发病率明显上升。精神病人是特殊的病人,他们应该受到社会、家庭的人道保护,更应该得到精神科工作者的关怀和帮助。

　　(一)精神科护理工作的特点

　　我国精神病学家栗宗华曾经说过,内科和外科病人的病史是用笔墨写的,而精神病人的病史是用血和泪写的,任何人生了病都是不幸的,患了精神病的人则格外不幸。由于精神科病人的病因、症状、体征不同于其他科室病人,因此精神科护理工作就有其特殊性。

　　1. 精神疾病本身的特殊性:精神病人大多不知道自己正在患某种精神疾病,甚至对检查、诊断和治疗产生反感情绪,有的还拒绝配合或反抗。患者犯病时．对是非和行为后果失去判断能力,也不知羞耻和自尊,不能控制思维和行为,胡言乱语、精神抑郁、行为失控等都是常见表现,有的病人甚至没有自我料理生活的能力。精神病人自我保护能力减弱,当危险来临,不能自我意识,进而自我保护,有的甚至不但不躲避危险,还主动接触或下意识进入危险区域。因此护理难度大。

2. 精神疾病病人治疗的特殊性：精神病人发病期间主要依靠药物治疗，也需要心理、社会等治疗措施，但因发病机制尚不清楚，在痊愈后的病人中其病情的复发率仍比较高。

3. 精神疾病病人配合治疗护理的困难性：精神病人自制力差，不能像其他科室的病人那样叙述身体不适，病人的有关信息和资料基本来源于其家属或其他人员，这就给病情观察带来一定困难。在为病人进行治疗护理时，由于其缺乏自知和自制，常常是在看管甚至强迫下进行的。病人不能配合而给各种护理技术操作带来一定难度。

4. 精神疾病病人病房管理的复杂性：有的患者不能自己料理日常生活和自我保护。这就给病区管理增加了难度，精神病人发病时，由于其思想、感情和行为常常超出社会一般人的行为规范，影响病区正常秩序。有时出现伤人、自伤、毁物，甚至殴打医务人员。攻击方式主要包括抓、咬、掐、拳击、踢打、持物品（水杯、洗手盆、扫帚）砸等。由于患者精神失常，施暴方式并无规律，因此，护理人员需重视一切可能性，进而在护理过程中预防。

（二）精神科病人的特点

南丁格尔说过，观察不可以无目的，观察不是杂乱众多信息的重叠积累，而是为保护生命、促进健康。用各种仪器进行的监测性观察确实有其准确、快捷的优越性，但在理解人的情感及心理活动方面却不失其"冷酷"的一面。同时，由于个体差异的存在，不同病人的观察重点也不尽相同。严密观察病情，及时掌握病情变化，是精神科护理的重要环节，也是提高护理质量的重要标志之一。

1. 老年精神病人的特点：① 容易并发同原有疾病无关的疾病，如压疮、坠积性肺炎及外伤骨折等。② 体质差、抵抗力下降，并发合并症，则易演变为重症且症状非典型和多变。③ 常存在老年人特有的一些疾病，如骨质疏松症、前列腺肥大、肺气肿、白内障、动脉硬化、缺血性心脏病等。④ 不易合作，因此在检查治疗和护理工作中比较困难。⑤ 病情进展缓慢且不典型，与反应能力迟钝、体力及适应能力下降有关。⑥ 听力、视力下降。人的听觉、视觉是取得信息的基本手段，由于听力、视力下降，接受信息的机会减少，是引起心理应激反应的重要原因。

2. 儿童精神病人的特点：① 儿童表达能力不足，不能明确诉说症状。② 生活自理能力差，不能独立进食、穿衣、料理大小便和不能独立外出。③ 情绪的稳定性、表达能力、控制力等不及成年人。

3. 慢性精神疾病的病人病情特点：慢性精神疾病病程较长，残留的症状较顽固。另外，由于患者长年服用精神科药物，会出现一些药物反应及毒副作用，应注意观察这类病人的日常生活情况。

4. 急性精神病人的观察要点：急性期是指突然发生的、个体无法自控的、可能危及自身、他人或损坏其他物体时的情况。常常由于受精神症状的影响或严重的精神刺激而出现危机状态，如暴力行为、自伤自杀行为、噎食、木僵等。因此，对精神病人急性期病人的观察至关重要。

（三）精神科病人护理的伦理规范

1. 尊重病人，爱护病人

尊重病人的人格和权利，对护理精神病人具有特别重要的意义。只是精神病人的发病原因不像其他疾病那样明确，由于在感知、思维、情感等方面异常，精神病人经常会做出许多影响家庭生活安宁和社会正常秩序的行为,病人同样蒙受病魔的折磨。作为护理人员不应嘲笑和愚弄病人,要像对待其他病人一样尊重病人的人格,不允许对病人进行任何形式的人身侵犯,也要防止其自身伤害和相互人身侵犯。同时,还要尊重病人的权利,如正确地对待他们提出的问题和要求,合理的要求应尽力满足,不合理的要耐心地婉言解释,而不能不予理睬。应以高度的爱心与人道主义精神,同情、关心、爱护病人,积极主动地去接触和治疗、护理,为他们消除病态。

2. 保守秘密,恪守慎独

由于诊疗护理的需要,常常需要详细地了解精神病人所处的社会环境、家庭状况、个人生活经历、兴趣爱好、婚姻状况及患病后的各种病态观念和行为。保守患者的隐私是医护人员应当遵循的职业道德规范,不能随意提供给外人,也不能作为谈话的笑料,否则会伤害病人的自尊心,影响治疗效果,激化护患矛盾。患者往往不能正确地反映客观事物,有时还可能出现意识障碍,难以感知周围的事物;对医护人员的工作无法监督和给予恰当评价;自我保护意识差,反应迟钝,所有这些,要求护理人员要恪守慎独,按科学程序自觉、主动、定时、准确地完成治疗护理任务。

3. 加强病房巡视,保证安全

精神病患者的护理异常繁杂,要求精细、严谨。精神科病房的安全护理管理直接关系着病人的身体健康,生命安全,是精神科医护质量的重要标志。保证病人安全也是精神科护理的重要内容之一。精神病人对自己的行为缺乏自知和自制能力,不能判断自己行为所产生的善或恶的后果,护理人员要严格病房的管理制度,定期巡回护理,病房内的危险物品,要严格管理,要严加防范,保证患者的安全。

4. 要正确对待异性传播疾病人

在对精神病患者的治疗工作中,要注意正确对待异性传播疾病人和其他精神病态的病人。精神病人有时因自我意识、自控能力的下降,可能出现异常的性举动,作为护理人员必须自尊自爱,抵制诱惑。在临床护理中既要关心和爱护病人,又要注意一定的方法方式。态度要和蔼,但要保持一定的距离。不可过分热情或有任何轻浮表现,以免使病人产生错觉和误解,导致"钟情妄想"。

5. 具有不畏艰辛的敬业精神

由于精神病患者的特殊性,给医务工作带来了很大的难度。这就要求医务人员克服重重困难,付出超常的辛苦,维护病人的权益,为改善病人的健康状况而尽心尽职。而艰辛的工作往往不被人们所理解,有时还容易受到患者的伤害,所以对于每位从事精神病诊治的工作人员来说,是要树立牢固的敬业精神。

6. 创造良好的住院环境,使患者早日回归社会

现在许多精神病院为稳定期的病人开展了许多工娱疗法,这是病人回归社会的一个过渡。开放式管理的患者,由于外住套房的环境比较舒适,而且在家人陪同下可以自由出入,行动不受过多的限制,又能经常与医生护士沟通,得到优质服务,在这种环境下接受治疗,患者觉得自己的人格受到尊重,心理压力消失,故能积极配合,安心住院。由于患者外住,活动范围增大,护士观察病情的难度增加,要求护士要主动接触患者,加强巡视,并给家属宣教有关注意事项,搞好护患关系,这对改善护理人员的服务态度、提高工作质量有很大的帮助。

总之,精神病人的症状是多种多样且变化各异的,要做一名合格的精神科护士,护士在

学习科学知识和实践技能的同时,应注重培养自己现代的护理观和人生观。在平凡而具有爱心的工作中,训练自己一双科学、敏锐的临床观察"慧眼",从而提高病人生命质量。

第四节　性传播疾病、艾滋病等传染病患者护理伦理

(一)传染病患者护理伦理

传染病的传染性、流行性、季节性、地方性等特点,决定了传染科护理工作的特殊性。传染病是指各种病原体(如细菌、病毒等),通过各种途径侵入人体而引起的传染性疾病。传染病除了给病人带来身心痛苦外,还可以传染给他人,甚至造成暴发流行,严重危害广大人民群众的健康,影响国家的建设、社会的安定。

1.传染病病人护理的特点

(1)消毒隔离要求严

传染病医院(科)是各类传染病集中的场所,每一个传染病病人都是传染病源。为了控制传染病源,切断传染途径,保护易感人群,护士在门诊和病房都应严格执行消毒隔离,包括病人入院时衣物、生活用品以及分泌物、排泄物等的消毒;对病人也要严格进行隔离,不允许互串病房,严格探视制度。因此,严格的消毒隔离制度,是传染科护理的重要特点。

(2)心理护理任务重

传染科病人的心理错综复杂,压力较大,尤其是实施三级防护措施的隔离病人。常见的心理问题是忧虑感、孤独感、自卑感和不安全感等。此外,不同年龄、性别、职业、病情等的病人还有个性表现,如:急性期传染病病人,常因发病急骤、思想缺乏准备而进入隔离病房,易产生焦虑情绪;慢性病人,常因恢复较慢而悲观失望,或情绪随病情变化波动。因此,护士为使病人处于最佳的心理状态接受治疗和护理,心理护理是一项重要的护理任务。帮助病人消除顾虑和心理负担,增强战胜疾病的信心,促使病人尽快康复。

(3)社会责任大

在传染病护理中,护士不仅对病人个体负责,而且要对他人、整个社会负责。如果消毒隔离制度不严格造成院内感染,在一定条件下会引起传染病的暴发流行,从而造成严重社会后果。医护人员都要有"全球警惕、全球应战,防范新出现的传染病"的观念,增强控制和预防传染病的责任感。因此,社会责任大,是传染科护理的又一显著的特点。

2.传染病病人护理的伦理规范

(1)科学防治,勇于奉献

在传染病的护理过程中,护士和传染病病人朝夕相处,除要做常规护理、观察病情外,在抢救危重病人特别是接触和清除具有传染性的分泌物、呕吐物及排泄物等时,尽管有防护措施,被感染的几率仍比较高,护理人员一方面要加强自我防护,另一方面要发扬无畏无惧、无私奉献的精神,全心全意为病人的健康服务。

(2)关心病人,减轻负担

由于病人患病后的恐惧、孤独、不安全感等特殊心理因素,加上对疾病的发展存在顾虑和担心,病人的精神负担比一般病人重,这些都会影响治疗和康复。传染科护士要设身处地

为病人着想,要充分体谅他们,理解他们的苦衷,尊重他们的人格和权利,护士应千方百计创造条件并以自己的高尚道德情感,运用多学科知识,针对不同病人的心理问题,做好心理护理。特别是在隔离治疗期间更应给予人道主义的关怀和温暖,帮助他们消除思想顾虑和不良情绪,保持心理平衡,达到尽快康复的目的。

（3）预防为主,科学探索

传染病的流行与传播随着环境的变化不断变化,有些传统的传染病疾病还没有完全被消灭,有的甚至死灰复燃,新的疫情却不断出现,2003年的非典型肺炎（简称"非典"）,其后的禽流感、疯牛病、超级细菌等都考验着传染科人员。在传染病的防治工作中,医护人员既有治疗、护理病人的义务,又有控制传染源、切断传染途径和保护易感人群的责任。为此,护士首先要积极主动参与预防接种,做好儿童的计划免疫工作,以及向人民群众普及传染病知识,如传染途径、早期症状、防治方法,使人们了解到不文明、不健康行为可以导致传染病。其次,护士应加强对传染病病人的严格管理和可疑病人的隔离观察,严格执行各项规章制度,要按照卫生标准做好灭菌消毒工作,防止院内交叉感染。

【案例 7-4】

某患者,男,31岁,因尿道口有浓液渗出到某医院皮肤科门诊。经医生检查阴茎龟头轻度红肿,将尿道口脓液进行淋病双球菌涂片检查,结果阳性。医生告知患者得了淋病,并给他开了药物注射治疗。同时,医生向患者解释了《传染病防治法》,要求将淋病病例报告给卫生防疫部门,并指出他的爱人也需要到妇产科检查。患者马上恳请医生不要将他的病上报和告诉他的爱人,否则就毁了他的家庭。对此,医生应该如何决策?

（二）性传播疾病患者护理伦理

人类对性传播疾病的认识经历了一个漫长的时期。传统的性传播疾病只包括梅毒、淋病、软下疳、性病淋巴肉芽肿、腹股沟肉芽肿等五种,称为"经典性病"。近年来,随着社会条件和某些性行为的变化,通过性接触的疾病逐渐增多,使过去的"性病"已不能包括。1973年世界卫生组织（WHO）常任理事会决定:采用性传播疾病（STD）来取代过去的性病概念,即以性接触为主要传播方式的疾病统称为STD。目前已达20多种。STD不仅种类多,蔓延也快,已是世界性的流行疾病。

1. 性传播疾病患者的特点

性传播疾病患者作为一组特殊的患病群体,不仅具有躯体方面的疾病,由于社会、经济、文化等多因素的影响,也产生了一系列特殊的心理问题。作为护理人员应该明白这些心理问题的产生与性传播疾病的发生发展密切相关,并影响着性传播疾病的治疗、转归,以及病人预后的性行为方式。

（1）传统文化导致性传播疾病患者的就医、就诊难

由于我国几千年儒家传统文化的影响,大多数中国人视淫乱为万恶之首,性传播疾病多与淫乱有关,性传播疾病病人往往羞于启口,不敢就诊或编造病史而失去最佳治疗效果。

（2）性传播疾病患者的心理压力大

目前相当比例的性传播疾病由不洁性交所致,患者对陷于疾病状态是有责任的。社会上对非性传播疾病病人持同情、帮助态度,但对性传播疾病患者则不同。

（3）性传播疾病患者的治疗效果不明确

因为性传播疾病患者的特殊心理,社会上不正确的宣传使患者不敢到正规医院就诊而

选择私人诊所,最终延误了诊治而使病情加重。就连一些医务人员也对他们冷嘲热讽,使病人觉得被社会遗弃,而自暴自弃,甚至走向犯罪道路。

2. 性传播疾病患者的护理伦理规范

虽然大多数的STD(性传播疾病)不能致人于死地,但其传染性极强,可以引起多种并发症和后遗症,对于人类的身心健康,对家庭的幸福和社会的安定都构成了严重的威胁。因此STD的控制和防护既是一个医学问题,也是一个社会问题。就医务工作者来说,尽早尽快、最大限度地控制STD,已成为我们义不容辞的道德责任。

(1) 建立良好的护患关系

作为护理人员,应礼貌接待病患、建立起相互信任和尊重,对性传播疾病病人应持有理解、同情、帮助的态度,不能挖苦或歧视。并有责任改变社会对性传播疾病病人的歧视,帮助病人走出心理误区。

(2) 创造良好的隐私环境

在临床诊疗中,性传播疾病患者往往顾虑重重,很多患者为掩饰经常会隐瞒自己的真实姓名。医护人员觉察到病人的这种心理,态度应亲切而诚恳,并给其提供相对隐秘的谈话环境,让病人有安全感、信赖感,主动与医护人员交流。

(3) 正确处置,为病人保密

不论是什么原因感染性传播疾病,患者都应受到认真、负责的正规治疗,这是符合社会主义社会的人道主义原则的。绝大多数性传播疾病患者都不愿别人知道所患疾病的实情,甚至不愿被其配偶知情。医护人员应当信守为病人保密的承诺,不将其病情告知无关人员。我国传染病防治法中要求如实上报的性传播疾病如艾滋病、梅毒等,医护人员应当向疾控中心及时上报。但不得向其他无关人员传播,而且应当帮助病人消除恐惧心理,让病人安心、放心地接受治疗。

(4) 普及性传播疾病防治知识,预防性传播疾病传播

性传播疾病的防治既是一项医疗工作,也是一项社会工作,作为护理人员,应提高对STD防治的认识和防治水平。在治护过程中积极宣传健康的性观念和性道德,提倡健康的性行为,预防性传播疾病的发生和传播。

(三) 艾滋病患者护理伦理

艾滋病(Acquired Immune Deficiency Syndrome,AIDS)是人类免疫缺陷病毒(Human Immunodeficiency Virus,HIV)引起的一种获得性免疫缺陷综合征。自1981年在美国发现首批艾滋病患者以来,该病的流行呈逐年上升趋势,目前全球HIV感染者人数是3 400多万。

AIDS是一种灾难性的流行病,有杀死所有被感染者的可能。虽然获得乙肝感染的风险实际上远远高于HIV感染的风险,但是患AIDS后所引起的致命后果使得AIDS成为伦理学所关注的一个主要问题。

在美国护理杂志的一份报告中,93%的被调查护士表示她们在对感染HIV的病人进行静脉穿刺的时候会戴上保护性的手套。不过,如果病人的HIV感染状态未知,那么只有59%的被调查护士表示她们将采取同样的预防措施。

从全球来看,这种流行病比以往任何时候都传播得更加快速。据估计每天大约新发生16 000例感染,90%发生在发展中国家。中国报告的HIV感染数在过去5年中也增长了10

倍。虽然中国感染者的绝对数相对来说还比较小，但是增长率是人们关注的焦点。

1. 全球艾滋病的流行态势

自1981年在美国首次发现艾滋病病人后，艾滋病迅速在全球蔓延。根据联合国艾滋病规划署发布的年报，全球2010年艾滋病病毒携带者总数大约3 400万人，比2009年增加70万，较2001年增长17%。多年来，艾滋病感染者主要集中在撒哈拉以南的非洲地区。近年来，亚洲已成为疫情增长最快的地区。12月1日是一年一度的世界艾滋病日，2011年的世界艾滋病日的宣传主题是"Getting to Zero"，中文可以翻译为"朝零努力"。

2. 我国艾滋病的流行态势

自1985年报告首例艾滋病病例以来，艾滋病在中国的流行一直在不断扩展，截至2007年4月底，全国累计报告艾滋病病毒感染者203 527例，其中艾滋病病人54 480例，死亡16 155例。2008年，我国报告艾滋病相关死亡人数为9 748例，到了2010年，这个数字也涨了近一倍，为18 987例。截至2011年，我国艾滋病感染者总人数在78万左右，基本是每年增加2万人。

3. 艾滋病人护理的伦理规范

艾滋病的防治已成为当前社会公共卫生的热点问题之一。由于艾滋病是一种传染性疾病，且部分与吸毒、性乱有关，因此，当患者面对社会、家庭及今后的生活时，感到无所适从，他们会担心受到社会的歧视和家庭的遗弃，不愿向社会透露自己的真实病情，包括自己的家人和朋友，甚至不敢就医。他们陷入极度的恐慌、焦虑、孤独和抑郁当中，这不但阻碍了治疗的依从性，使病情恶化，而且传染的几率也大大升高。由于该病的特殊性，其护理对加强艾滋病防治具有重要的作用。

(1) 遵循宽容原则，反对歧视

宽容对待艾滋病病毒感染者及艾滋病病人（PLWHA），消除歧视。对PLWHA要给予人道的宽恕和谅解，即使对那些因为不良行为而导致的感染者和患者，也给予一样的同情和帮助。消除歧视，尊重、保护和实现PLWHA的人权，是应对AIDS流行的根本的伦理和法律手段。

联合国艾滋病规划署执行主任彼得·皮奥特在联合国大会上说："要传递这样一个信息，艾滋病是一个可以解决的问题，但如果耻辱和歧视问题得不到解决的话，艾滋病问题就得不到解决。"只有宽容地对待他们，尤其是消除歧视，才能使他们接受命运的挑战，勇敢地面对病魔，积极地面对生活的压力和挑战。因此，护理人员要更新观念，树立艾滋病患者与其他患者一样享有同等人权的人文关怀理念，在执行保密性医疗工作的前提下，热情接待患者，向患者及家属、社会各界人士宣传有关艾滋病的知识，呼吁全社会行动起来，为艾滋病患者筑起一个强大的支持堡垒，减少歧视，还艾滋病患者一个美好的心灵。

(2) 尊重患者的隐私权

AIDS患者的确认报告属于个人隐私，不得泄露。医务人员应尊重患者的隐私，不得将HIV感染者的姓名、住址及个人情况公布或传播。在临床护理中有些护士由于怕触动患者的隐私，在与病人交流沟通时顾虑重重，浮于表面化；也有部分医护人员缺乏法律意识，不懂得保护患者的隐私，将患者隐私公之于众，甚至对患者充满鄙视，这易于导致患者的心理失衡，加速病情的恶化。

我国民众对性的问题比较敏感，且护士多为年轻女性，对患者安全性行为指导多难以启齿。对于这种情况,需要护士自身改变自己的观念,以职业为重,克服自身的局限。艾滋病人作为病人享有与他人同样的权利,有权得到全方位的护理,这就要求护士从容面对患者,自己首先要做到对待这类问题平常化、客观化,才能达到护理效果。

(3) 对艾滋病患者和普通人群进行咨询与教育,公正对待艾滋病患者

对患者、家属及亲友作入院宣教、出院指导,可选用面对面接受答疑或发放宣传资料等方式。反复强调患者的血液、体液、分泌物有传染性,但一般日常生活接触,如共用餐具、卧具、毛巾、握手、面对面讲话、抱孩子是不会被传染的,消除家属戒备心理,使患者得到更多的支持和关爱。现在整个社会对艾滋病的了解还不够深入,一些群众对艾滋病患者抱有偏见甚至歧视的态度,认为只要得了艾滋病,就说明这个人有过不道德的性行为,是老天爷对他的惩罚,所以,要教育社会了解艾滋病的感染渠道。医护人员眼中也应只有病人,不应掺杂其他观念甚至偏见,即护士个人的价值观和专业的价值观要分清。

(4) 提高艾滋病人的生命质量,提供心理、社会支持

艾滋病病程长,目前,在艾滋病尚无特异性药物的情况下,除对症治疗外,患者在病程中会遇到各种心理问题。减轻病人的身心痛苦,防止恶化,提高生存质量是非常重要的。护理HIV感染的病人是一项艰巨的任务,针对不同患者的心理问题后做好耐心细致的开导、安慰、解释和咨询工作。有资料研究表明,规范的治疗及专科医护人员对患者进行健康教育,将大大降低患者抑郁、焦虑情绪的发生。护理人员应尽可能地为患者寻求法律帮助和非政府组织支持,帮助他们解决具体困难。护理人员在响应政府"四免一关怀"政策时,要积极探寻适应 AIDS 患者的新护理模式。

(5) 医务人员加强自身的保护

艾滋病具有隐蔽性、致死性和易传播性,给护理工作带来了一定程度的困难。护士在护理病人的过程中也要加强自身的保护,因为护士的生命和患者的生命是同样重要的,只是因为职业的原因,从业人员有时需要冒职业风险,但要注意自我保护,这也是一项义务。

医务人员为患者诊治时必须做好自身防护,戴手套,穿隔离衣;侵入性操作谨慎进行,对不合作的患者或污染危险性较大的操作需两人配合,一人固定患者肢体,另一人进行治疗操作,操作尽量集中,严格规范,避免误伤自己;静脉输液时使用安全型留置针;处理血液、体液及污染物品时必须戴双层手套;血液或体液标本试管上贴红色标签作为特殊标记,放在专用的容器内送检,以确保医护职业安全。

第五节　老年与肿瘤病患者护理伦理

(一) 老年患者护理伦理

1. 人口老龄化的现状与发展趋势

近些年来,全世界癌症、AIDS 等疾病的发生率呈普遍上升的趋势,而发展中国家医疗资源又比较贫乏,加之经济落后,人口老龄化严重。我国人口老龄化始于 20 世纪 70 年代末,2000 年我国总人口中 60 岁以上比例为 10.3％、65 岁及以上比例为 7.0％,标志着我国比世界早 5 年进入老龄化社会。进入 21 世纪,我国人口老龄化明显加速。根据国家卫生部 2012

年最新统计,我国 60 岁以上的老人已经超过 1.8 亿,而且每年还以 500 万～800 万的数量不断增加;我国 65 岁以上的老年人口已经接近 1.3 亿,而到了 2050 年,这个数字将会达到 3.32 亿,超过总人口的 23%。人口老龄化所带来的慢性疾病问题、医疗保健以及老年生活质量等问题已经成为我国社会发展的重要挑战。

2. 老年患者的护理特点

(1)慢性传播疾病及并发症多,护理任务重

我国老年人主要现患疾病为高血压、冠心病、糖尿病、脑卒中和其他退行性疾病。全国脑卒中发病率在 50 岁人群中开始呈现较高水平,在老年期则进一步直线上升。60、70、80 岁年龄段人群发病率分别是 50 岁年龄段的 3 倍、6 倍和 7 倍。

我国高血压患病率自 40 岁以后呈直线不等比例增长,至 65 岁前几乎每隔 5 岁增长 1 倍。急性冠心病的现患率男性高于女性,55 岁以后患病率呈上升趋势,65 岁后上升更为明显。我国冠心病平均患病年龄男性 61 岁、女性 63 岁。部分地区的调查资料表明,老年痴呆现患率为 0.38%～2.25%,健康状况良好的老年男性和女性分别为 32.7% 和 38.5%。老人对久治不愈的慢性传播疾病程,本身就有沉重压力,加上治疗的痛苦和麻烦,必然产生心理影响,而且多数老年人同时患几种疾病,这就导致老年患者护理任务重

(2)症状不典型容易误诊,护理难度大

老年人由于生理、心理诸方面都处于衰退阶段,记忆力减退、老年性耳聋,患病后主诉不确切,回答病史含糊;老年人由于体温调节中枢降低,患病时体温增高不明显,疼痛反应不敏感,从而造成症状和体征不典型,随着年龄的增加,其免疫、消化和肾脏等功能下降,患病后易导致医院内感染,加之老年人骨质疏松、行动迟缓等,都说明老年患者护理难度大。

(3)复杂的心理变化,护理要求高

"久病成医"的老病号常怀疑诊断、护理的正确性,经常向医护人员提出质疑;部分老年人患病后来院就诊或住院治疗,常出现精神过度紧张、忧郁、焦虑、惊恐不安等心理变化,加之身体虚弱、五官失灵、行动不便,心理上常处于痛苦不堪的状态,在治疗、护理过程中,经常向医护人员探问自己的病因、病情、治疗用药和手术的安全性,甚至喋喋不休地询问治疗、护理中出现的微小问题和预后情况;有的老年患者悲观失望,对自己的疾病治疗失去信心,表现出沉默不语或拒绝治疗等。护理人员对病人的询问、质疑,应以科学的态度,实事求是地给予解答,消除病人的疑虑,这也是护理道德要求。

(4)恢复慢,住院时间长,医疗费负担重

老年人退休后经济收入低,尤其是农村老人主要靠家属子女供养。因此,很难应付当前的医疗费用和药品价格。还有很多老年病患者因医院床位紧张不能住院治疗。庞大的老年人口和老年病人使得医疗资源本来就短缺的矛盾日益突出,不能满足老年人的医疗需求,而进一步导致老人的心理负担重,进入一个恶性循环。

3. 老年患者护理的伦理规范

(1)平等、一视同仁

老年病人入院后,享受在医疗保健中,尤其是诊治和护理上的平等。护理人员在任何时候、任何场合、任何情况下,都不以社会职业、地位、级别、民族、信仰、风俗、文化、性别、性格、态度、肤色、容貌等的不同而干扰和影响护理工作。不能因为病情重、职位低、态度

坏、自我护理能力弱而疏远,更不能利用病人求医治病心切,或医护职业的特殊作用而谋取私利,置病人健康于不顾,践踏护理道德原则,护理人员必须一视同仁才能更好完成护理任务。

(2) 理解、满足心理需要

老年病人生理和心理的衰老,使其依赖性逐渐加重;老年人自尊心强,容易产生自卑感;老年人患病后,住进陌生的医院,离开了单位和家庭,由一个独立自主、自由自在、自己支配自己甚至指挥别人的人,突然转为处处要受医院、病房规章制度约束及医护人员指挥的人。这种家庭、社会角色的改变使患者的自尊心受到压抑,加之住院后的孤独、焦虑、忧郁和病痛,对医护人员有高度的警觉性,尤其对接触频繁的护理人员的态度、表情观察得十分细致,感觉非常敏感。因此,护理人员要懂得顺从老年人的心理,像敬重自己的父母长辈一样地敬重他们,耐心听取他们对护理的要求和意见,尽量满足患者需要,使他们产生安全、舒适和信任感,以消除各种不利的心理因素。

(3) 关心、细心照料

国外曾提出过医生护士对病人必须五知:一知病人主诉;二知病人不适;三知病人苦恼;四知病人日常生活的不便;五知病人社会问题。对病人病情、心理、个性和需要了如指掌。老年患者年老体弱,力不从心,缺乏自理能力,护理人员要关心他们,主动帮助并细心照料,使老年患者感到家庭般的亲热、温暖、舒适,增强战胜疾病的信心。

(4) 耐心、体现良好修养

老年患者反应迟钝,说话啰嗦、口齿不清或语无伦次,有的固执己见,有的老年患者自控能力减弱,情绪易波动。针对这些情况,护理人员要切忌急躁,也不能流露不耐烦和厌恶的情绪。一定要同情、体谅和宽容他们,耐心为他们服务,并采取老年人乐意接受的方法进行护理。

(5) 加强社区健康护理发展,满足老龄需要

维持老年人的健康是社区护理工作的重点。为适应人口老龄化的趋势,实现健康老龄化的目标,提高老年人生活质量,为老年人提供较全面、系统、规范的社区护理服务,尽快探索和发展出一套适合我国国情的老龄保健护理模式已刻不容缓。我们应当尽快培养一批业务水平高、技术力量强并具有相关知识层次的护理骨干队伍和社区护理专门人才,使我国的社区护理教育与国际接轨。

(二) 肿瘤患者的护理伦理

1. 全球肿瘤发病的情况

世界卫生组织最新数据显示,癌症已成为人类致死的第一诱因。到 2020 年前,全球癌症发病率将增加 50%,即每年将新增 1 500 万癌症患者。不仅如此,癌症的死亡人数也在全球迅猛上升,2007 年全球共有 760 万人死于癌症,2030 年这个数字可能会增至 1 320 万,而其中大多数将发生在中低收入发展中国家。肿瘤正在引起世界,特别是 UICC(国际抗癌联盟)和世界卫生组织(WHO)的重视。从 2000 年开始,国际抗癌联盟(UICC)确定 2 月 4 号作为世界抗癌日。

数据显示,全世界 20% 的新发癌症病人在中国,24% 的癌症死亡病人在中国,目前中国的癌症生存患者和治愈患者仅为 13%。从死亡率来讲,每年要死亡大概 700 万人,死亡人口大约 24% 发生在中国。也就是说,相当于每 4 例死亡病人当中发生在我们中国的就有 1 例。

2. 我国肿瘤发病的情况

尽管肿瘤在2006年已经被世界卫生组织定义为"可以控制的慢性非传染性疾病",然而直到今天,因为发病率高、死亡率高,它仍让中国人谈之色变。近20年来,我国肿瘤死亡率上升了29.42%,肿瘤的发病率约为200人/10万人,据统计,我国每年新发癌症220万例,因癌症死亡人数为160万。而且,近年来癌症的发病率呈上升趋势,按照当前的趋势估计,到2020年,我国每年癌症的发病人数可能达到550万,每年因癌症死亡的人数将可能达到400万。而且与上世纪70年代中期相比,增加了83.1%,上升速度非常惊人!从这个数字可以看到,我们发病率占20%,死亡率占24%,生存率是占13%。所以,我们作为最大的发展中国家,和西方发达国家相比,我们肿瘤防治的任务是非常严峻的,作为医疗机构所肩负的责任更是可想而知。

3. 肿瘤病人的特点

(1)患者的心理变化

国际抗癌联盟是国际上最大的癌症预防与治疗方面的非政府学术组织,其主导的一项针对全球42个国家、约4万人参与的调查发现,面对癌症,发展中国家接受调查者更容易持悲观和消极态度。其具体数据是,低收入国家持悲观和消极态度的为33%,中等收入国家为31%,高收入国家仅为14%,而中国则高达43%。

每一个肿瘤患者基本都经历了焦虑与希望、悲哀与反抗、抑郁与孤独、绝望与平静这四种心理变化,具体表现在确诊前焦虑恐惧,确诊后又期待检查有误,往返多个医院复查,存在着逃避现实的侥幸心理;当事实无法改变时,表现为愤怒、悲哀埋怨的情绪,为了发泄内心的痛苦,拒绝治疗或对家人和医务人员发无名火。随着治疗的进展和疾病的变化,情绪转为抑郁、焦虑,不愿交流;由于病情恶化,死亡威胁渐渐逼近,因治疗无望产生了绝望心理,部分病人不愿为家人和自己增加麻烦和痛苦,克制自己悲愤的心情,表现得异常平静,有条理地安排后事,默默地准备离开人间。

(2)强烈的求生欲与矛盾心理

随着医学诊疗手段的进步,治疗方法越来越多,如手术、放疗、化疗、介入等,尽管新的方法、新的手段及新药品的不断应用,但对恶性肿瘤的治疗仍处于探索阶段。但绝大多数肿瘤病人及家属在希望不大的情况下,仍坚持积极治疗,直至生命终结。疼痛、放疗、化疗等副反应、医院的陌生感及等待死亡的恐惧等,给病人的身心带来了巨大的痛苦,家属也承受着来自各个方面的压力,包括昂贵的医疗费用,病人低下的生存质量,稀缺的医疗资源等。

(3)要求获得更多的信息与渴望支持

病人不仅需要专业的技术支持,如对放疗化疗的指导、副反应的护理、疼痛的护理等,同时也需要更多的心理支持。如何帮助病人、家属,尽可能满足他们的身心需求,是护理人员急需解决的问题。

4. 肿瘤护理存在的问题

当前,随着医学模式由生物医学模式向生物—心理—社会医学模式的转变,我国的护理工作正在变革中迅猛发展,护理工作的职能、任务、护理模式都在不断地发展提高。护士的工作已由简单的打针发药和疾病监护等技能活动升华为包括心理护理在内的更为复杂的创造性活动。

（1）专业化护理人员短缺

恶性肿瘤病人护理包括许多专业性的问题，如放疗、化疗、疼痛、死亡等都需要具有专业知识的护理人员对其进行观察、护理，为此护理人员不仅需要丰富的专业知识，更需要有广博的人文社会知识、良好的道德修养、沟通技巧以及正确认识死亡的态度等。

目前美国在200多个领域中培养了10万余名专科护士，据美国癌症协会的资料，美国在癌症专科护理方面，其研究、教育、管理、临床等方面已形成一定规模，对癌症病人及家属在做出准确评估后能提供一系列的医疗、营养、心理、适应、健康教育等方面的服务，甚至又分放疗护士、化疗护士、疼痛护士等。在我国这方面发展较慢，更多的人认为我国需要设立专科护士，肿瘤护理也是被普遍认可的应优先发展的专科护理领域之一。

（2）死亡教育的空白

晚期肿瘤病人面临死亡，接受死亡，这就是死亡教育研究的内容。受传统的死亡观念的影响，死亡成为人们忌讳和逃避的话题。有调查显示，对死亡持排斥和不接受态度的比例高于顺应者，接受安乐死的更少，即使面临死亡，仍有26.8%的人采取不愿意接受的态度。人们把死亡看成是不幸和恐惧的象征。在医院，很多医务人员也缺乏死亡教育的基本知识与技能，对死亡的话题探讨较少，面对死亡是搪塞、敷衍、转移话题，这与医院开展健康教育和临终关怀服务需求不相适应有关。

5. 肿瘤病人护理的伦理规范

（1）解除和减轻肿瘤病人的疼痛

晚期癌症病人由于长期慢性消耗、癌细胞广泛转移引起的机能紊乱，常常承受疼痛、呕吐、腹胀等痛苦的煎熬，从而影响病人的正常进食、睡眠、休息等。晚期癌症病人常见的主要症状之一是疼痛，由于遭受疼痛的折磨，其生活质量下降，同时伴有焦虑、忧郁、悲观、绝望等负性情绪，而这些负性情绪又可加重疼痛反应。

但是在现实中，由于部分医护人员对病人的疼痛关心和重视不够，加之部分医护人员、病人和家属因担心药物成瘾而不愿使用止痛药物，对患者家属进行相应的教育，明确减轻痛苦与止痛药物对身体的危害相比已不是主要问题，在病人疼痛时及时提供镇痛药，或按WHO提出的三阶镇痛疗注，并按时给药，这样才能提高病人的生命质量，切实减轻病人生理上的痛苦。我国临床上止痛药物的使用量远远低于世界平均水平，所以，医护人员和病人及家属需改变观念，把解除和减轻肿瘤病人的疼痛作为对其医护的重要内容。

（2）提供广泛心理护理，建立良好的医患和护患关系

对癌症患者的护理应坚持躯体护理和心理护理并重的原则，使患者在躯体方面得到无微不至照顾的同时，通过相应的心理护理使其振作起来，保持乐观、向上、自强不息的精神面貌，积极地配合治疗。

有的患者病愈后回来看医护人员时，会谈起当年的思想过程、心理变化，经常会特别提到医生护士的一两句鼓励的话，感慨对他们战胜疾病起到的重要作用，就像一位癌症患者所说的：必胜的信心、坚强的精神支柱和强烈的求生欲望是癌症的克星。癌症患者充分发扬乐观主义精神、顽强的斗争意志，能主动地配合医生治疗，是制服癌症的一个重要环节。医务人员要格外关心体贴病人，使病人坚强起来并积极配合医务人员的行动。意志坚强的病人，能够克服困难，坚持治疗，有时会收到出乎意料的效果。但这需要良好的护患关系和医

患关系这一前提。由于护理人员与病人的接触机会要远远多于医生,因此,护理人员更应担当起这一重任。

（3）根据实际情况让患者知情,协助患者自主地选择治疗方案

在国内,病人家属出于对病人的保护的心理一般都不让医生护士如实告诉病人病情的程度。事实上,国外学者认为:"从医疗角度看,不让病人知道事实真相于事无补"。大量研究显示大多数癌症病人都想知道诊断结果的严重性,他们都想知道事实,是因为他们可以为将来作计划。还有研究显示,不知道自己病情的病人将遭受更多的沮丧、担心和孤独的痛苦。

根据我国国情,医务人员会让患者家属或代理人完全知情,但是应该根据病人的具体情况作具体分析,区别对待。由于每个人的心理素质、社会地位、自主理念、家庭背景、经济状况各异,病情轻重不等,精神状态和性格又各具特征,在医疗实践中不能千篇一律,应区别对待。医务人员通过同病人接触及向家属了解情况之后,根据不同的情况来决定,对病人的病情是否保密的问题。应综合各种因素,因人而异,选择性说明病情。这样就能得到患者的密切配合,克服治疗带来的痛苦,取得最好的疗效。

【案例 7 - 5】

某患者,女,38 岁。家庭主妇,性格稳重、孤僻。诊断为肺癌。术前诊断为多发性肺囊肿。术后医生通知患者家属诊断为进行性肺癌,需进行化疗,化疗的有效性为 50%,患者在谈话后立即外出住宿。患者与家属商议在这样的治疗效果下生活是否优先于治疗。护士在和患者交谈中,患者表示"其实也没有什么要谈的,只是不知怎么办才好,心理很烦恼"。通过进一步交谈,护士了解到患者考虑到治疗效果的问题,决定首先考虑生活上的需求,希望到疗养院那样舒适的医院,护士根据患者的愿望为其介绍了合适的医院。

【分析】

从以上案例上可以看到只要有可能,让患者选择治疗方案,是对患者自主权的尊重。而这样做的前提是患者对自己的疾病已经完全知情。护士和患者接触密切,在护理方面了解清楚患者的情况,因此,护士在患者选择治疗方案的过程中也发挥着极其重要的作用。

（4）开展健康教育,提供温馨服务

有资料表明,恶性肿瘤治愈率现已达 40%,早期治愈率已达 90%。护士是防癌、抗癌宣传的主力军。健康教育是一种有计划、有目的、有评价的教育活动。

护士的日常工作繁忙、紧张、琐碎,要想每天抽出固定的时间进行健康教育是不可能的,因此,就要求护士在对病人护理服务过程中,注意收集病人的健康问题,制定健康教育计划,做到有计划的实施、评价。护士在了解患者心理情况下,对他们进行有针对性的健康宣教。肿瘤大多可以预防,早期诊断、早期治疗,将大大地提高肿瘤的治愈率。讲解一些肿瘤常见早期症状、自我检查的方法、肿瘤流行病学的特点、回答他们提出的各种问题等,从而提高健康教育的可信度,使健康教育达到预期目的。

本章小结

　　随着医学模式的转变,传统的护理模式已不能适应新的护理理念的要求。在临床上特殊疾病病人的护理服务中,由于病人生理、心理、病理上的特殊性,使得护理工作量大而且更加复杂,技术难度要求更高,责任心要求更强,因此护理责任尤其重大。

　　护理人员要做好特殊疾病病人的护理工作,除了应具备相应的职业技能外,还必须具有崇高的道德修养,除应遵循护理伦理的基本原则之外,还有具体的特殊的伦理要求。广大护士应从单纯、机械的执行医嘱的被动护理转变到运用护理程序为病人解决问题的整体观念上来;广大护士应从单凭亲切、热情等传统的护理方法转变到不断加强学习、充分做好病人的心理护理、达到最佳治疗效果上来。护理工作中必须根据具体患者进行具体分析,运用灵活有效的方式,对不同的患者,不同的病情,在不同条件下制定合理的护理方案,力求最优化。

思考题

1. 妇产科、儿科病人的特点和对其护理工作的道德要求是什么?
2. 老年病人的特点和对其护理工作的道德要求是什么?
3. 请结合自身分析如何才能真正做到减少艾滋病的歧视?
4. 如何维护临终病人的权利?
5. 肿瘤病人的主要特点是什么?

技能训练题

【实践活动】【辩论赛】

活动方式:组织一次有关性传播疾病患者隐私保密的小型辩论赛。

活动目标:加深对保密原则的理解。

活动步骤:

① 将学生分成两大组,甲方论点:为了维护性传播疾病患者的利益,应该绝对为其保密,不向任何人透露患者的病情,包括其配偶;乙方观点:性传播疾病患者可能会危害他人的健康,应该将其患病的事实在一定范围内公开,绝对应该告诉其配偶实情;

② 阅读教材及参考书;

③ 分组讨论,推选参加辩论的选手;

④ 由甲、乙方辩手进行辩论;

⑤ 同学代表及教师进行评价。

讨论案例

【案例】警告的义务?

你是一个诊所健康中心的护士,正在接待格林先生。格林先生 28 岁,是一个研究生,由于血液人类免疫缺陷病毒(HIV)抗体测试阳性而被报到健康中心来接受咨询。虽然他目前还没有症状,你告诉他尽管他现在还没有得艾滋病(AIDS),但是在未来 5 年内得 AIDS 的概率是 5%~35%。你建议他不应该再去献血,在所有时候都应该进行安全性行为。

在这次咨询期间,琼斯先生告诉你他是一个双性恋者,他的感染可能来自于去年夏天的一次同性性行为。他还告诉你他预定于下个月结婚。你告诉他需要告知未婚妻这种情况,但是他说这会毁掉他的生活。

1. 在把 HIV 作为一种传染病进行报告方面,都有哪些法律规定?

2. 你对谁有义务,是你现实中的病人还是潜在的受害者?

3. 你将如何处理这件事?

拓展阅读

世界艾滋病日

为提高人们对艾滋病的认识,世界卫生组织于 1988 年 1 月决定将每年的 12 月 1 日定为世界艾滋病日,号召世界各国和国际组织在这一天举办相关活动,宣传和普及预防艾滋病的知识。2012 年的主题是倡议治疗与预防同步。

世界卫生组织将 12 月 1 日定为世界艾滋病日,是因为第一个艾滋病病例是在 1981 年 12 月 1 日诊断出来的。

世界艾滋病日的标志是红绸带。红丝带标志的意义:红丝带像一条纽带,将世界人民紧紧联系在一起,共同抗击艾滋病,它象征着我们对艾滋病病人和感染者的关心与支持;象征着我们对生命的热爱和对和平的渴望;象征着我们要用"心"来参与预防艾滋病的工作。

世界艾滋病日自设立以来,每年都有一个明确的宣传主题。围绕主题,联合国艾滋病规划署、世界卫生组织及其成员国都要开展各种形式的宣传教育活动。

2002~2011 年,这十年的主题是:

【2002 年】

"相互关爱,共享生命"(Live,let Live)

【2003 年】

"相互关爱,共享生命"(Live,let Live)

【2004 年】

"关注妇女,抗击艾滋"(Women,Girls,HIV and AIDS)

【2005 年】

"遏制艾滋,履行承诺"(Stop AIDS,Keep the promise)

世界艾滋病运动(WAC)选择"遏制艾滋、信守承诺"为其 2005 到 2010 年的主题。

【2006 年】

12 月 1 日是第 19 个世界艾滋病日。

联合国艾滋病规划署确定 2006 年世界艾滋病的宣传主题仍然是"遏制艾滋,履行承诺"。主题强调了政府和社会各界共同承诺、共同参与,号召社会的各个方面都要行动起来,恪尽职守、履行承诺。

【2007 年】

12 月 1 日是第 20 个世界艾滋病日。

宣传主题仍然是遏制艾滋,履行承诺。艾滋病的英文全称是 Aquired Immunodeficiency Syndrome,即"获得性免疫系统缺乏综合症",简写就是人们所熟悉的"Aids"。这个简称的字面意义就是"援助"的意思。

【2008 年】

世界艾滋病日主题仍为"遏制艾滋,履行承诺"(Stop AIDS,Keep the promise)。

【2009 年】

世界艾滋病日主题为"普遍可及和人权"(Universal Access and Human Rights)。

【2010 年】

世界艾滋病日主题为"正视艾滋,重视权益,点亮反歧视之光"(Keep the light on HIV and human rights)。

【2011 年】

世界艾滋病日主题为"行动起来,向'零'艾滋迈进"(Getting to Zero)。

第八章　公共卫生保健与康复护理伦理

学习目标：

通过本章学习,学生能够了解：突发公共卫生事件应急护理、社区护理、康复护理的特点;熟悉：自我护理与健康教育的特点及其护理伦理规范;掌握：突发公共卫生事件应急护理、社区卫生服务护理、康复护理的伦理要求。

关键概念：

公共卫生(Public Health)　社区卫生(Community Health)　康复护理(Rehabilitation Nursing)　自我护理(Self Care)　健康教育(Health EduCation)

【引导案例】

进入 21 世纪以来,全球公共卫生领域已经出现过三次大的疫情,分别是 2003 年的 SARS 疫情、2005 年的禽流感疫情和 2009 年的甲型 H1N1 流感。这些都是突发公共卫生事件。

尤其是 SARS 肆虐中国后,公共卫生受到了前所未有的关注。为了有效预防、及时控制和消除突发公共卫生事件的危害,保障公众身体健康与生命安全,维护正常的社会秩序,2003 年 5 月 12 日,国务院颁布了《突发公共卫生事件应急条例》。国务院制定这个条例的目的与指导思想是：着重解决突发公共卫生事件应急处理工作中存在的信息不准、反应不快、应急准备不足等问题,建立统一、高效、权威的突发公共卫生事件应急处理机制,保障公众身体健康与生命安全,维护社会稳定。同时,为今后及时有效处置突发事件建立起了"信息畅通、反应快捷、指挥有力、责任明确"的应急法律制度。《条例》的颁布,标志着我国的突发公共卫生应急处理工作全面纳入法制化轨道。

第一节　突发公共卫生事件应急护理伦理

随着医学模式的转变和现代护理学事业的发展,以及广大群众对健康水平日益增长的需求,护理工作越来越显示出其重要性,与此同时护士与社会的联系越来越紧密,护理工作正走出医院,走向社会。随着护理的重新定义及护理职责范围的扩大,护士必须向个人、家庭和社会提供全方位的健康服务。探讨突发公共卫生事件应急护理、社区卫生保健、健康教育、康复和自我护理的道德问题,是护理伦理学的重要研究课题。

一、突发公共卫生事件的含义

突发公共事件是指突然发生,造成或者可能造成重大人员伤亡、财产损失、生态环境破坏和严重社会危害,危及公共安全的紧急事件。

2006年1月国务院颁布的《国家突发公共事件总体应急预案》规定,根据突发公共事件的发生过程、性质和机理,突发公共事件主要分为以下四类:

自然灾害。主要包括水旱灾害、气象灾害、地震灾害、地质灾害、海洋灾害、生物灾害和森林草原火灾等。

事故灾难。主要包括工矿商贸等企业的各类安全事故、交通运输事故、公共设施和设备事故、环境污染和生态破坏事件等。

公共卫生事件。主要包括传染病疫情、群体性不明原因疾病、食品安全和职业危害、动物疫情,以及其他严重影响公众健康和生命安全的事件。

社会安全事件。主要包括恐怖袭击事件、经济安全事件和涉外突发事件等。

因此,突发公共卫生事件是突发公共事件的一个组成部分。它是指已经发生或者可能发生的、对公众健康造成或者可能造成严重损害的重大传染病疫情和不明原因的群体性疫病,还有重大食物中毒和职业中毒,以及其他严重危害公共健康的事件。

重大传染病疫情是指传染病在集中的时间、地点发生,导致大量的传染病病人出现,其发病率远远超过平常发病水平。

不明原因的群体性疫病是指在一定时间内,某个相对集中的区域内同时或者相继出现多个共同临床表现患者,又暂时不能明确诊断的疾病。这种疾病可能是传染病,可能是群体性癔症,也可能是某种中毒。

重大食物和职业中毒,是指由于食物和职业原因而发生的人数众多或者伤亡较重的中毒事件。

其他严重影响公众健康事件,主要包括:有毒有害化学品、生物毒素等引起的集体急性中毒事件;有潜在威胁的传染病动物宿主、媒介生物发生异常;医源性感染暴发;药品引起的群体性反应或死亡事件;预防接种引起的群体性反应或死亡事件;严重威胁或危害公众健康的水、环境、食品污染和放射性、有毒有害化学性物质丢失、泄露等事件;发生生物、化学、核和辐射等恐怖袭击事件;上级卫生行政部门临时规定的其他重大公共卫生事件等。

在突发公共卫生事件中,受害人员的医疗救护、现场控制等一系列措施,是突发公共卫生事件应急处理的重点。按照完善的应急处理工作程序规范应急处理工作,迅速、有效地处理公共卫生突发事件,同时采取有效控制措施,对现场进行应急控制和消除致病、中毒、污染等因素,最大限度地减少危害、消除影响,对保护公众健康和安全都起着重要的作用。

二、突发公共卫生事件应急护理的特点

突发公共卫生事件应急护理有其自身的特点:

(一)社会性广

突发公共卫生事件影响面广,往往造成人们心理恐慌,对日常生活、工作秩序和社会稳定带来深远的负面影响。如SARS危机从一开始就是一场突如其来的公共卫生危机,并带

来人员伤亡,严重威胁民众的生命健康,而且波及经济、政治、外交等多个领域。

（二）群体性宽

突发公共卫生事件呈群体性,受灾遇难的人数往往比较多,涉及面较广。如 SARS 危机经历了从有限范围的区域性危机、全国性危机直至全球公共危机。

（三）风险性大

无论是中毒、疫情、安全事故还是群体性不明原因疾病,直接现场接触都是一件危险性大的工作。全球性恶性传染病不仅给原发区,也给某一地区或全球带来巨大灾难。如 1918 年在西班牙暴发的世界性流行性感冒传染造成至少 2 000 万人死亡,1957 年的亚洲流行性感冒和 1968 年的香港流行性感冒共造成全世界 150 万人死亡。到 2000 年 7 月,在英国有超过 34 000 个牧场的 17 万多头牛感染了疯牛病,最高发病时间是在 1993 年 1 月,每月至少有 1 000 头牛发病。而疯牛病在人类中的表现为新型克雅症,患者脑部会出现海绵状空洞,导致记忆丧失,身体功能失调,最终神经错乱甚至死亡。1997 年,英国科学家曾经预计,在最糟糕的情况下,可能会有 1 000 万人最终死于新型克雅症。2002 年这一预计数字降为 5 万人。

（四）时间性紧

突发公共卫生事件的护理工作具有突击性和随机性的特点。突发公共卫生事件发生急骤,往往在人们毫无防范的情况下发生;事件发生时常常是突发性的,病人发生的时间集中,数量大,而且病情、伤情、疫情普遍严重,急需快速做出决策。事件的开端无法用常规性规则进行判断,而且其后的衍生和可能造成的影响是没有经验性知识可供指导的,一切似乎都在瞬息万变。有关部门、医疗卫生机构应当做到早发现、早报告、早隔离、早治疗,切断传播途径,防止扩散。

（五）协作性强

某一国所发生的危机事件带来的很可能是对全球经济、政治等方面的连带性冲击,有效应对危机事件需要国家之间的合作和国际组织的参与。突发公共卫生事件应急处理的护理要求护士既要从宏观上统筹全部护理过程的各个环节,又要一专多能,从微观上处理好每个病人。护理工作必须保持良好的连贯性和协同性的要求,若在护理某个环节的衔接上出现差错和失误,就会对病人的病情转归和生命安危带来不利影响。

（六）责任性重

突发公共卫生事件情况往往瞬息万变,异常复杂。护理工作任务艰巨、责任重大。护士要协助医生对重病人的抢救,搞好伤、病、疫情观察,配合各种手术,做好基础护理和专科护理。突发公共卫生事件发生后,应快速、准确查找危害因素,疾病预防与控制中心在接到突发公共卫生事件报告并确认必须启动应急程序后,应立即派出应急队伍赶赴现场,开展调查处理。到达现场后,要对事件的基本情况进一步核实,深入调查了解,找出事件的某些共同特征。启动快速检测通道,对所采样品进行快速检测,力求迅速查明事件原因,为制定控制策略提供可靠的科学依据。

【案例 8-1】 上海"染色"馒头事件

2011 年 4 月 11 日,中央电视台报道,在上海多家超市销售的由上海盛禄食品有限公司分公司生产的小麦馒头、玉米面馒头是将白面染色制成,制作过程中以甜蜜素代替白糖,加入防腐剂防止发霉,违法添加柠檬黄制造出所谓的玉米馒头。馒头生产日期标注为进超市的日期,过期馒头被回收后重新销售。据了解,超百万只问题馒头被上海华联等多家超市售出。

三、突发公共卫生事件中护理人员的责任

(一)伦理责任

公共卫生组织包括卫生行政管理当局和公共医疗机构及医务人员均应承担起保护公众身体健康的职责,承担起治病救人的职业责任。

1. 医疗卫生机构应当服从突发事件应急处理指挥部的统一指挥,相互配合、协作,集中力量开展相关的科学研究工作。

2. 医疗卫生机构应当对因突发事件致病的人员提供医疗救护和现场救援,对就诊病人必须接诊治疗,并书写详细、完整的病历记录;对需要转送的病人,应当按照规定将病人及其病历记录的复印件转送至接诊的或者指定的医疗机构。

3. 医疗卫生机构内应当采取卫生防护措施,防止交叉感染和污染。医疗卫生机构应当对传染病病人密切接触者采取医学观察措施,传染病病人密切接触者应当予以配合。医疗机构收治传染病病人、疑似传染病病人,应当依法报告所在地的疾病预防控制机构。接到报告的疾病预防控制机构应当立即对可能受到危害的人员进行调查,根据需要采取必要的控制措施。

4. 传染病暴发、流行时,护理人员应当组织力量,团结协作,群防群治,协助做好疫情信息的收集和报告、人员的分散隔离、公共卫生措施的落实工作,向居民、村民宣传传染病防治的相关知识。

(二)法律责任

国务院制定的《突发公共卫生事件应急条例》第五十条规定:医疗卫生机构有下列行为之一的,由卫生行政主管部门责令改正、通报批评、给予警告;情节严重的,吊销《医疗机构执业许可证》;对主要负责人、负有责任的主管人员和其他直接责任人员依法给予降级或者撤职的纪律处分;造成传染病传播、流行或者对社会公众健康造成其他严重危害后果,构成犯罪的,依法追究刑事责任。

四、突发公共卫生事件应急护理的伦理规范

(一)奉献精神

突发公共卫生事件发生后,护理人员即使在自己安全受到威胁,个人身体遭受磨难的情况下,也不能忘记自己肩负的救死扶伤的神圣使命,要始终把病人和广大人民群众的生命安危和伤痛折磨放在首位。只要伤情、病情出现,就必须将生死置之度外,奋不顾身地紧急救护,在疫情暴发时,也不能有丝毫的退缩不前。在任何情况下,都要敢于担风险,敢于负责任,富有自我牺牲的献身精神。

(二)科学精神

应对突发公共卫生事件要充分发挥科学技术的作用,不遗余力地加强对检测手段、防治药物、防护设备以及疫苗、病原体的研究;同时要坚持实事求是,以科学的态度对待疫情,确定病原,采取预防措施,制定各种突发公共卫生事件的应急预案;建立健全突发公共卫生事件的预警系统,加强疾病预防控制和卫生监督检测机构的建设,提高检测和科学预测能力,

强化公共卫生突发事件的预测预报能力。护理人员要在广大群众中进行防治疾病科学知识的宣传,使广大群众都能以科学的态度对待疾病,以科学的方法提高自我保护能力。

（三）协作精神

公共卫生突发事件的应对处理是一项复杂的社会工程,需要各部门的相互支持、协调和共同处理。应对策略的制定不单是疾病预防和控制中心的工作,还要其他各有关部门共同参与和完成。

（四）民族精神

越是困难的时候,越是要大力弘扬民族精神,增强中华民族的凝聚力。处理突发公共卫生事件要大力弘扬万众一心、众志成城、团结互助、同舟共济、迎难而上、敢于胜利的民族精神。在抗击 SARS 斗争中,各级党政领导高度重视;广大医务工作者站在抗击 SARS 的最前线,救死扶伤、英勇奋斗、无私奉献;社会各界以各种方式支援抗击 SARS 的斗争,全国各地相互支持,协同作战,一方有难,八方支援。所有这些都是民族精神的充分体现。

（五）人文精神

突发公共卫生事件护理本身就是一项崇高的人道主义事业和实践活动。护士必须将人道主义思想和要求,作为自己从事本职工作的起码道德准则。突发卫生公共事件的处理,强调救死扶伤和珍惜人的生命价值,丰富和发展了中华民族"民为本"、"为人民服务"的思想,"人民是主人"的观念得到真正的贯彻,人文精神得到进一步发扬。

（六）敬业精神

在突发公共卫生事件的应对处理中,护理工作是在残酷、危险和艰苦环境里进行的,工作条件和生活条件异常艰苦。在抢救现场,每个护士要勇于克服困难,充分发挥自己的专业技能和聪明才智,最大限度地挽救和护理病人。任何背离医护人员的崇高职责,贪生怕死,害怕自己受感染,遗弃伤病员或人为延误救治行为都是不道德的。

【案例 8-2】

在 2003 年抗击非典的斗争中,我们的白衣战士中涌现了一大批用热血和生命捍卫着人民群众的生命安全和健康的英雄人物。广东省中医院急诊科护士长叶欣是这一群体中的一位杰出代表。她在面对病人时,总是抢着干最危险的活。"这里危险,让我来",是她经常撂给战友们的一句话。她身先士卒,关怀战友,在迎战非典的日子里,她告诉年轻护士,"我已经给这个病人测过体温、听过肺、吸了痰,你们就别进去了,尽量减少感染机会"。

第二节　社区卫生服务护理伦理

一、社区卫生服务的概念与护理特点

（一）社区卫生服务的基本概念

1. 社区卫生服务的定义

早在 1999 年 1 月 16 日,国务院十部委在联合下发的《关于发展城市社区卫生服务若干意见》中,明确将社区卫生服务定义为:社区卫生服务是指社区内的卫生机构及相关部门根据社区内存在的主要卫生问题,合理使用社区的资源和适宜技术,主动为社区居民提供的基本卫生服务。社区卫生服务是以人群健康为中心、家庭为单位、社区为范围、需求为导向,以妇女、儿童、老年人、慢性病人、残疾人、贫困居民等为服务重点,以解决社区主要卫生问题、满足基本卫生服务需求为目的,融预防、医疗、保健、康复、健康教育、计划生育技术服务功能等为一体的,有效、经济、方便、综合、连续的基层卫生服务。

2. 社区卫生服务的对象

社区卫生服务的对象是社区全体居民,主要可分为健康人群、高危人群和患病人群。

(1)健康人群

健康人群是社区卫生服务的主要对象之一。这类人群虽然在身心方面处于相对健康的状态,但如何维护健康、预防致病因素的侵袭仍是这类人群对卫生服务的需求。

(2)高危人群

所谓高危人群是指那些存在致病因素的人群。致病因素可以是生物遗传因素、环境因素或生活方式等因素。针对这类人群的具体特点,通过有效方式帮助他们戒除或降低致病因素对其影响,促进健康是社区卫生服务的主要任务。

(3)患病人群

患病人群是指患有各种身心疾病的人群。针对这类人群患病的特点,在帮助他们正确对待疾病的基础上,提供持续医疗服务、改善健康状况是社区卫生服务的主要任务。

3. 社区卫生服务的内容

社区卫生服务是城市医疗卫生服务体系的基础,也是公共卫生服务的重要组成部分。除了医疗外,社区卫生服务还有其他的职能,包括疾病预防、医疗、保健、康复、计划生育技术指导、健康教育等,即所谓的"六位一体"。

(二)社区护理特点

社区护理有其自身的特点:

(1)社区护理是护理领域的一个特殊分支。社区护理以护理学的基本理论、基本工作方法及技能为基础,向社区居民提供人性化的整体护理服务。

(2)社区护理将公共卫生与护理的基本理论相结合。为了实现促进和维护社区人群健康的目标,在社区护理实践中不仅应用护理学的基本理论和工作方法,还将运用公共卫生学的基本理论和基本知识,以预防、保护及健康促进为主要策略。

(3)社区护理服务以社区人群为主要对象。社区护理将社区人群作为护理的主要对象,将个体、家庭作为群体的组成成分。根据社区人群的不同需求及特点,可分为若干亚人群,如健康人群、高危人群及患病人群等,从而有针对性地提供相应的服务。

(4)社区护理以健康为中心。社区护理以促进和维护社区人群健康为目标,其核心是群体健康。社区护理更侧重于积极主动地预防和保健,促进社区整体健康水平,从而减少疾病的发生。

(5)社区护理鼓励多方参与及合作。在提供各种社区护理服务中,社区护士将与服务对象、家属、社区管理者及其他社区卫生服务人员密切合作,共同促进和维护社区人群的健康。

(6)社区护理注重促进服务对象的自我保健、自我护理能力。社区护士在服务于社区居民的同时,还应注重提高社区居民的自我健康意识,指导社区居民掌握自我保健及自我护理的基本技能,从而强化每一位社区居民对自我健康的责任。

二、社区卫生服务中护理人员的角色定位

(一)照顾者

社区护士以照顾者的角色服务于社区居民,向社区居民提供各种照顾,包括生活照顾及医疗照顾。

(二)教导者

教育与指导贯穿社区护理服务的始终。因此,社区护士以教导者的角色向社区居民提供各种教育、指导服务,包括病人教育、健康人群教育、病人家属的指导。

(三)咨询者

社区护士还以咨询者的角色向社区居民提供有关卫生保健及疾病防治咨询服务,解答居民的疑问和难题,成为社区居民的健康顾问。

(四)管理者

社区护士根据社区的具体情况及居民的需求,设计、组织有益于健康促进和健康维护的活动。

(五)协调者

社区护理服务的特点之一是鼓励各类相关人员的参与。因此,社区护士需协调社区内各类人群的关系,包括社区卫生服务机构内各类卫生服务人员之间的关系、卫生服务人员与居民或社区管理者的关系等。

(六)研究者

社区护士不仅要向社区居民提供各种卫生保健服务,同时还要注意观察、探讨、研究与护理及社区护理相关的问题,为护理学科的发展及社区护理的不断完善提供依据。

三、社区卫生服务护理的伦理规范

社区卫生服务护理在整个社区卫生服务中起着十分重要的作用,护理人员应遵循社区卫生服务护理的伦理规范。

(一)热情服务,礼貌待人

社区护理工作的道德本质就在于为社区的个人、家庭、群体提供健康服务,帮助社区人员维护自身的人格尊严和健康利益,改善和提高其生命质量与价值。社区护理人员深入到社会基层,直接面向社区居民。

社区护理的服务对象包括患病人群和健康人群。社区成员有着不同的社会分工和社会地位。由于社区成员年龄段不同、健康状况不同,其健康需求多种多样。社区护理人员要尊重每一位服务对象应享有的卫生保健权利,文明、礼貌、热情服务,主动帮助解决各种问题和合理要求。

把社区居民看作是自己的亲人,才能真诚地爱护他们,做到无微不至的关怀和满腔热情的服务。如许多工作在不同岗位的人,虽然没有去医院看病,并且认为自己很健康,但实际上他们是处于"第三状态"的人,即不是完全健康的人,也不是去医院看病的病人,而是处于中间状态,如果能及时得到照顾,进行心理调整或饮食行为纠正,就可能向健康方向发展。如不良心理和社会因素刺激加强就有可能促使其进入疾病状态。社区护理人员要运用医

疗、心理、社会、行为等方面的知识,指导人们科学健康地生活。

（二）任劳任怨,持之以恒

社区护理的中心是促进和维护社区个人、家庭和人群的健康,其工作重点侧重于疾病的预防。由于预防工作效应的滞后性,往往长期辛苦工作也见不到成果,不像在医院里治疗或手术后能立竿见影看到成效。

开展社区护理要争取当地各个部门的支持与合作,直至取得每个家庭的支持和配合。护理人员第一次接触社区中的患者,就担负了为个人、家庭提供连续护理的责任。社区护士在工作中可能会遇到冷言冷语和不配合的情况,无论对方态度如何恶劣,都应热心服务,做好宣传和解释工作,任劳任怨,持之以恒。

（三）一专多能,综合服务

社区护理的服务内容,包括疾病治疗、预防和保健。服务的层面有生理、心理、社会三方面,首先要求护理人员成为"全科护士"。

资料显示,全世界所有病人中只有6%能住院治疗,其余94%的病人均属社区卫生服务的对象。如慢性病无需住院者、骨折恢复期功能锻炼者、化疗给药者、做动态观察的心脑血管病病人等,都需要接受社区护理服务,不具备全科护士的素质就难以胜任上述工作。

社区护理是一专多能的综合性服务。既能对重点人员进行身心整体护理,又能在伤病现场进行初步急救;既能指导病人进行恢复期康复锻炼,又能开展健康教育和卫生科普知识宣传;既能开展社区卫生防疫,又能熟悉药品、器材的购买和使用。这就要求社区护士必须通过不断接受教育,拓宽知识面,刻苦钻研业务,掌握处理各科常见病、急症的多种技能,才能做好工作。

（四）严于律己,强调慎独

整个社区护理要求因地制宜,简洁高效。但每项护理工作都有着严格、具体的操作规范。护理人员应严格要求自己,以科学的态度认真对待每一件细小的事情。严格地执行规章制度,杜绝差错事故。

社区护理工作的管理层次少,监督作用弱,而且社区护理人员经常处于独当一面、单独执行任务的状况。许多工作从准备到操作,从实施到评价,都靠自己去把握。在这种情况下,如何坚持较高的职业道德标准,选择高尚的道德追求;如何在无人监督的情况下,一丝不苟,做到慎独;如何面对千差万别的服务对象,做到一视同仁;如何在繁琐、具体、紧张的工作中保持冷静和耐心,这都有赖于自觉的道德选择、高尚的道德情操和很强的道德实践能力。

【案例 8-3】

患者杨某于2009年7月入住某社区卫生院进行康复治疗,杨某家人考虑到患者脑梗后行动不便,即接受了社区卫生院指定的护工刘某进行全日护理。2010年6月,由护工护理陪同下的杨某在医院内散步时不慎跌倒,导致骨折,患者出现全身抽搐、神志不清等症状,其后患者呼吸不规则、呼之不应,予以抢救。经处理,患者仍昏迷,四肢瘫痪。之后,患者病情一直无好转,呈植物人状态,并反复出现肺部感染等症状。

2011年10月7日,杨某经抢救无效宣告临床死亡。杨某家人将该社区卫生院告上了法庭。原告认为,杨某摔倒后该社区卫生院没有采取任何医疗措施,最终导致其死亡,故社区卫生院应当承担赔偿责任。护工刘某未对杨某尽到看护责任,导致其摔倒骨折,存在过错,亦应当承担赔偿责任。现起诉要求被告某社区卫生院和护工共同赔偿原告医疗费人民币

36 000 元、护理费 50 000 元、营养费 22 000 元、交通费 12 000 元、精神损害抚慰金 300 000 元,合计 42 万元。

第三节 康复护理伦理

一、康复护理的含义、特点及意义

（一）康复护理的含义

康复是指综合地、协调地应用医学的、教育的、社会的、职业的各种方法,使病、伤、残者（包括先天性残）已经丧失的功能尽快地、能尽最大可能地得到恢复和重建,使他们在体格上、精神上、社会上和经济上的能力得到尽可能的恢复,使他们重新走向生活,重新走向工作,重新走向社会。康复不仅针对疾病,而且着眼于整个人,从生理上、心理上、社会上及经济能力方面进行全面康复。

康复医学是一门研究残疾人及患者康复的医学应用学科,其目的在于通过物理疗法、运动疗法、生活训练、技能训练、言语训练和心理咨询等多种手段使病伤残者尽快地得到最大限度的恢复,使身体残留部分的功能得到最充分的发挥,达到最大可能的生活自理、劳动和工作的能力,为病伤残者重返社会打下基础。

康复护理是指根据对伤残者总的医疗计划,围绕全面康复的目标,通过护理人员与康复医生及有关专业人员的密切配合,帮助伤残者达到功能恢复或减轻伤残,预防继发伤残为目的的护理活动。康复护理是康复医学不可分割的重要组成部分,随着康复医学的发展而发展。

（二）康复护理的特点

1. 工作内容广泛

康复护理的最终目的是使伤病者和伤残者的功能、能力和生活质量提高,重建患者身心平衡,最大限度地恢复其生活能力,以平等的资格,重返社会和家庭。康复护理的实施要针对患者的整体康复,对患者的护理服务不分科,要做全面的护理工作,病种繁杂,护理工作的内容具有广泛性。

护理人员不仅要做必要的辅助治疗和全面的护理业务服务,还要对病人进行生活安排指导及身体照料。特别要重视患者的心理和精神的需要,由于身体发生疾病或残疾,大多数人会出现不良情绪。这要求康复护士重视心理的护理,以真挚的感情与患者交往,帮助他们建立起有利于康复治疗的最佳心理状态。将患者的心理护理与指导贯穿于整个康复护理的全过程。帮助病人进行必要的功能恢复训练,促进病人早日康复。

2. 以"自我护理"方法为重点,由被动接受他人护理变为主动自我护理

由于患者存在不同程度的功能障碍,有的甚至非常严重,影响到日常生活和工作能力,他们的日常生活及其他活动都要依赖他人。这种心理和行动上的依赖性,妨碍了患者的功能独立性的康复,也带给家庭和社会极大的经济负担。

在实施康复护理的过程中,要通过教育和训练患者,使其充分发挥功能上的潜力和个人

的主动性,学习新的技能和活动方式,逐步提高功能独立性,尽可能地做自己力所能及的各种活动。护理人员根据患者的病情给予适当的辅助,而不是盲目地过分代替。要指导、训练和教会他们自我照顾日常生活的技能,使其由被动接受他人照料过渡到自我照顾,提高生活质量。

3. 康复护理服务范围宽,需要多方面沟通、协调

功能障碍患者的康复需要多种康复治疗,例如运动功能康复、语言功能康复,自助器、矫形器的运用及各种康复操和医疗体操、体位训练等,这就要求康复护士除具有临床护理人员应掌握的基本理论和技能外,还需要掌握康复护理的特殊技能,并学习相关疾病障碍的康复医学知识。康复护士既是护理者,还要协调多学科、多专业共同完成病人的康复治疗,需要多方面的沟通、协调,积极发挥纽带桥梁作用。

4. 康复护理具有长期性的特点

康复护理的对象其功能障碍的存在一般时间较长,有的甚至是终生存在,因此,康复护理具有长期性的特点。护理人员不但要重视早期康复,要防范继发性残疾和其他并发症的形成,还要关心患者的家庭和社会。

在与患者的密切接触中,护理人员要对患者的生活环境及心理问题进行深入了解,为有效治疗和护理提供条件。并与患者建立相互信任、互相合作的良好关系。要引导和训练患者尽可能地能够自理生活,通过健康教育和健康咨询,对患者及家属进行健康指导、饮食指导,为患者提供一个有利于康复的条件。

(三)康复护理的意义

1. 社会和患者的迫切需要

首先,慢性病已成为医疗的关注问题,心脑血管疾病、癌症和创伤是人类的主要死亡原因。对那些从脑卒中、心肌梗塞中存活下来的患者,需要进行积极的康复治疗,以提高自理能力和生存质量。其次,现代化的社会中,工业和交通日益发达,因工伤和车祸致残者比以前增多,他们需要接受康复治疗;随着经济和生活水平提高,文体活动蓬勃发展,难度较高或危险性较大的文体活动如跳水、体操、杂技、赛车等造成的残疾,同样需要依靠康复治疗,使他们残而不废;人口平均寿命延长使世界已进入了老龄化时代,老年人患有多种慢性疾病,更需要进行康复治疗。再次,应对严重的自然灾害和战争。目前人类还不能完全控制自然灾害和战争,因此而造成的伤残者,迫切需要进行康复治疗和康复护理。

2. 适应当今社会医疗改革的需要

当今社会,医疗改革领域的重点是如何扭转富人可以去进行奢侈医疗服务,非医学目的的医疗服务,而穷人得了致命的疾病则只能在看不起病的情况下默默等待死神的降临。为了扭转现状,医疗改革的重点是将医疗资源尽可能向广大群众转移。因此,医疗改革一个重要的指导原则是:低成本、广覆盖原则。所谓低成本、广覆盖,是指以较少的人力、物力、财力投入,使大多数服务对象能够享有服务,即获得较大的服务覆盖面。具体地说,在社区康复服务中,以较少的投入,保障康复对象的基本康复需求,使大多数康复对象享有康复服务。我国尚处于社会主义初级阶段,不能盲目追求康复机构在规模和数量上的发展,而是要加强康复资源的有效利用,提高康复服务质量,走低成本、广覆盖、低投入、高效益的道路。

此外,康复护理技术目前应用的运动疗法、作业疗法、语言治疗及某些物理因子治疗均属于低成本的技术。同时,康复护理能有效降低残障的发生,使残疾人功能重建、预防短

（长）期并发症、增加就业、回归家庭和社会,具有显著的经济和社会效益。鉴于目前我国卫生资源的投入不足、配置不合理以及存在的卫生资源不足与浪费并存的现象,大力发展康复治疗,既可以减轻患者的经济负担,提高医院的经济效益,又可以解决卫生资源的调整和合理配置,充分利用现有的卫生资源,这顺应了医疗改革的需要,也符合我国的现实国情。

3. 适应医学模式的转变

康复护理是康复医学不可分割的重要组成部分,随着康复医学的发展而发展。过去,康复医疗主要采用物理学的方法促进残疾者的功能恢复,所以康复医学只是从生物学角度考虑问题,把物理学疗法和恢复残疾者的人权(作为人应享受的物质、文化生活)视为一体。

最近20年间,人们已超越生物学角度考虑问题,进入残疾者的心理状态、社会因素等问题的领域内去研究。不单把残疾者看成是生理意义上的个体,而且看成是社会中的一员。这样,康复医学的范围,就从单纯的功能恢复扩大到职业康复、社会康复、心理康复及教育康复等等。康复医学的内容也从单纯同物理相结合扩大为与解剖学、生物学、药理学、电子学、生物医学工程学、社会医学、行为科学及其他一些学科相关联的综合性学科。这种转变是把疾病与健康作为人的整体以及与外界环境的统一来看待,承认心理、社会因素在健康与疾病发生发展中的重要作用。

康复护理正好与现代的生物—心理—社会医学模式相适应,顺应了医学模式转变的客观要求,弘扬了医学人道主义精神,反映了社会发展对人的价值的肯定。

二、康复护理的伦理规范

护理人员是康复病人恢复功能的主要指导和训练者,护理工作好坏直接关系病人能否达到预期的康复目标。因此,护理人员应遵循以下的伦理规范:

(一)同情病人,尊重病人

伤残人致残的原因大致分为两类:一是先天性残疾,如先天性聋哑、智力发育不全等;二是后天因疾病、创伤、烧伤、意外事故等原因所导致的伤残。伤残者特别是后天致残者,他们遭受的是意外的、严重的挫折,这种挫折不但使其躯体痛苦,而且由于中断了正常的学习、工作和生活,甚至毁灭了他们向往的美好前程,故而心理更加痛苦。伤残者往往出现焦虑、抑郁、恐惧、痛恨、愤怒、烦躁不安等情绪反应,继而出现孤独感和自卑感,甚至导致人格障碍或神经症,丧失了对生活的勇气和信心,他们对周围人们的言语和态度也十分敏感。

因此,护理人员要充分理解病人,同情他们,尊重他们的人格、权利,切不可怠慢、冷落、鄙视、嘲笑甚至歧视,要以文明的语言,诚挚的态度,尽量满足其生理、心理需求,关怀体贴,精心护理,增强他们生活的信心和勇气,使之密切配合护理人员尽快达到最大限度的康复。

(二)热心帮助,认真负责

康复病人因性别、年龄、职业、心理状态、性格及病种各不相同,康复护理也就必须因人而异。伤残病人大多数不能完全自理,有的甚至穿衣、洗脸、漱口、吃饭、大小便、读报刊、读信件等日常生活小事也都有困难。因此,护理人员要关心体贴他们,热情帮助他们解决实际问题。除做好日常生活护理外,还要有针对性地做好心理护理、医疗护理、教育护理和社会护理。

在护理中,对心理失衡病人要及时帮助疏导调节;要根据伤残程度、部位、特点进行生活能力训练,训练中要仔细认真,耐心引导;要利用病人的特殊才能去适应社会需要,鼓励他们为社会作贡献等,从而使伤残者感到温暖和慰藉,增强其康复信心,共同完成康复护理任务。

（三）谨慎周密,精益求精

康复病人由于相对住院时间长,显效缓慢,因而比一般病人的护理难度大,服务面广,护士应耐心与尽责地对待康复对象。帮助伤残者进行康复训练要细心照顾、循序渐进,不可产生急躁而暴露出信心不足的情绪,否则影响伤残者早日康复,甚至会出现失误而使残疾加重或出现新的伤残。护理人员不可因此而怕脏、怕累、怕麻烦、敷衍塞责、粗心大意,应该更加细致、谨慎、周到地进行护理,细心观察病情和心理变化,注意安全,准确执行医嘱,严格遵守规章制度和操作规程,真诚负责地关爱病人。

第四节　家庭自我护理伦理与健康教育伦理

康复护理的对象主要是伤残者,即由于身体的结构或功能不同程度的丧失,而造成生理上或心理上缺陷的病人。自我护理除了适用于伤残者外,还包括恢复健康的普通病人和维持健康、提高生命质量的健康人。在康复护理和自我护理中,护士都承担着重要角色,发挥着重要职能,因此,必须以相应的护理伦理规范约束自己。

一、家庭自我护理及其伦理规范

（一）自我护理的含义及其特点

1. 自我护理的含义

自我护理,又称自理或自顾,最早由美国人奥瑞姆（Orem）提出,定义为"人类个体为了自身生存、健康及安适所进行的护理活动"。奥瑞姆认为护理的目的就是帮助病人进行自我护理,从而增进健康,促进疾病的痊愈,或者安然逝去。自理是个人为维持生命、健康和完好而需要自己进行的活动。正常成人能主动护理自己,婴儿、儿童、老年人、病人和残疾人需要补偿护理。

2. 自我护理的特点

（1）教育性

自我护理具有明显的教育性,即通过护士认真、耐心和反复的宣传自我护理的意义和指导自我护理的要领,并进行示教、验证,使人们理解、接受和掌握。

（2）主体性

自我护理是人们在护士的帮助和指导下的主体性护理活动,其目的是使人们从护理的接受者逐步转变为自我护理者。

（3）渐进性

自我护理是一个循序渐进的过程,要求护理人员的护理教育和辅导讲求科学、实效。护士要有严格的科学态度,坚持循序渐进的原则,因人而异,区别对待,逐步使人们学会自我护理,帮助病人实现由替代护理向自我护理的转化。

（4）协作性

自我护理既需要护理人员之间的合作,又需要取得医生、营养技师、防疫人员、地段卫生人员以及服务对象所在单位领导的支持与合作。

（二）自我护理的伦理规范

1. 认真细致，高度负责

护理人员要以高度负责的态度，认真履行职责。将自我护理的要求想方设法教会服务对象，善于抓住良好时机，不断示教，反复检查验证，直到真正掌握。如病人由替代护理转向自我护理是有时间性的，操之过急，病情尚未好转，盲目锻炼可能会造成对病人的伤害；操之过缓，则错过锻炼的最佳时间，会失去病人完全恢复功能达到自我护理的可能性。

2. 谨防差错事故，护理人员必须一丝不苟，认真负责地处理好每一个环节和步骤

对机体情况的了解、自我缺陷的判定、护理计划的制定、具体措施的落实、对自我护理能力与效果的评价等等，都是一个细致而复杂的过程，护理人员必须认真负责地处理好每一环节和步骤，讲究一丝不苟，来不得半点马虎。

3. 一视同仁，耐心指导

护理人员必须尊重服务对象的人格、意志和价值，特别是护理人员要充分调动服务对象的主动性，使之接受护理指导，密切与护理人员的合作关系，积极参与，转变为自我护理，尤其需要护理人员给予尊重。

4. 因人而异，切合实际

护士要遵循个体化原则，认真细致地收集服务对象的各种个性资料，全面掌握服务对象的生理、心理和社会情况并作出正确评估。在自我护理的诊断、协议、执行等方面做到因人而异，区别对待。以严谨的态度，对收集的资料进行反复核实，做出综合具体的分析，使护理计划切合实际。

5. 密切协作，提高质量

每个人的自我护理工作绝不是护士一个人所能单独完成的。对待病人的自我护理，不仅需要病人的密切配合，而且需要医生、病人家属甚至病人单位领导的相互协作，是一个复杂的社会工程，护士必须树立"大卫生观"，争取多方面的支持、帮助和参与，主动与他人共事协作，不断提高自我护理的质量。

二、健康教育及其伦理规范

随着社会的进步和科学技术的发展，健康越来越受到人们的普遍关注。健康不仅涉及自然科学，而且还涉及社会科学和人文科学等领域。因此，为了人类的生存和发展的需要，对健康问题进行全面、系统、多学科的综合研究已成为一项重要的课题。在健康教育中，护理人员担负着重要的任务，应该具有较高的道德水准。

（一）健康教育的含义

健康教育（Health Education）是指有目的、有计划、有组织地向人群传播卫生保健知识和技术，帮助个人和群体改变卫生观念，自愿地采纳有利于保健的行为活动，以增强自我保健能力和提高人们健康水平的教育活动。核心是教育人们树立健康意识，养成良好的健康行为和生活方式，保护和促进个体和群体的健康。

健康教育的内容概括起来有以下几个方面：

1. 对疾病的性质与康复方法的宣教，让病人及其家属了解病因、疾病的治疗及康复方法和预后，树立治疗信心。

2. 对诊察、医疗处理及其救护措施的宣教,即向病人宣传应做的检查、医疗处理及护理措施的目的、内容及方法,以解除其恐惧与疑虑。

3. 对传染疾病的传播途径、隔离、消毒及预防的宣教,使病人、家属及社区人员得到预防知识,动员起来,共同做好传染病的预防工作,包括积极接受免疫接种等。

4. 对孕产妇、妇幼、中老年保健的宣教,通过宣教使不同对象明确预防、保健、增强体质、健康长寿的措施,并使各项措施落到实处。

5. 对不卫生的生活习惯、个人行为、社会环境与疾病关系的宣教,提高自我保健意识,自觉建立起良好的卫生习惯,纠正不卫生行为,改善社会环境。

6. 对机关、工厂、学校、饮食行业有针对性地进行卫生防病保健的宣教,以提高社会的健康水平。

健康教育与传统意义上的卫生宣传有所不同,卫生宣传是从生物医学模式的角度以疾病为中心的卫生知识传播,是实现特定健康行为目标的一种重要手段,重点在于改变人们的知识结构和态度;而健康教育的实质是行为干预,通过传播健康知识,使人们树立正确的健康观,自觉抵制、戒除危害健康的行为和生活方式,从而改善和促进健康状况。因此,健康教育的教育活动是有计划、有组织、有系统和有评价的,它的核心是积极帮助人们树立健康意识,养成良好的行为和生活方式,是连接卫生知识和健康行为的桥梁。

(二)健康教育的伦理规范

1. 坚持人人健康、人人参与的原则,自觉履行健康责任

护理人员要坚决贯彻预防为主的方针,树立"大卫生观",把护理服务由医院扩大到人群、社会,由对病人的护理扩大到健康人的卫生保健服务,并采取多种形式,开展有利于社会成员身心健康的活动,把增进人类健康作为自己的道德责任和目标。要正确认识健康是每个人的基本权利,要以所有人的健康为己任,自觉履行健康道德义务,逐步满足人们的生理、心理、安全等不同层次健康护理的需要,尊重和满足人类的共同健康利益。

2. 坚持科学的态度,完善知识结构,开展健康指导

护士首先必须树立新的健康观,把人的健康与生物、心理和社会因素联系起来。其次,要扩大知识面,加强横向知识的学习和渗透,特别是加强社会和人文科学知识的学习,努力提高自身的素质和能力。还要以科学的观点,运用新理论和新知识解释客观现象,不可主观杜撰,也不可把道听途说的材料去盲目宣传,坚决同迷信、巫医等一切不科学的东西作斗争。切忌为了追求经济利益而片面地歪曲或夸大某些药物、疗法、仪器的实际效用。

3. 坚持以人为本的理念,尊重服务对象,树立服务思想

护理人员要树立以人为本的理念,平等地对待和尊重所有的服务对象,工作中要一视同仁,不可厚此薄彼,维护正常的人际关系,使每个人的健康权利都能得到保障。同时,要尊重服务对象的人格和权利,在健康教育过程中,要顾及到传统、社会、心理、文化和宗教等多方面因素的影响,要以积极和热情投身于健康教育事业,工作要耐心、细致,工作要讲究策略和艺术,避免简单的灌输和粗暴的干预。

4. 坚持以基层和农村为重点,服务基层,服务农村,走群众路线的健康教育

护理人员要向基层和农村群众普及卫生保健知识,积极参加农村、基层初级卫生保健工作,并把健康教育作为重要内容。在进行健康教育的活动中,医务人员要从自身做起,倡导健康文明行为,养成良好的生活方式和工作方式,如平衡膳食、少沾烟酒、锻炼身体、劳逸结

合、起居规律、洁身自好、乐观向上、精力充沛等。医护人员要培养健康的性格和思维方式,使自己能正确对待困难和挫折,正确对待名利、恩怨,情绪稳定,意志坚定,建立良好和谐的人际关系,共创一个积极向上的工作氛围。

健康教育工作人员应该认识到,讲究卫生、获得健康是人民大众自身的事业。健康教育具有动员大众参与的职能,宣传和引导人民大众养成科学健康的生活方式、卫生习惯和自我保健意识。按照党中央、国务院关于卫生工作的精神,要把医疗卫生工作的重点放到农村和基层,健康教育也是如此,应该走群众路线。虽然改革开放以来,农村的卫生医疗水平有了较大的提高,但是,农民群众的卫生保健知识水平还是较低,尤其是贫穷落后的地区,文化更落后,卫生条件更差,因此,要面向广大农村和基层,要向农民和基层群众进行健康教育,普及卫生保健知识,让群众自己重视自身的健康保健,这是护理人员的光荣职责。

总之,健康教育是护理工作的一个重要组成部分,护理人员应该及时了解服务对象的生理、心理及职能状况,选择适当的健康教育时间,选择合适的人群,因材施教地宣传健康知识,使我国的每一位公民都能自觉地养成科学文明的、健康的生活方式,使我国国民整体健康水平得到全面提高。

本章小结

突发公共卫生事件的应急护理具有社会性广、群体性宽、风险性大、时间性紧、协作性强和责任性重的特点,要求护理人员具有奉献、科学、协作、民族、敬业和人文精神;在社区卫生服务护理中应遵循热情服务、礼貌待人,任劳任怨、持之以恒,一专多能、综合服务,严于律己、强调慎独的伦理规范;康复护理具有工作内容广泛、护理范围宽和时间长等特点,护理人员应遵循同情病人、尊重病人、热心帮助、认真负责、谨慎周密、精益求精等伦理规范;自我护理除了适用于伤残者外,还包括恢复健康的普通病人和维持健康、提高生命质量的健康人;健康教育是护理工作的一个重要组成部分,护理人员应该及时了解服务对象的生理、心理及职能状况,因时因人而异开展教育,使每一位公民都能自觉地养成科学文明的、健康的生活方式。

思考题

1. 什么是突发公共卫生事件?现实生活中有哪些属于突发公共卫生事件?你对应对突发公共卫生事件有何看法?

2. 观察你周围的社区卫生服务机构及其管理模式?

3. 康复护理和临床护理有什么不同之处?

技能训练题

【实践活动】【演讲比赛】

活动方式:课后组织一次主题为"我爱护理"的小型演讲比赛。

活动目标：加深对护理职业的热爱。

活动步骤：

① 根据学生人数将学生分成若干小组，让学生通过网络、教材、参考书籍、报纸等多种途径收集有关资料。

② 各组分别确定题目和内容。

③ 由各组派代表一名上台进行演讲。

④ 由老师和学生代表组成的评委会对各参赛人员进行评比。

⑤ 老师进行总结、评价。

讨论案例

【案例】植物人花 12 年实现康复　　7 年用一根手指打字成书

1999 年，19 岁的彭某遭遇了一场车祸，后经医院抢救保住了命，但医生表示："就算活下来了也没用，很可能会成为一个植物人。"昏迷了 50 天后，彭某睁开了眼睛，但很快又昏迷过去。

从出车祸开始到 2003 年 9 月，彭某共接受了 5 次开颅手术。医护人员对他关怀体贴，精心护理。护理人员除做好日常生活护理外，还有针对性地做好心理护理、教育护理和社会护理等，使他感到温暖和慰藉，增强其康复信心。"在经过 3 次手术之后，我慢慢地知道我是谁了，之后又慢慢下床走路，虽然反应慢，但我还是成功了。"如今，彭某对于自己康复过程中的一点一滴都记得特别清晰。

从 2004 年开始，彭某每天觉得状态不错就会去网吧写写东西，但原本家离网吧十多分钟的路程，他却要走上一个多小时。此后，他用付出比常人多百倍的努力，费时 7 年，不仅凭自己的意志已逐渐康复，还根据自己的经历敲出了《植物人恢复过程完全解析》一书。

1. 该案例体现了康复护理的哪些特点？

2. 结合上述案例，谈谈应如何遵循康复护理的伦理规范。

拓展阅读

中华护士会创建的历史背景

1900年后，美、英、法等国所属的教会医院迅速发展，外籍护士来华者剧增，西方护理东渐之风日盛并得以在中国扎根。

1907年，受美国基督教卫理公会妇女部派遣，信宝珠女士（Miss Cora Simpson）来华在福州基督教协和医院从事护理指导工作，信女士资格完备，充满爱心与热情。她不辞劳苦遍布各医院巡视，见中国护士人数寥寥，外籍护士分散各地，各医院自行其是，护理工作毫无标准。各地护士因交通不便极少联络与沟通。而医生已经由"中国博医会"（中国医学会的前身）组织起来，经常开展学术活动并出版医学刊物等，信女士认为，中国应向欧美国家学习，成立一护士组织以训练和培养中国护士，统一全国护理教育标准，提高护理服务水平……但力量微薄，难以实现。

于是，她致函博医会中由英国长老会派遣来华担任该组织出版委员会编辑兼秘书的高士兰医生（P. B. Cousland），倡议在中国成立护士会组织并请求支持。原文为："予为敝教会中之第一毕业护士，研究方言一年后，将入某某医院，我人在中国此处，从未训练一护士，我人常训练医学生，但予以为目下时机业已成熟。医学生可入医校受训练，而于医院之中训练护士，如在国内相同，予欲知关于训练护士之事，其已进行者如何，我人已有教科书及课程规定乎，中国已有护士公会乎，若有则予原为一会员，予知此系一新事业，有许多华人，视护士之事为只宜于苦力，然我人必须改易其意见，而教导此辈，使知此新法则为主所施于受苦之人类唯一方法，予信于本年即可开班教授护病，予亟欲与已成立者相接触，盖知团结则有力也。中国教会护士逐渐增多，而我人之事，又日益重要，则护士自行集合以组织一公会之时机非已至乎……"高士兰医生见信后，遂复函深表赞同并热情支持，并说来信"提及一个非常重要的问题……望信女士努力促成……"并免费为护士提供《博医会报》1～2页版面，以加强各地护士间的交流与感情，高医生将复函与来函一并刊于1908年11月《博医会报》并寄发各地医院广泛宣传此事。全国各地护士反响热烈，赞同成立护士会的呼声甚高。恰逢一些外籍护士和医生在江西牯岭度假，于是，聚集牯岭对此进行热烈讨论，经几度磋商，1909年8月19日由7名外籍护士和2名外籍医生于江西牯岭创建一全国性护理组织，定名"中国中部看护联合会"，当时在芜湖工作的哈特女士（C. M. Hart）任会长，副会长为奥格登（M. Ogden），亨德森（M. T. Henderson）为书记。此外，还有高士兰（P. B. Cousland）以及在南京开办第一所医学校的盖纳（Lucy Gaynor），参加建立早期广州医学校的富尔顿（Mary Fulton）、克拉克（A. Clack）、盖仪贞（Gage）、贝孟雅（H. Bell）参加了这一组织的创建工作。

1909年8月25日，护士会召开会议，内容有拟定章程等。同时，易会名"中国看护组织联合会"。护士会初创时期，知者甚少，一无固定的办公地点，二无专职人员，所有的财产仅为干事所备的铅笔与记事本而已。从1909年到1912年护士会初创期间，由于人员分散且为兼职，开展工作十分不便，客观而言，未能有效地发挥作用。直到1914年第一次全国护士会员代表大会后，局面大有改观，确切地讲，最初的中国护士会纯属一外籍人员的组织，但无论怎样，它的成立标志着中国护理步入规范化、有组织之列，并翻开了中国护理发展史上最具历史意义的一页。

第九章 医学科学技术伦理

学习目标：

通过本章学习,学生能够了解：医学科学技术应用的伦理准则,人类辅助生殖技术和器官移植的含义；熟悉：活体供体器官移植和尸体供体器官移植的主要伦理问题；掌握：医学生命科技应用的伦理准则,人类辅助生殖技术的伦理准则,器官移植的伦理准则。

关键概念：

辅助生殖技术(Assisted Reproductive Technology) 器官移植(Organ Transplant)

【引导案例】

美国科学家哈尔·赫尔曼在他的《未来世界中的生物学》英文版序言中,举了一个这样的例子：一对夫妇到法院去,妻子要求更改丈夫的姓名,理由是他更换的器官太多了,已经变成另外一个人了。如果一个人将自己的器官逐步更换成人造器官,那么这个人应属于"人造人"还是"天然人"?

【分析】

从本案例中可以看出,近年来,随着医学科学技术的快速发展,生命科学技术的成就引起了人对自身的思考,"人是什么?""我是谁?"这些古老问题的哲学追问,是人类独立意识和自我觉醒的表现,是人与动物相区别的根本标志。

医学科学技术的应用和发展,一方面给人类带来了福音,另一方面引起了人们对人存在的忧虑：人能否改变生殖方式,改造人的身体,人的价值和尊严应该如何保障等?

第一节 医学科学技术临床应用中的伦理准则

现代医学科学技术的发展,使得医护人员能够精确地诊疗和照护病人,为患者带来福音。但同时,在它扩展的过程中,它不断地压挤其他的治疗空间,使得医护人员和病人的距离不断加大,引起了医学人文的危机。科学技术在给现代社会创造空前急增的物质文明的同时,也给现代社会和现代人的生活造成了空前的技术控制甚至是技术暴力。在现代的社会中,医疗的科学技术与医学人文精神常常形成内在的冲突。

对医学科学技术的盲目崇拜会导致医学人文精神的迷失。一旦医护人员陷入完全靠医疗技术来诊断病人,他将无暇顾及病人的精神和人文关怀的需要,而日益丧失治疗的原始动机和超越性的理想,最后导致精神的危机。究其原因,主要是由于医疗技术本身是没有精神要求的。作为一种物性的活动过程,医疗技术只是在"物"的层面上提高了诊断和治疗的方式。而它所折射出来的医学精神主要在"物性"层面上提高医生的精神。法国思想家罗梭在工业革命之初就指出:"随着科学与技术的光芒在我们的天边上升起,德行也就消失了。"当医护人员不注意医学人文精神的护养时,以建立医疗公正秩序和以"善"为目的的医学道德能力和知识的发展,将会不断地落后于医疗技术的发展,从而因为两者的差距的扩大而产生危机。

医学技术应用中应遵循的准则为增强医学技术应用带来的积极效应,尽量避免或缩小其消极作用的发现,医学生和医护人员在学习和选择医学技术的行为过程中,必须遵循以下伦理准则:

(一) 尊重生命价值

尊重生命的价值包括两个方面的内容。

一方面,要尊重人的生命。"天地之性,人为贵……天覆地载,万物备悉,莫贵于人。"一个人的生命只有一次,不可逆转。尊重人的生命也是医学人道主义最基本或最根本的思想。当医学科学技术的应用可以把病人从死亡的边缘上挽救过来的时候,毫无疑问应积极创造条件,满足病人的需要。中外传统医德都把"医乃仁术"作为行医的原则,把"活人为务"作为医学的目的。

另一方面,又要尊重生命的价值。这就要求医务人员在应用医学技术时应在提高生命的质量和价值前提下去维护人的生命权利,维护生命的神圣和尊严。另外,尊重生命的价值还包括尊重患者对自己生命的相对自主性、自我决定权:贯彻知情同意、保护隐私、保密等等内容。

(二) 公正

医学技术应用中的公正主要是指社会上的每一个人都具有平等享受卫生资源合理或公平分配的权力,而且对卫生资源的使用和分配,也具有参与决定的权力。它包括公正地进行卫生资源的宏观分配和微观分配。

早在 1946 年 7 月 22 日,国际卫生会议通过的世界卫生组织(WHO)的《组织法》前言中就明确指出:"享受尽可能高的健康水平是每个人的基本权力,各国政府对其人民的健康负有责任,只有通过提高足够的健康和社会措施才能履行这一职责。"

1978 年 9 月,世界卫生组织《阿拉木图宣言》明确了初级卫生保健是实现"2000 年人人享有卫生保健"全球战略目标的基本途径和根本策略。2011 年 10 月 19 日,健康问题社会决定因素世界大会,讨论如何改善社会、经济和环境因素,缩小一国内部以及国与国之间的卫生差距。世界卫生组织强调,社会不公正是人类的一大杀手,缓解健康不公平现象是当务之急,更是一项道德义务。

公正原则要求从事医学科学技术的医务人员在一视同仁的平等前提下,不分国籍、性别、年龄、宗教、社会地位、经济状况等,坚持医学的科学标准,按病情的轻重缓急提供必要的医疗服务和医学技术,使人人享有平等的医疗保健权及医学技术使用权。特别在稀有资源的微观分配中,为了尽可能达到公正,要求其至少有两组规则和程序。首先需要规定一些规则和程序来决定哪些人属于可以得到这种资源的范围。可根据年龄、成功的可能和希望、预

161

期的寿命等医学的科学标准进行初筛;随后是再规定一些规则和程序并从以上医学可接受的范围中最后决定具体哪些人可得到这种资源。这组规则和程序可以参照患者年龄的大小、地位和作用、过去对社会的贡献和成就、潜在的贡献等一些社会标准去制定。

（三）有利

为防止医学技术应用中误诊误治等不利现象的发生,医学技术人员在其应用过程中还必须做到技术上精益求精。我国唐代的著名医学家孙思邈在《大医精诚》中说:"省病诊疾,至意身心,详察形候,纤毫勿失,处判针药,无得参差。"医务人员对医学技术的应用首先在思想上要有高度的责任感,忠于职守,切不可因自己的疏忽与失误而损害患者的利益。

在知识上,要求医务人员必须熟悉自己的专业知识,了解与之相关的科学技术知识,掌握医学科学技术发展的最新动态,不断更新知识内容,调整知识结构,以提高自己的临床思维能力。在技术上,医务人员要懂得现代科学仪器的原理,达到熟练操作,准确无误。

在医学技术的应用中,不能仅仅局限于其局部利益,而必须顾及到社会的总需求与整体利益,坚持局部利益服从整体利益,以避免片面追求部门经济利益而任意扩大其使用范围,诱导需求等不利现象发生;同时,医学技术的应用和发展不能仅仅着眼于近期效果,要看到其长远的社会后果,以克服医学技术的滥用引起的医源性疾病。

医学科学技术的应用必须有利于患者,不能伤害患者。在生物医学中的伤害主要是指身体上的伤害,包括疼痛和痛苦、残疾和死亡,精神上的伤害以及其他损害,如经济上的损失。医学技术人员要承担其对患者不伤害的义务。其内容包括有意的伤害和伤害的危险,并无恶意甚至无意造成的伤害也违反不伤害原则。

第二节 人类辅助生殖技术伦理

【案例 9-1】

2010 年诺贝尔生理学和医学奖的获奖者为有"试管婴儿之父"之称的英国生理学家罗伯特·爱德华兹。由其开创的体外受精技术使 400 多万人得以降生。1977 年冬,爱德华兹开始为受不孕症困扰的布朗夫妇进行世界上第一例试管受精手术。他从输卵管异常的布朗夫人体内取出卵子,同布朗先生的精子受精后,将受精卵植入布朗夫人的子宫内。1978 年 7 月 25 日,人类历史上首例试管婴儿路易斯·布朗在英国通过剖宫产诞生,她的到来成了全世界的头条新闻。面对啼哭的路易斯·布朗,布朗先生语无伦次地说:"简直难以置信!"至今,全世界已有 400 多万人通过此项革命性技术来到人世间。虽然反对者认为路易斯·布朗是"怪物",但她一直健康成长着,并过上了普通人的生活。现年 32 岁的布朗已身为人母。她在 2007 年自然受孕产下了一名男婴。

一、人类辅助生殖技术概述

辅助生殖是与自然生殖相对应的概念。人的自然生殖是由性交、输卵管受精、植入子宫、子宫内妊娠等步骤所组成。人类辅助生殖技术就是指替代上述自然生殖过程的一个步骤或全部步骤的医学手段。

经过长期的实践，人类辅助生殖技术已经形成包括人工授精、体外受精和无性生殖三大领域。作为一项发展迅速并与新生命诞生密切相关的新技术，人类辅助生殖技术所遇到的伦理学争论是前所未有的，它将改变我们对人体和生育的看法，引发了夫妻关系、夫妇的权利和义务、家庭关系、社会关系等一系列道德问题。对此，我们必须进行道德的辨析和理性的约束，使之得以正确、有序地应用，从而造福于人类。

二、人类辅助生殖技术的伦理问题

（一）人工授精的道德问题

人工授精（也称夫精人工授精，简称 AIH）和异源人工授精（也称供精人工授精，简称 AID）。人工授精给人类带来了许多益处，但是，人工授精技术的广泛应用，也对人类传统伦理道德观念提出了挑战。特别是对于非夫精的供精人工授精来说，由于使用的是供者的精液，出现的伦理道德问题较多，容易引起一系列的社会、法律和道德问题。

1. 人类辅助生殖技术与家庭

据世界卫生组织（WHO）的估测，目前世界上大约有 6 千万～8 千万对不育夫妇，其中男女因素大约各占一半，约占已婚夫妇的 10％～15％。不孕不育症发病率在我国约为 15％～20％。随着环境污染的日益严重、工作压力的增加、饮食结构的变化以及男女生殖系统疾病的困扰等问题的日益严重，不孕症的发生率呈上升趋势。因此世界卫生组织（WHO）宣布将不孕不育症与心血管病、肿瘤并列为当今影响人类生活和健康的三大主要疾病。不育夫妇承受着来自自身、家庭、社会的巨大心理压力。中华人民共和国《人口和计划生育法》规定，生育是公民的权利。通过生殖技术帮助他们生儿育女，不仅可以治疗不育症，也有利于改善夫妻关系，稳定家庭关系。

2. 人类辅助生殖技术与优生

人类辅助生殖技术可以用于优生。挑选他人的优质精子和卵子进行人工授精和体外受精，既可以进行预防性优生，又可以进行演进性优生。对于有极大遗传病可能的夫妇，使用他人的生殖细胞进行辅助生殖，可以进行预防性优生；挑选优质生殖细胞进行辅助生殖，可以进行演进性优生。

美国加利福尼亚成立"诺贝尔精子库"，提供诺贝尔奖金获得者的精子；中国内地也有人试图设立"名人精子库"，据说，其动机之一是为了进行演进性优生。第三代试管婴儿技术，就是通过胚胎筛选预防遗传病，将有遗传病的夫妇通过体外受精发育成的胚胎进行筛选，将没有遗传病基因的胚胎移植到女方的子宫里，显然也有利于优生。

3. 人类辅助生殖技术与计划生育

人类有计划地控制自己的生育在今天已经成为现实。根据中国内地的人口形势，今天以及今后相当长时期的计划生育，是控制生育数量。

但有一个不能回避的问题是，如果一对夫妻的独生子女在成长的过程中不幸夭折，而这对夫妇此时已经失去了生育能力，那么，他们将非常遗憾地在晚年失去天伦之乐。怎样解决这个问题？人类辅助生殖技术可以提供"生殖保险"服务，即把生殖细胞或受精卵、胚胎利用现代技术进行冷冻保存，随时可以取用。一旦他们的独生子女不幸夭折，便可取用上述冷冻的生殖细胞或受精卵、胚胎利用人类辅助生殖技术生儿育女。

【案例 9-2】 血友病患者人工授精

在原始社会,稍有缺陷的人就难以生存,自然界起到了严厉选择的作用。以血友病为例,据研究,在原始时代,血友病患者几乎未到生育年龄就全部死亡了,不可能留下后代。即使在 50 年以前,这种病的患者即便侥幸能够结婚,也很少有生育的机会。而现代医学技术的进步使剧烈的自然选择变得缓和起来。血友病患者病死率大大减少,生育率上升,遗传给下一代的可能也随之增加。

【分析】

本案例从生命价值原则出发,血友病患儿因为人工授精技术而存活下来,其自身会痛苦,对于家庭社会也会造成各种影响。

(二)生殖技术引起的社会伦理问题

1. 生殖技术能否商品化

生殖技术的运用,在很多时候涉及精子、卵子、胚胎的来源问题,这就会遇到精子、卵子、受精卵和胚胎是否是提供者的私有财产,提供者可否因此获得报酬? 包括代孕母亲可否获得报酬? 从根本上说,就是生殖技术可否商品化的问题。

在美国,提供精子的人获得报酬已经成为常规。中国也有人建议精子可以商品化。主要理由是精子商品化可以大大增加精子的供给量,而中国的精子库普遍存在捐献者过少,有可能使受精过于单一等问题。但更多的人认为,商品化带来的问题会大大抵消"商品化可以增加精子的供给量"这一好处,原因有:

(1) 精子商品化可能造成供体不关心自己行为的后果,有意或无意地隐瞒自己身体上、行为上、心理上的缺陷。

(2) 精子库可能由于竞争或追求利润最大化,而忽视精子的质量,或者精子库为了追求高质量,只提供一类他们认为"最佳的"精子,结果使人类基因可能变得单调而缺乏多样性。

(3) 精子商品化不仅给上述人工授精儿带来危害,而且会形成一个促使其他人体组织、人体器官商品化的滑坡。

(4) 精子商品化与供体本身的意愿也是相违背的,商品化违背了供者的初衷。

提供卵子、受精卵和胚胎也会遇到同样的问题。

代孕母亲在美国已经成为全国现象。有的代孕母亲尽管声称自己不是为了"钱",但实际上每个代孕母亲都通过提供这种服务得到了报酬。所以,有人就认为这是为了牟利而"出租子宫"、"租用子宫"。在当今文明社会,贩卖婴儿是违法的,当然也是极其不道德的,那么,代孕母亲获利,是否可以看成是贩卖婴儿呢? 同样,不孕夫妇通过花钱得到代孕母亲所生的孩子,日后,这对夫妇很可能为同样目的,把孩子卖给别人。

2. 人类辅助生殖技术导致人类伦理关系的复杂与混乱

有人指出,"AID 提出的一个新问题是'什么是父亲?'采用 AID 技术生出的孩子,可以说有两个父亲? 一个是养育他(她)的父亲,另一个是提供他(她)一半遗传物质的父亲"。AID 提出的"什么是父亲"的问题,随着 AID 与体外受精—胚胎转移技术的结合,扩大为"什么是父母"的问题。……母亲分为"遗传母亲"、"孕育母亲"、"养育母亲"三种,三者合一者为"完全母亲";父亲则分为"遗传父亲"、"养育父亲",两者合一者为"完全父亲"。

现在生殖技术主要是辅助性的,仅仅或主要用于不孕、不育症患者,但难以避免未婚男女、同性恋者通过生殖技术生儿育女,这样会对已有的家庭模式、孩子的成长、人伦关系等产生前所未有的影响。

3. 人类辅助生殖技术破坏自然法则

生殖技术伦理"应该如何"的重要基础是人类生殖行为的"事实如何"——生殖自然法则。凡是符合自然法则的,往往被认为是道德的;凡是不符合自然法则的,往往被认为是不道德的。

在人类遗传学和生殖生物学中,迄今为止一直遵守着一条铁的法则:由父母通过性细胞中遗传物质 DNA 的结合而产生子代。生儿育女是婚姻、爱情结合的永恒体现,生殖技术切断了生儿育女和婚姻的联系。有人说,把生育变成了配种,把家庭的神圣殿堂变成了一个生物学实验室,同时把人类分成了两类:用技术繁殖的和自然繁殖的。

生殖技术还可能导致近亲婚配。对精子、卵子的提供者,进行生殖技术通行的做法是保密的。而人类两性关系发展的历史早已证明,血缘关系近的亲属之间通婚,往往容易将双方生理上的缺陷传给后代。

无性生殖,显然一方面改变了上述生育法则,另一方面,由于是"复制",使人类失去了遗传的多样性,从进化意义上,"克隆人"缺乏适应自然和生存能力。

4. 人类辅助生殖技术可能被错用或滥用

"错用"是指实施生殖技术的动机本来是合乎道德的,但由于种种原因可能导致违背伦理的结果。例如,一对夫妇通过人工授精生育一对双胞胎,但谁都没有想到,给这位妇女授精的精子与 28 年前使其母亲人工授精的精子同属一个批号,原因是精子库的疏忽所致。

"滥用"是指有的操作人员本来就没有按照社会认可的伦理原则操作生殖技术。例如,英国的一位人工授精专科医师,对要求人工授精服务夫妇,声称是使用其丈夫的或到精子库购买精子,实际上使用自己的精子进行人工授精,使 6 000 多个人工授精儿出生,因此而获"世界上产子最多父亲"的称号,然而其后患无穷。

人们反对无性生殖的一个重要理由,是担心被滥用。例如,犯罪集团利用它复制一些犯罪分子;妇女利用无性生殖摆脱男性,因为已有的在动物身上的无性生殖完全是由雌性动物完成的;利用克隆技术制造一些智力低下的人用作奴隶等。

【案例 9-3】 人工授精儿继承权

某甲,男,于 2004 年 5 月癌症去世。他在患病期间曾留下遗嘱,约定将房产返还给父母。遗嘱还称,儿子某乙是通过人工授精所生,不是他的精子,他坚决不要,剥夺了供精人工授精儿子和妻子的继承权。妻子丙在借精生下遗腹子后,带着孩子将公婆告上法庭。

甲、丙婚后 6 年不孕,是因甲患有无精症,缺乏生育能力。丙出具了有丈夫签名的"知情同意书"和"协议书",证明儿子乙虽是人工授精所生,是他们夫妇俩共同签字同意的。

婆婆认为这套房产应按照遗嘱处理,根据遗嘱,和儿子没有血缘关系的孙子和媳妇不应享有继承权。

最终,母子遗产继承权获得法院支持。借精生下的乙,对甲的遗产,享有法定继承权。

【分析】

本案例体现人类辅助生殖技术的发展不仅仅是医学生殖技术的问题,还涉及复杂的人类关系和社会环境,而人类相关观念的滞后是使这项技术在应用中产生问题和争议的重要原因。在人类辅助生殖技术实施过程中医护人员做好知情同意,让接受的夫妇都清楚情况。

并且法律保障人类辅助生殖技术出生的新生儿有同普通出生新生儿同等的权利。

三、人类辅助生殖技术的伦理准则

人类辅助生殖技术是治疗不育症的一种医疗手段。为安全、有效、合理地实施人类辅助生殖技术,保障个人、家庭以及后代的健康和利益,维护社会公益,卫生部实施的《人类辅助生殖技术和人类精子库伦理原则》为治疗不育症的医疗手段规定了七大伦理原则,并要求为确保各项原则的实施,实施人类辅助生殖技术的机构应建立生殖医学伦理委员会,指导和监督七大伦理原则的实施。

(一)有利于患者

1. 综合考虑患者病理、生理、心理及社会因素,医务人员有义务告诉患者目前可供选择的治疗手段、利弊及其所承担的风险,在患者充分知情的情况下,提出有医学指征的选择和最有利于患者的治疗方案;

2. 禁止以多胎和商业化供卵为目的的促排卵;

3. 不育夫妇对实施人类辅助生殖技术过程中获得的配子、胚胎拥有其选择处理方式的权利,技术服务机构必须对此有详细的记录,并获得夫、妇或双方的书面知情同意;

4. 患者的配子和胚胎在未征得其知情同意情况下,不得进行任何处理,更不得进行买卖。

(二)知情同意

L. 人类辅助生殖技术必须在夫妇双方自愿同意并签署书面知情同意书后方可实施;

2. 医务人员对人类辅助生殖技术适应症的夫妇,须使其了解:实施该技术的必要性、实施程序、可能承受的风险以及为降低这些风险所采取的措施、该机构稳定的成功率、每周期大致的总费用及进口、国产药物选择等与患者作出合理选择相关的实质性信息;

3. 接受人类辅助生殖技术的夫妇在任何时候都有权提出中止该技术的实施,并且不会影响对其今后的治疗;

4. 医务人员必须告知接受人类辅助生殖技术的夫妇及其已出生的孩子随访的必要性;

5. 医务人员有义务告知捐赠者对其进行健康检查的必要性,并获取书面知情同意书。

(三)保护后代

1. 医务人员有义务告知受者通过人类辅助生殖技术出生的后代与自然受孕分娩的后代享有同样的法律权利和义务,包括后代的继承权、受教育权、赡养父母的义务、父母离异时对孩子监护权的裁定等;

2. 医务人员有义务告知接受人类辅助生殖技术治疗的夫妇,他们通过对该技术出生的孩子(包括对有出生缺陷的孩子)负有伦理、道德和法律上的权利和义务;

3. 如果有证据表明实施人类辅助生殖技术将会对后代产生严重的生理、心理和社会损害,医务人员有义务停止该技术的实施;

4. 医务人员不得对近亲间及任何不符合伦理、道德原则的精子和卵子实施人类辅助生殖技术;

5. 医务人员不得实施代孕技术;

6. 医务人员不得实施胚胎赠送助孕技术；

7. 在尚未解决人卵胞浆移植和人卵核移植技术安全性问题之前，医务人员不得实施以治疗不育为目的的人卵胞浆移植和人卵核移植技术；

8. 同一供者的精子、卵子最多只能使 5 名妇女受孕；

9. 医务人员不得实施以生育为目的的嵌合体胚胎技术。

（四）社会公益

1. 医务人员必须严格贯彻国家人口和计划生育法律法规，不得对不符合国家人口和计划生育法规和条例规定的夫妇和单身妇女实施人类辅助生殖技术；

2. 根据《母婴保健法》，医务人员不得实施非医学需要的性别选择；

3. 医务人员不得实施生殖性克隆技术；

4. 医务人员不得将异种配子和胚胎用于人类辅助生殖技术；

5. 医务人员不得进行各种违反伦理、道德原则的配子和胚胎实验研究及临床工作。

（五）保密

1. 互盲原则，凡使用供精实施的人类辅助生殖技术，供方与受方夫妇应保持互盲；供方与实施人类辅助生殖技术的医务人员应保持互盲；供方与后代保持互盲；

2. 机构和医务人员对使用人类辅助生殖技术的所有参与者（如卵子捐赠者和受者）有实行匿名和保密的义务；匿名是藏匿供体的身份，保密是藏匿受体参与配子捐赠的事实以及对受者有关信息的保密；

3. 医务人员有义务告知捐赠者不可查询受者及其后代的一切信息，并签署书面知情同意书。

（六）严防商业化

机构和医务人员对要求实施人类辅助生殖技术的夫妇，要严格掌握适应症，不能受经济利益驱动而滥用人类辅助生殖技术。

供精、供卵只能是以捐赠助人为目的，禁止买卖，但是可以给予捐赠者必要的误工、交通和医疗补偿。

（七）伦理监督

1. 为确保以上原则的实施，实施人类辅助生殖技术的机构应建立生殖医学伦理委员会，并接受其指导和监督；

2. 生殖医学伦理委员会应由医学伦理学、心理学、社会学、法学、生殖医学、护理学专家和群众代表等组成；

3. 生殖医学伦理委员会应依据上述原则对人类辅助生殖技术的全过程和有关研究进行监督，开展生殖医学伦理宣传教育，并对实施中遇到的伦理问题进行审查、咨询、论证和建议。

第三节　器官移植伦理

一、器官移植概述

（一）器官移植的含义

器官移植（Organ Transplantation），医学上是指为恢复病人完全丧失功能的器官的功能，而相应地将他人健康的器官移植于病人的一种医疗技术。它是医学科学技术发展的成果之一。法律上则指在必要的情况下，以恢复人体器官的功能和人的生命为目的，依据法律规定和当事人的意愿移植健康器官于病人的合法行为。

在器官移植中，献出移植器官的个体被称为供者或供体，而接受者则被称为受者、受体或宿主。我国《人体器官移植条例》规定，人体器官移植是指摘取人体器官捐献人具有特定功能的心脏、肺脏、肝脏、肾脏或者胰腺等器官的全部或者部分，将其植入接受人身体以代替其病损器官的过程。

（二）器官移植的历史

蛇身、鹿角、鹰爪、马头构建的"龙图腾"形象展示了人类对器官移植技术进行的美妙遐想。

皮肤移植在古代就有成功的记载，大约在公元前 600 年，古印度的外科医师就用从病人本人手臂上取下的皮肤来重整鼻子。这种植皮术实际上是一种自体组织移植技术。16 世纪有了牙齿移植的记载。18 世纪开始出现学者做器官移植的动物实验。眼角膜移植是最先取得成功的异体组织移植技术。首次眼角膜移植是由一位爱尔兰内科医师比格于 1840 年前后完成的。比格在第一次撒哈拉沙漠战争中被阿拉伯人俘虏，在被拘禁期间，他从羚羊眼球上取下的角膜成功移植到了人的眼球上。

19 世纪的欧洲维也纳的外科医生 Vilman 进行了狗的肾移植试验。20 世纪 30 年代开始了人的同种肾移植的研究。从 1951 年到 1953 年，休姆在美国进行了把尸体捐赠者的肾脏移植到人体上的手术，最长的存活了 6 个月。这是世界上最早的取得部分成功的人体重要脏器移植手术。随着器官移植技术的进步，其他器官的移植也获得迅速的开展。1963 年，美国的施塔基（Starge）首次开展了同种异体肝移植。同年，哈代（Hardy）首先开展了同种异体肺移植。1967 年，南非的巴纳德（Barnard）首先实施同种异体心脏移植成功，此后，心脏移植存活率逐渐提高，移植的总例数也在不断增加。1967 年，美国的凯利（Kelly）首先报告了同种异体胰腺移植成功的报告，用于治疗晚期胰岛素依赖型糖尿病。1971 年，美国汤玛斯（Thomas）最先成功地进行了同种异体骨髓移植，目前该项技术已成为治疗急、慢性白血病、重症再生障碍性贫血、急性放射病及重症联合免疫缺陷的有效方法。

除以上器官的移植外，其他像脾、肾上腺、胸腺、甲状旁腺、睾丸等的同种异体移植都在开展，除了头颅和脊髓不能移植外，全身各器官组织包括肝、肺、脾、胰腺、心脏、小肠、胰岛等均可移植置换，甚至多个器官可同时联合移植。同时多器官的同种异体联合移植也在研究和应用中，人工器官和异种器官移植也在积极的实验中。

当今全球已有 60 余万人做了器官移植手术,其中,以肾移植者居多。每年数以万计的病人在器官移植后得以生存,肾移植的 10 年生存率已经超过 60％,心、肝、肺移植的 5 年生存率也已经达到 50％以上。中国内地器官移植起步较晚,同种异体肾移植始于 20 世纪 60 年代,迄今各种器官移植也陆续开展起来,有些项目已达到国际先进水平。但就总体水平上看,中国与发达国家相比仍有一定差距。据卫生部统计,目前我国需要器官移植的患者每年大概有 150 万人,可其中只有约 1 万人能够做上手术,不到 1％。据悉,我国临床手术量仅次美国,已成器官移植第二大国。

（三）器官移植的前景

1954 年 12 月 23 日,美国波士顿医生约瑟夫·梅里为一对孪生兄弟做了世界上第一例同卵双胞胎间的肾移植手术,使接受手术者活了 8 年,代表着人类器官移植手术首次取得成功。在同卵双胞胎之间进行器官移植之所以容易成功,是因为他们的白细胞表面抗原大部分相同,组织相容性强,发生排斥的危险性较小。但这种情况少得可怜。1959 年梅里采用对肾脏移植的患者给予全身大剂量放射线照射以抑制异体排斥反应的方法,使非同卵双胞胎间的肾移植手术成功。这种方法虽可以抑制排斥反应,但却造成受体机体的损害。显然,器官移植技术受制于人体的免疫反应。

后来,英国剑桥大学学者罗伊·卡勒发现,硫唑嘌呤能防止动物身上的异体排斥反应,这一成果使器官移植成功率提高。70 年代初罗伊·卡勒又发现了一种叫环孢菌素的抗免疫排斥的药物,毒性较低,可以明显抑制参与排斥反应的机体免疫细胞的活力,保护移植脏器,同种器官移植取得了划时代的进步。但它并不是针对移植组织免疫抑制的特效药,接受移植手术的患者必须终生服用免疫抑制药,但难逃可能导致严重并发症的结局。据 1973 年全球移植中心记录,当时世界上已有 40 余万例患者接受了同种器官移植,并有大批 20 年、30 年以上长期存活者。但其副作用和预期后果存在严重问题,如肾毒性、淋巴瘤、多毛、震颤、高血压等。为此,科学家正在探求新的投药途径和剂量。

随着分子遗传学、生物基因工程学、免疫生物化学的进步,对 HLA(人类白细胞抗原)领域已能进行详尽的分析。日本早已对仔猪成功制作 HLA 的基因图,并对其基因和功能进行了研究。世界很多科学家认为采用遗传工程方法可以培育家畜,然后将其器官移植到人体,而不产生排斥反应。有些国家已经就此类项目进行研究。

二、器官移植的伦理问题

【案例 9－4】

26 岁的某男子在两岁时不幸被狗将整个阴囊和睾丸咬掉,后前往某医院求医。因该伤者没有兄弟,只能移植其父亲的睾丸,对此,已做过数十例睾丸移植的该医院泌尿科教授介绍,伤者移植父亲的睾丸后,有可能生育孩子。但孩子是喊伤者"爸爸"还是"哥哥"呢?

【分析】

从这个案例可以看出,阴囊和睾丸器官移植确实可能破坏人体的完整性,与传统伦理相违背,易引起伦理的混乱。但是,目前其他器官的移植技术已被大多数家庭与人群所接受。人们在选择器官移植技术的时候面临的最突出的伦理问题是移植用器官的来源问题,其次是受体的选择问题,此外还有移植经费问题等。

（一）供体选择的伦理问题

目前,在世界范围内关于器官的来源不外乎活体器官、尸体器官（"死体活器官"）、胎儿器官、异种器官、人工器官五种;中国器官移植供体主要来源于死刑犯自愿提供,属于无心跳尸体。我国目前移植的器官尤其是不能再生的单器官,主要部分来源于死囚,而现代社会出于人道主义关怀,死囚是越来越少了,这样供体器官自然不足。此外,少部分双器官比如肾,再生器官比如骨髓来源于亲属的捐献,这也使供体器官来源显得非常狭窄。因此,移植用器官的来源问题已经成为目前器官移植最突出的伦理问题。

1. 活体器官移植

活体供体器官移植目前在许多国家都已开展,中国也有多例报道。一般说来,活体供体移植较之尸体供体器官移植有更高的成功率,但引发的伦理问题也更为突出。活体器官移植一般选用人体成对器官中的一个,只有个别的人体单个器官可以部分移植（如肝）。但选用活体器官必须有严格的科学标准和伦理学标准。例如,被选供体的成对器官必须经过科学检测均属健康的,摘除其中一个,通过功能代偿,尚存的器官仍能维持供体的正常生理功能;供体的整体健康状况必须允许承受摘取器官所造成的损伤等。

2. 尸体器官移植

尸体器官指的是从已经确认死亡的人体身上摘取的器官,但它必须是从刚刚死亡的人体上摘除的新鲜器官,因此也称"死体活器官"。目前世界范围内器官移植采用最多的就是这一类器官。使用这一类器官本身的伦理学争论不大,关键是获取这类器官的方式上存在各种问题。

3. 胎儿器官移植

胎儿器官、组织和细胞移植正成为当今治疗帕金森病、糖尿病、镰状红细胞贫血和某些癌症的重要医疗手段。早在20世纪60年代,中国就开始了胎肝细胞临床应用的尝试,20世纪80年代末,中国又成功进行了胎儿肾上腺髓质脑移植,治疗帕金森病。由于胎儿器官移植所引起的机体免疫排斥反应轻微,手术成功率高,加上因自然、非自然（人工流产）原因产生大量需要处理的胎儿,这就给胎儿器官移植在客观上提供了可能,并使其具有诱人的前景。

【案例9-5】

美国加州16岁少女亚拉刚刚过16岁生日,就被告知已患慢性骨癌,唯一有效的方法是进行骨髓移植,为救女儿,孩子的父母听从医生的建议决定再生下一个孩子,希望在仅有25％可能性中能幸运生下一个与女儿骨髓同型相容的孩子。结果如愿以偿生下了妹妹玛丽莎,骨髓与姐姐完全相同。当14个月时,医生用玛丽莎的骨髓为亚拉实施了骨髓移植。一年后,亚拉完全恢复了健康。

【分析】

从本案例可以看到器官移植技术作为一种医学技术,确实在医学领域能起到积极重要的作用,如果没有器官移植,亚拉的康复无从谈起。但是我们还是需要好好思考下面这些问题:其一,生下玛丽莎的目的是为了救姐姐的命,这对玛丽莎是否公正?其二,父母或医生是否能真正代表玛丽莎的利益?其三,如果要移植一个心脏,能否生一个孩子取下其心脏?

4. 异种器官移植

由于人类移植用器官来源紧张,世界各地每年都有大量患者因不能及时获取移植用器官而死亡,于是人们开始将获取移植用器官的目光转向了非人类的其他动物身上。首先,人们将目光锁定在与人类有极深渊源的灵长类动物如猴子、狒狒、猩猩等身上。1963 年,美国一名患者移植了猴子的肾存活了 9 个月;1968 年,英国一名心衰儿童的血液循环与狒狒心脏相连,存活了 16 小时;1992 年,美国一名 35 岁男性肝病患者移植了一头狒狒的肝,两个半月后,患者死于真菌感染。近年来,随着分子遗传学、生物基因工程、免疫生物化学的进步,加之免疫抑制剂的不断完善,转基因动物器官作为人体移植用器官已初现曙光,在不久的将来,异种器官有可能成为人体移植用器官的主要来源。但由于转移人类基因技术过程中可能出现的失误,是否应培育人畜混合生物,令人忧虑。

5. 人工器官移植

千百年来,社会传统都认为:"身体发肤,受之父母,不能损伤"。然而,正如美国医学家肯宁汉 1948 年在其《器官移植的道德》一书中指出:"一个人为了邻居尚可牺牲生命,现在为了同样的目的,牺牲的还不是生命,难道就不行了吗?"他肯定了人体器官移植的道德性并逐渐被人们所接受以后,人工器官的使用在道德上已没有多大问题,关键是迄今为止,还没有发明生产出符合人类需要的、可靠的人工器官。现在使用的人工器官,或因体积过大、操作复杂(如人工肾、人工呼吸机),或因技术标准不高(如人工心脏),很难满足患者长期生存需要,而且目前人工器官使用耗资巨大,因此,在使用上受到巨大限制。

(二)获取器官方式的伦理问题

如何获取器官,除人工器官外,方式有自愿捐献、器官商品化、推定同意等;其他手段获取器官将受到伦理质疑与法律制裁。

1. 自愿捐献

无论是活体器官还是尸体器官、胎儿器官,目前获取的主要方式是通过自愿捐献实现。

活体器官的捐献主要是患者与患者亲属之间进行。当一个患者因疾病或其他原因某一重要脏器或器官功能衰竭,或因经济原因,或因一时找不到合适的移植用器官,患者生命危在旦夕,此时,可考虑在患者亲属中挑选合适的、自愿捐献器官的供体。当然,也可考虑在非亲属社会成员中寻找自愿捐献者,但必须确认捐献者没有诸如经济、政治等其他目的或因素的干扰;对于非主要脏器的其他组织器官如骨髓、角膜等,出于人道的原因,应该可以鼓励、支持非亲戚社会成员自愿捐献,但同样也应排除因经济目的或其他非人道因素的存在。

尸体器官的捐献目前已有多种操作方式。荷兰政府于 1992 年 1 月宣布,凡 18 周岁以上的荷兰男女公民都应填写《人体器官捐献普查表》,然后由各级政府将普查结果逐级汇总到中央档案库,为政府当局制定有关计划和方案提供可靠依据;还规定不满 18 岁的公民不得捐献自身器官,而且公民捐献的器官必须是健康的。美国则鼓励器官捐献,并在学生中开展器官捐献的宣传、教育活动,目的是教育学生并让他们根据事实来确定政府的态度。英国于 1972 年开始发起题为"我愿死后帮助某些人活着"的器官捐献活动,每年散发 550 万张捐献卡,并由卫生部门推出一种新的器官捐献卡,使那些愿意死后捐献器官供科学研究的人实现自己的心愿,但这种方式要确定捐献者是否真正出于自愿,而这一点有时很难确定。尸体捐献中还有一类为死刑犯的器官。在赞成死刑的国家中,如果利用死刑犯处决后的器官供移植用,也可挽救许多因器官衰竭而濒临死亡的患者的生命。但其间直接和潜在的伦理、法律问题还值得认真商榷,譬如,是否能真实有效地执行知情同意原则等,都存在尖锐的伦理争议。

在当前脑死亡标准和传统标准争论的硝烟尚未平息的时候,角膜移植供体的采集可以较少受到传统标准的约束大力开展。同时,中国人尤其重情重义,失去亲友的悲痛不难理解,在捐献者心跳呼吸停止之后采集角膜显得更加人性化,更加重视和关怀人的情感与心理,更容易被人们接受,也很大程度上减少了对死者家属的刺激,因此比较容易取得死者家属的支持。从这一方面来看,在中国,角膜捐献应该能走在其他器官捐献的前列,并促进和推动其他器官捐献的发展。

目前,阻碍器官捐献的原因相当复杂,有社会捐献渠道不通畅、社会公益性组织机构和保障机制缺乏等"硬"问题,更有社会观念和意识障碍等"软"问题的制约。另外,捐献系统和受体分流系统不对接是导致供体浪费的一个很大原因。

2. 器官商品化

【案例 9-6】

2007 年 7 月 3 日,某中级人民法院公开审理乞丐仝革飞被害案。

仝革飞是某村村民,患有精神病,以乞讨为生。案发后仝革飞的两个肾脏、肝脏、脾脏和胰腺等 5 个器官被摘除。

2006 年 11 月 9 日晚,凶手王某伙同另三名同伙,将仝革飞捆绑并拘禁在一废弃变电站里,后用欺骗手段与某医院的医生陈某等人取得联系,谎称有死刑犯将被处决,可提供人体器官。15 日凌晨 5 点钟左右,医生们手拿手电筒,用了 20 分钟的时间摘除了仝革飞 5 个器官。作为酬劳,陈某向王某支付了 15 000 元。

问题:作为医生,在凌晨五点多,在偏僻荒无人烟的地方,一没有家属签字,二没有死者遗嘱,他们怎么能够随便摘取这个人的器官?

【分析】

此案属于器官商品化引发的案件。事发三个月之前,2006 年 7 月 1 日,卫生部正式颁布实行了《器官移植临床应用管理办法》,明确提出禁止人体器官买卖;医疗机构临床用于移植的器官必须经捐赠者书面同意。5 名医生的行为显然已经严重违反《器官移植临床应用管理办法》的上述规定,且涉嫌人体器官交易。最终,涉案的 5 名医生已被卫生部吊销医生资格。

目前,单纯从解决移植用器官的目的来说,器官商品化确实可吸引一些人提供器官来源以缓解器官紧缺的矛盾,但由此而可能并实际引发的道德、法律问题却不得不令人担忧。

首先是器官质量难以得到保证,受体往往难以了解所购买器官是否安全和健康,如供体是否有遗传病等;其次会导致人们在生死面前表现出极度不平等,有钱人可以购买器官而重获新生,而贫穷者只能绝望地等待死亡来临。同时,在贫富悬殊的社会,穷人也可能期望通过出售自己的器官来获取金钱以改善自身经济的拮据,这样就会加大本来就很不平等的贫富者之间的差距。

再就是器官商品化极易诱发犯罪。目前有些国家和地区,已经出现了以金钱为目的,通过损害人的健康、残害生命获取人体器官的地下暴力集团,非法买卖以牟取暴利。同时,世界上也已经发现了许多诸如监狱犯人通过出售器官减刑、高利贷组织通过逼债方式强行摘取器官抵债等犯罪行为。

正因为上述种种原因,即使在商品经济最发达的美国也于 1984 年颁布《全国器官移植法》,宣布器官买卖为非法行为。1989 年 5 月,世界卫生组织呼吁制订一个有关人体器官交易的全球禁令,敦促其成员国制订限制器官买卖的法律。

也有学者在争论中提出,从人权的另一角度看,人人都有取舍自己器官并以此获取向往的利益或实现伦理的良善目的的权利,特别是在不太损害自身健康的同时而能利他又能有利于社会时,在器官来源紧张,科技暂时无法解决此问题时,严格管制和审慎实施的有限的商品器官供器官移植,也不失为解决器官移植问题的一种权宜对策。

3. 推定同意

推定同意有两种方式:一是由国家推定,所有公民都同意在死后捐献器官。这种推定由立法机关通过法律认定。医院则被允许假定当一个人去世后同意摘除他的器官以供移植,除非死者生前或者死后其家属反对。二是由国家推定,所有公民都同意在死后捐献器官,因而由政府授权给医生,允许他在尸体上收集所需要的组织器官,而不需考虑死者及其家属的意愿。

(三)受体选择的伦理问题

【案例 9 - 7】

有一个病人甲因多年酗酒,肝脏功能衰竭,急需移植肝。另一青年乙因抓歹徒被歹徒刺伤肝脏,也急需移植。正好有一只肝可供移植,而且组织配型与这两位病人也正好相容。甲经济条件好,付得起移植费用;而乙是待业青年,无力负担移植费用。

问题:应该将这只肝移植给谁?应该不应该因病人酗酒致病而不给做移植?如果大家各分一半,乙负担不起费用应如何解决?

【分析】

目前器官移植关于受体的选择有各种标准,采用最多的是医学标准、社会学标准和经济标准。然而,不管是其来源、获取方式、选择标准,都存在明显伦理学问题,值得研讨。

1. 年龄:在病情相当的情况下,年轻患者优先于年长者。

2. 个人的应付能力:包括病人的配合治疗的能力、社会应付能力和经济支付能力。

3. 社会价值:有人认为对社会有贡献者应优先,也有人认为无子女者应优先,但这和医德的一视同仁、公平、公正、平等原则相当冲突,争议较大。

目前,中国同其他国家一样面临急需解决的器官移植中的供求矛盾问题,同时还面临着更多难以解决的问题,如患者进行器官移植时沉重的经济负担,医学技术自身的发展水平,法律、法规的不健全不完善,对国民的宣传教育不够等,这些问题对中国的器官移植进一步开展在不同程度上都会带来一定的困难。尤其在中国医学临床上才刚开始实施脑死亡,再加上中国封建道德观念的厚重,这就直接阻碍了供体来源,形成对器官移植发展的障碍。

三、器官移植的伦理准则

(一)人体器官移植的伦理准则

1. 在器官移植中应始终坚持人道主义和功利主义相结合

从事器官移植的临床医生应把恢复患者的健康作为首要的目的;开展科学研究,推动医学发展应是第二位的。

2. 严格遵守医学标准,审慎地选择受体

选择受体的医学标准是器官功能衰竭又无其他办法可以治疗,短期内不进行器官移植,则可能死亡;受体健康状况相对较好,肌体的心理状态和整体功能好,对移植手术的耐受性强;于供体器官的组织相容性最佳,移植成功的把握最大。受体选择的参考项目有:社会价值;家庭的地位及作用;经济支付能力;医疗资源的公正分配。

3. 器官移植过程中,医生应使双方的利益得到同等的保护,并遵循对供者和受者健康利益的关心和忠诚。

活体提供器官的一个最基本的伦理原则是不能危及供者的生命,摘取某些成对健康器官之一,或失去部分器官组织并不影响供者原有的生理功能,对供者的健康没有威胁,也不会因此而致残;受者得益于供者的损伤应有恰当的比例,得要大于失;采用当前公认的科学测试方法确定供者的死亡。判定死亡的医生与器官移植手术不发生直接关系;对接受移植的患者必须坚持全面认真评价其他疗法的可能性和有效性之后,才决定是否进行器官移植;器官移植手术应由经专门训练、有实验室和临床实践经验、具备专业技术的医生施行,并在设施完备,能保证安全的专门机构进行。

4. 器官移植手术中,应保护"受者"和"供者"双方的秘密,做到知情同意

活人捐献器官,一定要出自自愿,不可附加其他条件;向"供者"、"受者"双方或其亲属及法定代理人说明器官移植的程序和可能发生的危险;从尸体上摘取器官和组织可采用自愿捐献、推定同意和需要决定等并用的原则;应禁止器官的买卖和器官收集的商业化。

【案例9-8】

2004年8月21日,某甲被确诊为晚期肝癌。由于他为人非常义气,人缘特好。司法界等社会各界朋友都倾力相助。经多方努力,找到一位20多岁同血型的死囚,其身体检查后的多项指标与患者非常吻合。9月4日,死囚被执法后,其健康肝脏被迅速送到北京,某甲在某医院顺利完成第一次肝脏移植手术。2005年4月,其病情再度复发,5月再次入院接受治疗,6月接受第二次肝移植手术,7月27日病危,8月30日去世。

试分析,该案例中的医院对某甲进行两次肝脏移植有何伦理问题?

【分析】

某甲所患肝癌为第四期肝细胞肝癌,"癌中之王"。此类患者从诊断明确到患者死亡,平均生存期只有3至6个月。肝移植5年的生存率是其他治疗方法(药物、介入、切除等)的6倍之多,80%可达到治愈标准,是最好的治疗手段。第二次移植在受体选择上有悖伦理。

(二)器官移植法制与实施

在办理全国首例非法买卖人体器官案中,法官发现有器官买卖黑市存在,市场需求量很大,中介也很活跃。在法律规定上,我国的人体器官捐赠条例对此有明确规定,即禁止买卖人体器官。

2011年我国刑法修正案(八)增加了非法买卖人体器官罪,明确非法买卖人体器官的犯罪属性,对打击非法买卖人体器官的行为具有重要意义。刑法修正案(八)第37条规定,在刑法第二百三十四条后增加一条,作为第二百三十四条之一:组织他人出卖人体器官的,处五年以下有期徒刑,并处罚金;情节严重的,处五年以上有期徒刑,并处罚金或者没收财产。未经本人同意摘取其器官,或者摘取不满18岁的人的器官,或者强迫、欺骗他人捐献器官

的,定为犯罪。

由于不正当手段获取器官或是私下进行器官买卖活动等现象的存在,目前器官移植技术运用过程中的医德权利冲突的调整需要立法和实施法制进行强有力的保障。日本于1958年制定了《角膜移植法》,1979年修改为《角膜肾脏移植法》,1997年10月实施《器官移植法》;丹麦于1967年制定了《人体组织摘取法》;美国于1968年制定了《统一尸体提供法》;挪威于1973年制定了《器官移植法》;法国于1976年制定了《器官摘取法》;新加坡于1987年通过了《人体器官移植法案》。

我国器官移植的相关法案正趋于完善。2007年5月1日起施行的《人体器官移植条例》遵循了八大原则,包括自愿原则、知情同意原则、公平公正原则、技术准入原则、非商业化原则、自主决定原则等。为更好地贯彻落实《人体器官移植条例》,规范活体器官移植,保证医疗质量和安全,2009年12月国家卫生部制定了《关于规范活体器官移植的若干规定》。

(三)人体器官移植实施中的其他伦理及制度要求

1. 有待建立的捐献器官的相关法律制度

(1)对于活人捐献器官,要充分尊重捐献者本人的意愿;对于尸体捐献者,要充分尊重死者生前和死者家属的意愿,任何超过18岁的个人都可以捐献其遗体的全部或部分器官用于教学、科研、治疗或移植;建立"一人捐献,自己(全家)受益"的制度,鼓励公民在生前或死后捐献有关器官用于移植,即便日后自己或近亲属需要器官移植时,在器官短缺的情况下,优先获取器官进行移植。

(2)在条件成熟时,可以采用第二种形式的"推定同意":推定同意是指法律授权医生在患者死亡后从其尸体上采集所需组织和器官。只要死者生前没有表示不捐献器官,就推定其为自愿捐献器官者,医师有权摘取其有用的器官和组织,而不考虑死者亲属的愿望;或是死者生前没有表示不捐献器官,在其死后,医师还必须在亲属不反对的情况下,才能够从其尸体上采集器官组织。

(3)成立专门的人体器官移植登记协调机构。编制有关器官捐献方面的卡片,通过宣传,提倡每个公民自愿填写该卡片,表达生前捐献器官的愿望。当因病或意外事故死亡时,据此确定死者在是否愿意捐献器官上的意愿。

(4)在捐献器官上的伦理和法律都必须禁止医师有如下行为,即为了保证移植用器官的质量而未确认患者死亡就从人体上摘取器官。伦理和法律可规定确定死亡的医师不得同时是实施器官移植手术者。

2. 活体捐献器官应遵守的伦理准则

(1)捐献者必须是具有完全民事行为能力者。

(2)个人应对能力,包括患者的医疗保险的能力与状况、社会应对能力和经济支付能力。

(3)是否促进医学科技发展。开展器官移植技术是在实践中从不成熟逐渐成熟的,其花费也会逐渐减少。因此,卫生资源分配与高科技的器官移植的伦理难题将会进一步缩小,器官移植技术的进步将会给人类健康带来更多的福音。

本章小结

现代医学科学技术的发展,使得医护人员能够精确地诊疗和照护病人,为患者带来福音。人类辅助生殖技术存在能否商品化、可能被错用或滥用、破坏自然法则和导致人类伦理关系的复杂与混乱等问题,因而医护人员要遵守有利于患者、知情同意、保护后代、社会公益、保密、严防商业化和伦理监督等伦理原则,临床应用中更应严格遵循相关伦理规范要求;在器官移植中应始终坚持人道主义和功利主义相结合的原则,严格遵守医学标准,审慎地选择受体,保护"受者"和"供者"双方的秘密,使双方的利益得到同等的保护,并遵循对供者和受者健康利益关心和忠诚的原则等。

思考题

1. 简述卫生部制定我国实施辅助生殖技术的伦理原则。
2. 器官移植能否商业化? 为什么?

技能训练题

【实践活动】【辩论赛】

克隆人,就是通过无性繁殖的方式,利用细胞的全能性来创造出生命个体的人。目前,已有三个国外组织正式宣布他们将进行克隆人的实验,美国肯塔基大学与意大利专家合作,计划在两年内克隆出一个人来。由于克隆人可能带来复杂的后果,一些生物技术发达的国家,现在大都对此采取明令禁止或严加限制的态度。

活动方式:课后要求学生查阅资料,组织一次有关克隆人的小型辩论赛。

活动目标:加深对医学科学技术伦理意义的理解。

活动步骤:

① 将学生分成正反方两大组,正方论点:克隆人符合伦理道德规范;反方观点:克隆人违反伦理道德规范;

② 阅读相关资料;

③ 分组讨论,推选参辩选手;

④ 由正、反方辩手进行辩论;

⑤ 同学代表及教师进行评价。

讨论案例

某医院接到一位小学教师的来信,他提出愿意将自己的角膜献出,以换取一定报酬用于办学。他的理由:(1)当地经济状况极差,政府虽多方筹资,但仍有数百名适龄儿童无法入学。(2)他本人年近46岁,在40岁时全身浮肿,确诊为慢性肾炎、肾功能不全。目前虽能坚持工作,自感生命有限,愿将其角膜献出,为改善本乡办学条件作点贡献。

试分析,医院该不该答应这位教师的要求?

拓展阅读

国际护士会创始人——芬威克

1947 年 3 月 13 日，一代护士伟人，国际护士会首创人芬威克（Fenwick）逝世，享年 90 岁。芬威克毕业于英国皇家医院护士学校，一生致力于护理事业。在提高护士教育水平，倡导护士进修教育，建立护理统一标准以及注册护士学校等方面，作出举世瞩目的贡献，当之无愧地成为国际护理领域中一位杰出的女性。

1887 年，在她的倡议下，成立了世界上第一个护士团体——英国皇家护士协会。1892 年，她担任《英国护士杂志》主编一职。1899 年 7 月，芬威克借出席在伦敦举行的国际妇女大会之机，积极与来自美、英、加拿大、新西兰、芬兰、荷兰、丹麦等国家的护士代表进行联系与磋商，并向国际妇女会倡议成立一国际护士团体。在国际妇女会及与会代表的热情支持下，国际护士会于 1899 年 7 月 1 日正式成立（当时称"万国护士会"，1900 年正式定名"国际护士会"）。芬威克当选为第一任会长，并连任至 1912 年。在任职期间，她提出"工作"、"事业"、"奋勇"、"生命"、"热望"、"忠诚"等作为警句；每一警句并分别刻在每一条的银链上，作为国际护士会的历史文物保存下来。

1912 年，芬威克与美国护士纳丁（Nutting）在德国召开的国际护士代表大会上首先提议设立南丁格尔女士纪念基金一事，由于第一次世界大战未能实现。经不断呼吁，最终于 1939 年 7 月正式成立"南丁格尔国际纪念基金会"。芬威克建立并通过由国际红十字会和国际护士会联合把已捐助的资金投入南丁格尔基金会，将筹集的大量捐款作为推广护士进修教育之用。

1912 年，国际护士会定于 5 月 12 日（南丁格尔的生日）为国际护士节（当时称国际医院日，后改为国际护士节）。在未成立国际护士会前，各国护理工作方法多不相同，成立后世界各国在护理教育、护理行政及医院管理和护理的法律及护理标准方面渐渐趋于统一。芬威克在这些方面作出了很大的贡献。

1925 年，在芬兰召开的国际护士大会上，芬威克演讲了题为《和平时代之护士教育》。从护士的道德到国际和平提出许多精辟的见解："护士的工作乃为人道工作……护士事业无国界之分……"

1926 年，中华护士会总干事信宝珠女士和中华护士会会长施德芬女士抵达伦敦出访英国护士会，受到芬威克与英国护士会的盛情款待，并对中国护理的发展倍加关注。芬威克与同事合著的《万国护士会史》，为后人留下了一份珍贵的史料。

芬威克逝世后，她的生平事迹由英籍护士施德芬女士（Miss Gladys Stephenson）著述，由中国汉口普爱医院刘干卿男护士翻译，成为中国各地护士学校"护理历史"教材。

芬威克是继南丁格尔之后，国际护理界又一位万古流芳的历史人物。

第十章　临终护理与死亡伦理

学习目标:

通过本章学习,了解:临终护理的特点及护士角色,安乐死的含义及其伦理论争;熟悉:死亡标准的演变及其伦理意义;掌握:临终护理的伦理规范。

关键概念:

临终护理(Hospice Care)　死亡标准(Standard of Death)　安乐死(Euthanasia)

【引导案例】

某患者,女,17 岁。患者在一次车祸中脑部受重伤,入院 3 天后,医生告诉患者的家属说"患者已处于脑死亡状态,她不能康复了,等于事实上的死亡。"并建议撤掉呼吸机。但是,患者父母不愿承认这一事实,因为他们看到女儿在呼吸机的帮助下可以呼吸,并能感觉到女儿的脉搏,所以坚决不同意医生撤掉呼吸机。

试问:在这种情况下,医务工作者应该采取什么恰当的方式解决这一冲突?

第一节　临终护理伦理

根据国家卫生部 2012 年最新统计,目前我国 60 岁以上的老人已经超过 1.8 亿,而且每年还以 500 万~800 万的数量不断增加;我国 65 岁以上的老年人口已经接近 1.3 亿,而到了 2050 年,这个数字将会达到 3.32 亿,超过总人口的 23％。人口老龄化所带来的慢性疾病问题、医疗保健以及老年生活质量等问题已经成为我国社会发展的重要挑战。

生命是事物的一个过程,临终是生命过程的最后阶段,通常一个临终病人最后的家是医院的病房,而最后接触次数最多的人是护士。在护理临终病人的过程中,护士的角色行为是很有价值的,临终护理中应遵循什么样的伦理道德要求,这不仅是医学研究和护理实践的问题,也是一个重要的伦理问题。

一、临终护理的特点及护士角色

1. 临终的概念

临终是指凡是由于疾病或意外事故而造成人体主要器官的生理功能趋于衰竭、生命活动趋向终结的状态,濒临死亡但尚未死亡者。临终的过程可以很短,如突然的意外事故造成主要脏器严重损害及心脑血管病的急性发作等;临终的过程也可能旷日持久,如慢性病所致脏器功能衰竭、肿瘤晚期等。人的一生中可能不止一次处在临死状态,有的人会意外地起"死"回生,但真正的死亡,人生只有一次,临终过程最终以走向死亡而结束人生。

目前不同国家对临终期限有不同的规定,如日本把预计只能存活2～6个月内的患者称为临终患者;美国把预计只能存活6个月以内的患者确认为临终患者;而在我国把估计仅能存活2～3个月内的患者称为临终患者。

2. 临终护理的特点

临终护理是指对处在临终阶段的病人实施良好的护理,其目的是以患者为对象,协助缓解濒死病人躯体上的痛苦,减轻心理上的各种痛苦,提高其尚存生命的生活质量,维护其人格和生命的尊严。

临终阶段由以治愈为主的治疗,转变为以对症治疗为主的、维持和延长生命的照料,患者的生活几乎全部依靠护士昼夜的护理。即患者的临终阶段实际上是由医院为主的治疗转变为以护理为主的照护。临终病人通常不同程度地经历了"否认、愤怒、妥协、抑郁和接受"的复杂心理过程,且因人的经济地位、政治背景、文化程度、信仰、职业与年龄而有差异。

因此,临终护理的特点,主要是做好心理护理和生活护理。临终护理能让"逝者魂安"、"生者心慰",体现人道主义精神。因此,要求护士具有崇高的职业道德、高度的责任心和同情感、良好的修养和素质、熟练掌握身体和心理护理的知识和技术,并尽力满足患者需要,使他们安详舒适地度过人生最后的时光。护理人员切不可将其视为一种负担,消极等待患者死亡而放松护理。

3. 临终护理的护士角色

(1) 心理的满足者

对临终病人护理主要应有针对性地加强心理治疗和护理,临终病人的心理过程非常复杂,心理的需求往往超过对药物的需求,护士应了解临终病人的心理活动及变化规律,从各个层面给予关怀、安慰和支持。大多数临终病人都希望尽早知道真实情况,让病人在承受病魔和痛苦的折磨时,不应再承受欺骗。但告诉病人之前一般应征求其家属的同意,与病人交谈时要态度诚恳,语气要平和。只要病人意识清醒,就应尊重他们的意见和日常生活习惯,让病人有更多的自由。同时,应想尽办法减轻疾病给病人带来的痛苦,尽量满足其多种心理需求,使病人平静地度过人生的最后时刻。

(2) 躯体的照护者

临终病人照料的重点不是挽救生命,而是为病人减轻痛苦和送终。对有意识和情感的临终患者,缓冲疼痛是首要任务,护理人员可按世界卫生组织阶梯疼痛法(从少侵入性/低危险性渐渐到高侵入性/高危险性的步骤)采取口服、直肠给药、皮下注射和药物阻滞破坏痛觉传导通路止痛。因临终患者身体各器官功能衰竭,机体抵抗力下降,并发症多,故通过提供高质量的护理,能够让病人感到舒适。护士要经常帮助那些大小便失禁者清洁皮肤,保持干燥,预防褥疮的发生;护士要经常协助病人翻身,改变体位,按摩肢体,促进血液循环,防止肌肉萎缩;护士要及时清除病人口腔的分泌物,做好口腔护理,保持呼吸畅通,护士要鼓励并协助病人进食,必要时应静脉补充营养,以保证机体生理需要。

（3）死亡的教育者

一旦病人知道离开人世已是无法挽回的事实后，医务人员就应该千方百计创造条件给病人最大的心理支持和安慰，在这方面护士更能发挥重要作用。死亡教育是实施临终护理的一项重要内容，包括对临终病人及其家属的死亡教育。其目的在于帮助濒死病人克服对死亡的恐惧，准备死亡、面对死亡、接受死亡。对临终病人家属进行死亡教育的目的，在于帮助他们适应病人病情的变化和死亡，帮助他们缩短悲痛过程，减轻悲痛程度。护士必须耐心细致观察，鼓励病人表达自己的意见和感情，要善于从病人的言语和非言语的表达中了解他们的真正需求，尽可能地满足他们的需求。

（4）善后的处理者

在病人即将离开亲人时，家属情绪上的纷乱和悲痛是巨大的，尤其是突发性疾病的病人，临终前，家属缺乏心理准备，其心理创伤更为严重。临床护士在病人去世后，还要进行尸体料理，病人遗物的整理和对病人家属的"丧亲抚慰"等大量事宜。因此，护士一定要注意做好对家属的心理支持，安排专人陪伴家属，进行安慰和劝说。

二、临终护理的伦理规范

1. 尊重和理解临终病人

在临终阶段，病人的各个器官功能逐渐衰竭，护理人员要具有高度的同情心和责任感，把握临终患者心理特点及发展不同阶段，及时减轻或控制疼痛，减轻病人的失落感和自卑心理；对患者的某些失常情绪变化有真正的理解，要以真挚、慈爱、亲切的态度和语言对待他们；尤其要注意对病人的尊重，保护病人的隐私、尊重生活方式和生活习惯，同时还尊重他们的意志、宽容大度，满足他们合理的心理需要，使他们始终能得到精神上的安抚。

2. 尊重临终患者的生活

尽管死亡是生命运动发展的必然过程，但是临终患者仍有生活的权利，护理人员有尊重其生活方式的义务。临终只不过是一种特殊的生活时期，所以医务人员应尊重临终患者的最后生活，尊重临终患者的生活要求的实质是尊重其人格，护理人员与临终患者接触最多，更应该认识患者人生最后阶段生活的意义和价值。

3. 尊重临终患者的权利

临终患者生命结束以前仍享有与其他患者同等的权利，正因为他即将告别人世，许多要求对他来说仅仅是最后一次。有些临终患者虽已进入临终期，但还未进入昏迷状态，尚具有思想意识和感情，仍有维护自己利益的权利，除了满足人最基本的生理需要外，患者同样需要友爱、同情、关心、温暖，需要尊重个人的权利和利益，所以护理人员要维护他们的权利。如允许患者保留自己的生活方式，保守隐私，选择死亡方式等权利，使患者感觉到自己仍然在被人们所关注，帮助患者建立新的心理平衡而安然离开人间。

4. 关心临终患者的家属

临终关怀是对临终病人及其家属进行的护理程式，它涵盖了所有的生理、心理、社会、精神的需要，一直持续到丧亲悲伤阶段。死亡对死者是不幸，对生者也是考验。活着的人实际上所承担的精神痛苦，往往超出临终患者的自身体验。在临床工作中会发现病人可以尽情宣泄，家属却要强装笑颜，承受巨大体力、心力透支的同时，往往还承受着巨大的经济负担和压力。所以护士要充分理解病人家属。为了患者能安然走完人生最后一站，医务人员应和患者家属共同努力为临终患者提供一个良好的环境,使患者得到人间的温暖和社会的尊重。对悲伤过度或现场晕厥的家属一定要不计成本地救治和照护。

目前在我国临终关怀机构与组织不完善的情况下,极有必要加强护士相关知识的学习,应将临终关怀的课程列入学校教程和继续教育的科目,让护士认识到临终护理是对生命性质和死亡意义系统深刻理解基础上的专业服务。树立起正确的护理观,积极接受这门新型学科,主动给予临终病人无微不至的关怀,让其在生命的最后阶段满意地到达生命的终点。

第二节 死亡和安乐死的伦理问题

一、死亡标准的演变及其伦理意义

死亡是一个过程,但人们并不会等到生物学死亡期到来时,才宣布死亡。宣布死亡是基于一个生与死的临界点,这个临界点就是死亡标准。

（一）传统的死亡标准

1. 传统死亡标准概述

所谓传统的死亡标准就是指心肺死亡标准。医学上实际采用的传统死亡标准是脉搏、呼吸、血压的停止或消失。

2. 传统死亡标准的局限性及伦理问题

（1）传统死亡标准的局限性

死亡判断不够准确。传统的心肺死亡标准在现实中经常会遇到挑战。现代的心脏移植技术,彻底打破了心肺功能丧失意味着死亡到来的成规。因为可以将一颗健康的心脏移植给另一个心脏功能衰竭或丧失的病人身上。而另一方面,借助于先进医疗设备维持心跳、呼吸也并不意味着此人还活着,因为一旦撤掉设备,心跳、呼吸会立即停止。

（2）传统死亡标准带来的伦理问题

一是对死亡的判定不准确,使得医务人员面对濒死病人时,对何时停止对病人的抢救这一问题陷入伦理困境。

过早停止抢救显然意味着使患者失去生存机会,而对于失去抢救价值的患者一味地施行抢救又是对医疗卫生资源的浪费并会增加患者家属的经济、心理负担。可见,传统的心肺死亡标准面临着伦理和法律上的严重挑战。

二是对医学新技术采用的影响。

科学的发展使许多高新医学技术在临床上得以应用,给许多濒临死亡的患者带来生存机会。但是,传统死亡标准对某些技术的应用却构成了障碍。例如在器官移植中主要依靠尸体器官来源。在传统的死亡标准下,实际上意味着器官的死亡,因而以尸体器官做供者,成活率太低。而现代医学研究表明,一个遭受严重脑损伤并不可恢复、深度昏迷、没有自主呼吸、完全靠机械来维持心肺功能的脑死亡者,作为器官移植的供者是最为理想的。而按照传统死亡标准,这种移植是不道德的。

（二）现代脑死亡标准

1. 脑死亡标准的涵义

1968 年,美国哈佛大学医学院死亡定义特别委员会提出了脑死亡定义和脑死亡标准。他们把死亡定义为"不可逆的昏迷"或"脑死",包括四条标准:(1)深度昏迷,对外部刺激和内部需要无感知和反应;(2)没有自主的肌肉运动和呼吸;(3)各种反射消失;(4)脑电图电波平直。要求以上四项在 24 小时内反复测试,结果无变化,并排除体温低于 32℃或刚服用过大量巴比妥类药物等中枢神经系统抑制剂两种情况。符合这一标准即可判定为死亡。

我国卫生部脑死亡法起草小组的最新标准是:深昏迷,脑干反射全部消失,无自主呼吸(靠呼吸机维持,呼吸暂停试验阳性),瞳孔放大或固定,脑电波消失。在首次确诊后,观察 12个小时无变化,方可确认脑死亡。

【案例 10-1】 美一孕妇脑死亡 42 天后奇迹产下双胞胎

现年 26 岁的美国密歇根州女子克里斯蒂娜·鲍尔顿,2012 年 3 月 6 日在与家庭成员散步时突发疾病,医院检查结果显示,克里斯蒂娜出生时就有的两个动脉瘤因怀孕引发病变。医生随后宣布她脑死亡。但在脑死亡 42 天后的 4 月 17 日,怀孕 25 周的克里斯蒂娜通过剖宫产,在当地医院产下了一对双胞胎,家人说"这真是一个奇迹"。目前,这对双胞胎情况还不是很稳定,在医院新生婴儿监护室进行监护。

2. 对于脑死亡,需要强调以下几点

(1)脑死亡和心肺死亡的区别。从 1959 年法国学者首次提出脑死亡概念起,脑死亡标准已逐步取代心肺死亡标准成为死亡判定的标准。目前,全世界约有 80 个国家和地区颁布了成人脑死亡标准。我国推行脑死亡判定标准已是大势所趋。但由于脑死亡涉及社会学、伦理学等诸多问题,根据国情,现阶段应提倡和逐步实施心肺死亡和脑死亡标准并存,由患者在生前自愿选择。

(2)脑死亡不同于植物状态。临床上所指的脑死亡,是指包括脑干在内的全脑功能丧失的不可逆转的状态。脑死亡有别于"植物人","植物人"脑干功能存在,昏迷只是由于大脑皮层受到严重损害或处于突然抑制状态,病人可以有自主呼吸、心跳和脑干反应,而脑死亡则无自主呼吸,是永久、不可逆性的。

（三）现代脑死亡标准的伦理意义

(1)科学地判定死亡。脑死亡作为死亡标准更为准确。到目前,采纳脑死亡标准,诊断死亡尚没有一例是错误的。因为,脑死亡是不可逆的。英国曾有 16 位学者对 1 036 名临床确诊为脑死亡患者的研究报告,虽经全力抢救,但这些病人无一生还。

(2)有利于合理利用有限的卫生资源。人是会思想的苇草。人的基本特征在于其意识状态,而意识状态是与中枢神经系统联系在一起的。作为意识载体的人脑如果死亡,意识状态会随即消失,这意味着他已经失去了作为人的本质特征。从生命质量看,已经没有存在的价值,应该放弃对他们的抢救和维持。

(3)有利于器官移植。由于脑组织对缺氧最敏感,所以,当脑组织因缺氧导致脑死亡,其他组织和器官仍然保持生命力,按照脑死亡标准对供者做出死亡诊断,就能及时为移植提供高质量的"活"器官。一般来说,高质量的器官多来源于意外事故死亡者。据统计,美国每年约有 4 万~5 万人死于车祸,其中大约一半为脑死亡者。

(4)有助于道德和法律责任的确定。人的死亡是一个从器官到组织到细胞的复杂的不可逆转的生命物质系统崩溃过程。确定一个人死亡的关键是要找到生与死的临界点,这至关重要,因为这关系到何时停止抢救可以免于法律、伦理责任的问题和免除杀人的嫌疑问题。

【案例 10-2】 男子遇车祸致脑死亡 捐献器官 5 人生命得延续

2011 年 7 月 24 日四川北川桂溪人吴国详雇了一辆小型货车进山拉木材,往回赶的途中货车刹车失灵,最后一个跳出车外的吴国详随后被送往江油 903 医院。

7 月 25 日下午,医生初步怀疑吴国详是脑死亡,几乎没有治愈的希望。7 月 31 日,省医院派出专业队伍,将吴国详接回医院,由两队医生间隔 12 小时分别对他进行鉴定,证实脑干反射全部消失,无自主呼吸,脑电图平直,经颅多普勒呈脑死亡图形,最终诊断结果为脑死亡!

结果确定后,吴国详的妻子韩世菊独自一人开始慢慢思考,"我劝我自己,既然不能治疗了,那就是等待死亡,那么多人等着救命,我们可以救他们的。"这样的劝说,却不断地反复,捐还是不捐足足折磨了她 3 天! 最后,韩世菊告诉自己,如果捐出了丈夫的器官,那就是有人代替丈夫活着,那么多个家庭也能有救了,至少给她和儿女是个安慰。

8 月 1 日上午 11 时,四川省医院外科 ICU 办公室,5 位家属轮流在《脑死亡供者捐献器官知情同意书》上签字,他们是北川 42 岁男子吴国详的亲人——爱人韩世菊、女儿吴稀、妹夫刘应……当晚 9 时许,一台特殊的捐赠手术在四川省医院器官移植中心顺利进行,42 岁的吴国详,捐出了自己的双肾、肝脏、双眼角膜,晚 10 时,3 台受体移植手术也同时展开。对于妻子韩世菊来说,丈夫器官的成功捐献,算是完成了"有人替丈夫活着"的心愿。这也是四川第二例脑死亡者器官捐献。

二、安乐死及其伦理争论

(一)安乐死概述

1. 安乐死的含义

安乐死一词源于希腊文 euthanasia,原意指"快乐的死亡"或"无痛苦的死亡",也有人译为"无痛苦致死术"。安乐死有两层意思:一是作为一种死亡的状态,指无痛苦的死亡,安然去世;二是指无痛苦致死术,就是为结束不治之症患者的痛苦而采取医学特殊致死措施。

"Euthanasia"译成安乐死,源自佛教净土宗之《佛说无量寿经》:"无有三途苦难之名,但有自然快乐之音,是故其国名曰安乐。"《布莱克法律辞典》认为,安乐死是"从怜悯出发,把身患不治之症和极端痛苦的人处死的行为或做法"。《牛津法律指南》认为,安乐死是"在不可救药的病危患者自己的要求下,所采取的引起或加速死亡的措施"。《韦伯新国际词典》第三版的定义是:"使患者脱离不治之症的无痛致死的行为。"1975 年的《新哥伦比亚百科全书》定义是:"无痛致死或不阻止晚期疾病患者的自然死亡。"1985 年版的《美国百科全书》中把安乐死称为:"一种为了使患不治之症的患者从痛苦中解脱出来的终止生命的方式。"

目前,国内对安乐死尚无权威统一的定义,《中国大百科全书·法学卷》对安乐死的定义是:"对于现代医学无可挽救的逼近死亡的患者,医生在患者本人真诚委托的前提下,为减少患者难以忍受的剧烈痛苦,可以采取措施提前结束患者的生命。"有人认为:"安乐死是指对身患绝症濒临死亡的患者,为解除其极度的痛苦,由患者本人或亲属要求,经医生鉴定和有关司法部门认可,用医学方法提前终止其生命的过程。"但也有学者持不同意见,认为这是沿用了西方的传统解释,对安乐死的内涵外延界定得不准确,是导致安乐死被引起争议的原因。安乐死的本质是死亡过程的文明化、科学化,主张"安乐死是对于医学无法挽救,濒临死亡者的死亡过程进行科学调节,以减轻或消除死亡痛苦,使死亡状态安乐化"。

我们归纳综合表述为:安乐死是指患不治之症的患者在危重濒死状态时,由于躯体和精神的极端痛苦,难以忍受,在患者或其家属的合理及迫切要求下,经过医生、权威的医学专家机构鉴定确定,符合法律规定,按照法律程序,用人为的仁慈的医学方法使患者在无痛苦状态下度过死亡阶段而终结生命的全过程。

安乐死是一种特殊的死亡类型或死亡方式,必须符合一定的条件:前提是患者所患的疾病是现代医学无法医治的,疾病已到晚期,病痛难忍;应该是出于对患者的同情和帮助,出于对患者死亡权利和个人尊严的尊重而实施的;不能违背患者的意愿,应该是患者自愿要求的;还必须经过权威的医学专家机构鉴定确认,合乎法律的规定,按照法律程序等。因此,安乐死是死亡过程中的一种良好状态及达到这种状态的方法,而不是死亡的原因。安乐死的本质不是决定生与死,而是决定死亡时是痛苦还是安乐。

2. 安乐死的分类

国外有些学者将安乐死分为主动安乐死,被动安乐死;自愿安乐死,非自愿安乐死。安乐死通常有两种分类方法:

(1)按照安乐死的执行方式来分类,可分为主动安乐死和被动安乐死

主动安乐死是指采取某种措施加速患者死亡,亦称为积极安乐死。主动安乐死是根据垂死患者或者其家属的要求,有意识地对不可逆转的患者采取某种处理方法,如采用药物或其他办法主动结束患者的生命,让其安然舒服地死去,迅速完成死亡过程。这类安乐死也称为"仁慈助死",所采取的措施常称之为"无痛致死术"。

被动安乐死是指终止维持患者生命的措施,听任患者死亡,亦称为消极安乐死。被动安乐死是对于确定无法挽救其生命的患者,在预测后果的基础上,根据垂死患者或其家属的要求,停止无望的救治,做出终止延长生命的医学处理,如只给患者适当的维持治疗,减轻其痛苦,任其自行死亡,结束患者的痛苦,故又称"听任死亡",国内不少医疗单位实际上正在悄然实施。

(2)按照患者同意方式分类,分为自愿安乐死和非自愿安乐死

自愿安乐死是指患者有过或表达过同意安乐死的愿望。患者本人要求安乐死,或患者有过要求安乐死的愿望,或对安乐死表示同意。非自愿安乐死是指患者没有表达过同意安乐死,这种情况主要是针对那些无行为能力的患者(如婴儿、昏迷不醒的患者、精神病患者和能力严重低下者)实行安乐死,这些患者无法表达自己的要求、愿望和同意,根据患者家属意见,只能由医生依据实际情况决定给予安乐死,有人把非自愿安乐死称为"仁慈杀死"。

综合以上两种分类方式,安乐死可以得到四种类型:自愿主动安乐死;自愿被动安乐死;非自愿主动安乐死;非自愿被动安乐死。

3. 安乐死的历史与现实

(1)史前时代和古代的安乐死

在史前时代就有加速死亡的措施,如游牧部落在迁移时常常把患者、老人留下来让他们自生自灭,在发生紧急战事时,还常常把他们击毙,以免他们遗为俘虏而遭受敌人的残酷对待。在粮食发生危机时,有些部落还把病弱者击杀或埋葬以此来减少他们的痛苦和部落的

负担,确保本部落的健康强盛。

在古希腊、古罗马虽然抛弃老人的做法被禁止,但是,人们可以随意处置有先天缺陷的新生儿。古希腊斯巴达还曾明文规定,有缺陷的婴儿一律处死,也允许患者结束自己的生命,或者由他人帮助死亡。

在中国古代、近代的史料中虽未见到安乐死这一名词的记载,但却有部分少数民族抛弃病弱新生儿以及远古时代60岁活埋的民间传说,在古代文史记录和小说中也有符合现代安乐死现象的描述。

中世纪时,欧洲处于宗教统治,瘟疫猖獗,在济贫院里集中管理贫病交加的贫民,面对部分濒临死亡患者的呻吟,管理者就产生了"让患者安然死去"的思想。17世纪开始,人们越来越多把安乐死指向医生采取措施让患者死亡,甚至加速患者死亡。英国著名的人道主义者、哲学家、实验科学家弗兰西斯·培根(Francis Bacon)在他的著作中多次提出"无痛致死术"。他说:"长寿是生物医学的最终目的,安乐死是医学技术的重要领域",他认为终止临终医护,加速死亡也是解除痛苦的一种方法。主张控制生命过程,或延长生命,或无痛苦地结束它。

(2) 近代的安乐死

从19世纪开始安乐死作为一种减轻痛苦的特殊医护措施在临床实践中应用。进入20世纪30年代,欧美各国都有人积极提倡安乐死,主张安乐死的人们还发起和组织了相关的运动。1936年,全世界第一个提倡自愿安乐死的团体"自愿安乐死协会"在英国正式成立;1938年,美国成立了"无痛苦致死协会";1939年9月,现代西方精神分析学派的创始人,奥地利心理学家西格蒙德·弗洛伊德(Sigmund Freud)自感疾病已无可挽救时,向医生提出安乐死的要求。他说:"如果我不能坚持活下去的话,你将尽力帮忙,现在我万分痛苦,这样下去是毫无意义的。"最后,他以自愿安乐死的方式结束了自己的生命。

第二次世界大战期间,1937年7月起,纳粹德国希特勒策划拟定了所谓的安乐死纲领,使20多万人死于纳粹德国的"安乐死中心";1938年,希特勒授权实施一项屠杀身心残疾婴幼儿的"儿童安乐死计划",该计划的受害者约5 000人;1939年启动了屠杀成年残疾人计划。据文献资料不完全统计,1938~1942年,希特勒以安乐死的名义杀死有慢性病或精神疾病的患者以及异己种族达数百万人,其中大多数是犹太人,这种惨无人道的行径,受到全世界正义力量的一致谴责,激起了世界人民的愤恨,也使安乐死蒙受了一次不光彩的声誉。希特勒借以安乐死之名,行惨绝人寰种族灭绝之实,使人们一听到安乐死三个字便不寒而栗,成为笼罩在人们心头的不祥阴影。安乐死也被作为一种纳粹主义的主张遭到强烈的反对。由于德国纳粹对安乐死的利用,使安乐死旋即声名狼藉、销声匿迹,至此衰落搁浅。

(3) 当代的安乐死

从20世纪70年代起,由于医疗技术的提高,许多复苏技术,如心脏起搏器、除颤器、呼吸机、人工透析机等相继问世,使死亡发生了变革,挽救了不少以往无法复苏的患者生命,这无疑是医学史上一个重大的飞跃。然而人们看到,盲目地使用复苏术,虽然延长了一些已经无法复苏的生命,但对这些患者来说,延长生命等于在痛苦的煎熬中延长死亡,这种行为被有些人认为是不人道的。

随着西方民主、民权运动的高涨,死亡的权利运动和安乐死运动不断发展,安乐死运动再度兴起。1967年,美国建立了"安乐死教育基金会";1976年,美国加利福尼亚州颁布的

《自然死亡法》是人类历史上第一个有关安乐死的法案;同年,在东京举行了"国际安乐死讨论会",会议宣称要尊重人的"生的意义"和"死的尊严"的权利。在此期间,现实迫使人们不得不认真地对安乐死从医学伦理学和法学角度进行热烈的讨论。1988年,在上海举行了我国首次"安乐死学术讨论会"。会议探讨了安乐死在我国实行的可能性及可行性,取得了积极而有意义的成果。

从20世纪90年代起,安乐死立法活动十分活跃,美国和西欧、澳洲的一些国家开展了安乐死的立法活动,并引发了争论。安乐死在个别国家立法并合法化。2000年10月26日,瑞士苏黎世市政府通过决定,自2001年1月1日起允许为养老院中选择以安乐死方式自行结束生命的老人提供协助。但涉及的只是苏黎世二三十家养老院。2001年4月10日荷兰安乐死立法。但从理论上讲,如果荷兰医生实施安乐死不按照法律规定的要求进行,那么这种安乐死在刑法上仍视为犯罪,且医生有可能被判处12年监禁,且也不允许护士决定实施病人安乐死。

到目前为止,安乐死仍然是引人注目的全球性课题,关于安乐死问题的争论激烈。我们有足够的理由确信,人类文明的脚步一定会在这种激烈争论中得以向前迈进。当人类无法回避死亡,无法超越死亡,无法阻止死亡的今天,人们公开地、认真地讨论研究如何优死的问题,这充分表明了人类理性的觉醒,反映了人类渴望而且能够正视死亡,能够积极驾驭从生到死的整个生命过程。

(二) 安乐死的争论及伦理评析

1. 安乐死的争论

(1) 安乐死对象判定的争论

安乐死对象的确定,是实施安乐死的前提条件。在医学实践中,很难明确规定实施安乐死对象的标准。随着安乐死讨论的深入,不少人士提出了不少标准,列出了可以实行安乐死的种种对象。由于安乐死涉及人的生命,是不可逆转的。因此,安乐死对象的界定是一个十分敏感而又相当棘手的问题。一般认为,安乐死的对象可以归纳为以下几类:① 晚期恶性肿瘤失去治愈机会者;② 重要生命脏器严重衰竭,并且不可逆转者;③ 因各种疾病或伤残致使大脑功能丧失的部分"植物人"状态的患者;④ 有严重缺陷的新生儿;⑤ 患有严重精神病症,本人无正常感觉、知觉、认识等,经过长期治疗也不可能恢复正常者;⑥ 先天性智力丧失,无独立生活能力,并不能恢复正常者;⑦ 老年痴呆患者、无治愈可能的高龄重病和重伤残者。

由于安乐死涉及人的生命,安乐死对象的界定必须非常审慎。对上述每一类对象是否应该或可以实施安乐死,人们有着不同的看法。对于第一、第二类的疾病患者,实施安乐死似乎较容易被人们接受。晚期恶性肿瘤失去治愈机会者,重要脏器严重衰竭并且不可逆转者,以上两者神志清醒,精神备受折磨,肉体痛苦不堪忍受,可以视为安乐死对象。对于后几类对象的争论相对较多。如对于一个生命垂危并已经注定必死无疑的患者和大脑已死亡的植物人,以及严重缺陷新生儿,实行安乐死是件好事,应视为道德的。多数医生认为,真正的"植物人"是不可能复苏的。因此,为了那种遥遥无期的、不可能实现的使患者苏醒的奢望,而花费大量的人力、物力、财力去维持这种无价值的生命是不值得的,对"植物人"实施安乐死无可指责。然而,如何通过诊断确定患者一定是不可复苏的"植物人",这仍是一个难题。无论在国内还是在国外,曾被诊断为"植物人"的患者之中,不时有发生苏醒的例证。2003

年就有一位"植物状态"的人在昏迷达 10 年之久后,竟然令人惊奇地苏醒过来,而且与亲人谈话。这些事实,无疑是对主张安乐死的人的当头棒喝:既然有复苏的可能,就不能轻易置人于死地。

对于有严重缺陷的新生儿,其缺陷达到何种程度才可称之为严重? 才可认为对他(她)实施安乐死是道德的和必要的呢? 中国内地学者曾提出对无脑儿、中度脑积水、严重内脏缺损的新生儿不给予治疗的主张。美国有人就此问题也曾提出三条标准:① 不能活过婴儿期,已处于濒死状态;② 生活于不可救治的病痛中,直接治疗或长期治疗都不能缓解;③ 不具有最低限度的人类经验,对别人的照料在感情上和认识上没有反应能力。对于诸如此类的问题,多数情况下是众说纷纭,很难统一。对有严重缺陷新生儿实施安乐死也面临争议。有人认为人的生命是神圣不可侵犯的,只要生命存在,就存在着恢复的"希望"或"可能",轻易结束一个有缺陷新生儿的生命,无疑是草菅人命的错误行为。此外,有严重缺陷新生儿还存在着医学鉴定上的标准问题。如何界定有缺陷新生儿和残疾婴儿? 前者是可能实行安乐死的对象,而后者则是不可实行安乐死的对象。

如果将精神病患者、智力丧失者或老年痴呆及高龄重病者、重残者作为安乐死的对象,争议则更大。多数人认为这是对安乐死的扭曲和误解。如果按照上述观点来推行安乐死的话必将会使安乐死走入歧途,终究会带来危害与不安定因素。确定安乐死的对象,实际上存在一定的困难。如怎样理解不治之症? 从医学发展史上看,真正的"不治之症"是不存在的,一切暂时的"不治之症"都可以化为可治之症,而这种转化往往是通过不断延长患者的存活期来逐步实现的。如果人为地把这些"绝症者"确定为安乐死的对象,是否会阻碍医学的进步? 因此,不能用已经陈旧的标准去衡量某患者是否应该实施安乐死。

【案例 10-3】

瑞士一名有"死亡护士"之称的 34 岁的男护士在 1995 年至 2001 年期间,利用职业之便,"协助"27 名老年病人安乐死,受害者年龄从 66 岁至 95 岁不等,其中 4 名男性,23 名女性。死亡人数之多,手段之残酷是瑞士历史上所没有的。法院发言人表示,"死亡护士"使用的手段是先注射过量药剂,然后用塑料袋或毛巾套头把病人闷死。这名护士辩称,他的做法是"出于人道主义",既可减轻病人受病痛折磨,同时也减轻自己和同事们超负荷的工作。警方于 2001 年 6 月逮捕了这名护士,并对其进行心理检查,结果"完全正常"。据悉,卢塞恩警方从 2001 年 6 月起就注意到,当地一所养老院的老人相继"突然"死亡,经过细致调查后逮捕了这名曾在此巡诊的男护士。

【分析】

从这个案例可以看出,在世界各地,反对安乐死的声音也很多。如何选择死亡? 身患不治之症或重度难治之症,处于极度痛苦、生活质量低下、濒临死亡的患者,是不惜一切代价地治疗和维持他(她)的生命呢? 还是使其少受折磨,安详地提前结束生命——安乐死呢? 这一问题不仅是医学,而且也是现代医学伦理学、社会学、法学等深入研究和激烈争论的问题。

(2)对待安乐死的态度的争论

目前,安乐死运动使伦理道德和法律面临许多新问题,围绕着安乐死是否符合伦理与医生、护士实施安乐死是否符合人道等问题的讨论,赞成与反对安乐死的争论旷日持久,激烈万分。

赞成安乐死,理由如下:

第一,安乐死体现了尊重自主原则。个人的生命属于个人,个人有权处理自己,人有生的权利,也有死的权利,包括选择死亡方式的权利,安乐死正体现这种权利,对于死亡不可避免而又遭受极大痛苦的患者来说,满足他们人生最后一个愿望是人道的,是合乎医学伦理的,他们应该拥有这个权利,有权去选择体面的舒适的死亡方式。

第二,安乐死体现生命质量和生命价值原则。对于安乐死的对象来说,作为生命的社会存在已经丧失,生命价值失去了意义,延长这些毫无治愈希望的患者生命实际上是在延长痛苦的死亡过程。安乐死有利于减少患者在肉体上与精神上极端痛苦的折磨,与其让患者在痛苦的挣扎中折磨而死,倒不如让其在安静中悄然死亡,以安乐死的死亡方式结束质量极低的生命,是符合生命质量和生命价值原则的,既是对患者家属也是对患者本人的尊重和满足,符合患者及家属的共同利益。

【案例 10-4】

2000 年 2 月 6 日上午,22 岁的法国青年樊尚·安贝尔在医院中安静地离开了这个世界。就在他去世两天前,他的母亲玛丽·安贝尔被法国警方逮捕,因为她在医院探望儿子的时候为他注射了用于安乐死的药剂。这桩备受关注的案件再次引起法国社会是否应当允许安乐死合法化的讨论。

一场突如其来的车祸使得樊尚·安贝尔全身瘫痪,根本无法动弹,也不能说话。惟一能够活动的是左手的拇指。他和外界所有的交流都要依靠这根拇指,他通过拇指来逐一选择字母表上的字母,吃力地表达着自己的意思。这样痛苦的生活让安贝尔感到绝望,他想要结束自己的生命。安贝尔还曾写信央求总统希拉克允许他拥有选择死亡的权利。希拉克专门给安贝尔写了信,还往医院打了电话,亲自向安贝尔解释安乐死在法国是非法的。而且不仅在法国,在整个西欧地区也只有荷兰和比利时允许实施安乐死,但也有相当严格的限制。不过,安贝尔的想法却得到了母亲的支持。现在,玛丽·安贝尔却将面临着法庭的调查和审讯。法国禁止实施安乐死,玛丽·安贝尔将面临"谋杀"或"未能帮助处境危险的人"等罪名的指控。

【分析】

从这个案例可以看出,想放弃生命的人,多数都是因为身体有不可弥补的残疾或是疾病。他(她)们终日都受着身体和精神上的极大的双重折磨。在这种折磨下,他(她)们只有选择自杀来摆脱自己永无休止的痛苦。但自杀的过程又是痛苦的,如上吊、割手腕、吃毒药、触电、绝食等,令人恐惧。但是他(她)们又不得不去选择这种唯一能够解脱苦难的方式。而实施安乐死以后,只需要注射一支安定剂,就会让人们在沉睡中不知不觉地离开,这样就会减轻自杀者的痛苦和恐惧,也体现了"善始善终"的古言,达到了真正人道主义的宗旨。

第三,安乐死节约医疗卫生资源,减轻家庭社会负担,符合公正、有利原则。安乐死有利于减轻患者及家属心理上和经济上持续性的压力,有利于减轻家庭和社会负担,有利于医疗卫生资源的更充分、更合理的使用和分配。

医学高新技术在临床上的应用,不仅使医疗卫生费用上涨,而且使一些在原来医疗条件下会死亡的患者得以存活下来,其中一部分人的生活质量极低,而且费用却高得惊人,对于一个普通家庭而言根本无力承受昂贵的治疗费用,很可能意味着倾家荡产,对于国家来说也是不堪重负。在不可逆转的危重患者身上消耗了大量的人力、物力、财力,其结果仅获得了死亡时间的延长。这既浪费了有限的医疗卫生资源,又挤占了需要正常诊疗和卫生保健者的利益。实施安乐死,把有限的医疗卫生资源用于其他(她)有康复希望的患者身上,则更为人道,更为合情合理。

第四,安乐死符合现代医学目的和发展目标的价值取向。现代医学目的不仅在于对个体疾病的诊治,更重要的是服务于整个人类生存发展的保健事业。医学既要关注个体,还要关注群体;不仅仅要注意维持生命,更重要的是要提高个体和群体的生命质量和生存质量。

提倡安乐死,可使对临终患者医疗活动的重心发生改变,对临终患者不再局限于维持生命,即竭尽全力维持和延长患者奄奄一息的生命,让患者尽可能晚一点停止呼吸和心跳,而要着眼于提高临终患者的生命质量和生存质量。对于临终患者来说,死亡已经来临,医学已无力回天,而且治疗本身对他们来说也是相当痛苦的,延长患者的生命实际上延长的只是患者在死亡边缘上挣扎的时间。这时候,如果我们改变维持生命的做法,把将要实施安乐死的患者送到临终关怀中心或临终关怀病房,采取一些姑息疗法来减轻患者的痛苦,使临终患者在安乐死和临终之前能受到身心等方面的全面照顾,使患者在生命终止之前保持一种自然完好的生存状态,以安乐的心境度过生命的最好时光,充分感受人生的美好,则有可能改善和提高患者的生命质量和生存质量。安乐死提倡患者死得安乐,这种做法是符合现代医学目的和医学发展目标的价值取向。

反对安乐死,理由如下:

第一,救死扶伤是医生的职责,赐人以死亡与医生的职责不相容。医务人员对患者施以死亡术,实际上是变相杀人、慈善杀人。因此,安乐死不人道,违背传统医学神圣的治病救人之使命。传统医学的目的强调医乃仁术,救人活命,救死扶伤,实行医学人道主义。在这种医学目的的支配下,长期以来,医学一直把不惜一切代价挽救和延长患者的生命作为自己崇高的道德追求和神圣职责。显然,安乐死与传统的医学目的、医生职责之间存在明显的价值冲突。生命是神圣的,任何情况下医生都不能促使患者死亡,否则是不道德的行为。实施安乐死可能给心术不正或怀有其他目的的医生大开方便之门。

【案例 10－5】 一份报告引起轩然大波,安乐死惊爆"变相杀人"黑幕

哥伦比亚《一周》周刊 2004 年 1 月 17 日刊载文章:德国格丁根大学当年一份调研报告对荷兰出现的 7 000 起安乐死案例进行了分析。调查人员发现不少医生和亲属联手操纵老年人和病人生命的案件。根据调查,在接受安乐死的案例中,41% 的死亡者是由家属提出希望结束患者痛苦后"合法死亡"的。且在其中 11% 的案例中,患者死亡之前仍然神志清醒,而且有能力自己做出决定,但是没有人问他们愿意选择活着还是死去。格丁根大学教授、安乐死研究报告顾问赖纳·曼施对记者说:"从这些情况看,老年人中出现害怕心理是极为自然的事,他们为逃避'提前'死亡,开始到与荷兰较近的德国的某些地方避难。"曼施教授认为,这份研究报告中所披露的最令人担心的情况是,有 1/3 安乐死的案例是因为"家属没有能力继续为病人治病,以使他们活到临终"。

【分析】

从这个案例可以看出,安乐死极有可能改变传统的医生形象,使医生由"白衣天使"蜕变成杀人的"刽子手",瓦解医生与患者之间的信任。当患者无法自主时,患者家属与医生合谋,就可以置他于死地,有违于医学神圣的治病救人之使命,使医学伦理沦丧殆尽,不符合生命神圣观、人道观、美德观、义务观。

第二,不可救治就不治,不利于医学科学的进步。

只要有生命现象,就有被救活的可能;医学的发展会治愈一些顽症,现在的不治之症,可能成为将来的可治之症。认为不可救活就不去救治,无益于医学科学的发展和进步。另外,不治之症的诊断不一定准确。实施安乐死可能会错过三个机会:一是患者可以自然改善的机会;二是继续治疗可望恢复的机会;三是有可能发现或发明某种新技术、新方法使疾病得到治疗的机会。医学科学发展的动因来自征服疾病的渴望,渴望人类在对付致命性的疾病方面有所进展和突破,并渴望能减轻某些难以控制的症状。若人类把视角从"治疗疾病"转移为"因病痛而杀人",那么,医学的研究可能也将会发生转向,这与医学目的和医学科学发展目标的价值取向相悖。

第三,安乐死造成社会对人的理解的功利化、丧失爱心,实际上是对生存权利的剥夺。面对一些患者提出安乐死要求,不从社会医疗保障制度出发去保护人的生存权利,而满足患者委屈求"死"的错误决定,是对"生"的践踏。

第四,安乐死并非是患者的真实意愿。患者"自主"、"自愿"的安乐死要求只是一种假象。当一个患者处于难以忍受的病痛之时,他是很脆弱的。一方面,他一般不太知道如何来减缓自己的病痛,对未来充满恐惧和焦虑,他会认为自己只有两种选择:一是受病痛折磨,慢慢死去;二是接受安乐死。其实,危重患者除了安乐死外还可以有其他的选择——缓解病痛的"姑息治疗"以及心理和精神上的关怀服务。患者在他不知道这种病痛可以控制时,往往会产生安乐死的念头。事实上,如果他知道能够对疼痛加以控制,很可能会放弃安乐死的想法。另一方面,由于经济困难,患者害怕自己治病会给家人造成太大的经济和心理负担,选择安乐死出于无奈,其主要动因也许不完全在于病痛的折磨,而是经济上的压力,所谓"自愿"很大程度上是迫不得已、无可奈何。

2. 安乐死的伦理评析

尽管对安乐死的争论不休,但是,安乐死的伦理意义得到大多数人的认同。其伦理意义主要有三个方面:

(1) 安乐死有利于患者

目前,在世界范围内被广泛讨论的安乐死对象主要集中于脑死亡者、"植物人"状态的患者,濒死者、终末期患者和有严重缺陷的新生儿三类。对于脑死亡者来说,只是作为一个生物学的人存在,而作为一个有人格的人已经不复存在。他们没有自我意识、个性、生命质量、自我责任性等人所应该具有的主要特点。在这种状态下,进一步的复苏和支持疗法只是维持一个活的生物机体,而不是维持一个完整意义上的"人"。因此,进一步的支持疗法和复苏即使在医学上可能是成功的,但从伦理意义上来看实在没有这种必要。一些患不治之症、痛苦不堪的患者,特别是晚期恶性肿瘤的患者,对这些不可逆转的患者,在用尽各种先进的医疗手段治疗无效后,患者除在肉体上要受到痛苦的折磨外,心理上还承受治愈无望的悲痛。在这种极度痛苦的情况下,是让他选择残酷的方式,如缢死、跳楼等来结束生命呢?还是满足患者的安乐死意愿,使之安然无痛苦地死去呢?到底是选择前者符合道德呢?还是后者?虽然安乐死是个相当复杂的问题,涉及医学、法律、道德等许多方面,牵连社会、家庭、医患等多种关系。但是,有条件者(仅限于上述对象)实施安乐死是可行的,也是符合患者自身利益的。

(2) 安乐死有利于死者家属

脑死亡者、不可逆昏迷患者、终末期患者的家庭处于一种困难中。开始,由于一种负疚的情感,极力否认不可避免的死亡。这种情感驱使他们非理性地坚持尽一切可能去治疗患者。随着时间的推延,他们意识到要治愈是不可能的。同时,他们看到亲人濒死的痛苦,在现实面前也希望他们早些结束痛苦。一个垂危患者既无康复希望,又需要亲人日夜守护照顾,病期遥遥、耗尽精力,其心理和经济负担是何等的沉重。在经济上,在我国这种负担是一般工薪阶层无法承受的。虽然家属对家庭成员负有照料的义务,但是为了一个无意义的生命去消耗有意义的生命,是否需要这样做? 这类患者,使家属承受了极大的感情痛苦和经济压力,处于一种进退两难的状态中。因此,满足这些患者的要求,实施安乐死,对于家属来说,是一种解脱。

(3) 安乐死有利于医疗卫生资源的合理分配

卫生保健事业的投资、人员和设备的微观分配,必须遵循公正和效用原则。一个国家对于卫生保健事业的投资总是有限的。因此,投资的分配必须考虑上述的原则,使它趋向公平合理,让更多的人得到应有的医疗服务。特别在我国,人口众多,卫生保健事业的投资有限,医务人员、医疗设施以及药源、血源都不充裕,在此情况下,更应该注意医疗卫生资源的合理分配。如果实施安乐死,就可以把节省下来的那些用来维持无意义生命的医疗资源,用于其他有康复希望的患者身上,从整个社会利益来说,是符合人道主义的。

只要承认安乐死的存在,就必须承认:特定的安乐死不是致死原因,它仅仅是死亡过程中的一种良好状态以及为了达到这一状态所采用的方法。解除临终病人的肉体精神的痛苦,尊重"生的意义"、"死的尊严",尊重病人的生命价值和自主决定权是安乐死的实际而现实的意义,其客观的需要、合理的内涵是决不能随意加以否定的。

(三) 安乐死立法

安乐死的立法问题是一个十分复杂和慎重的问题,目前有关部门对安乐死的概念、伦理原则以及与安乐死立法相关的一系列伦理学依据和有关法律问题的理论研究还是不够完善的,而且我国的医疗卫生法制尚不健全,所以国内一些伦理学家严肃地指出:我国目前不宜宣传推行安乐死。

实行安乐死,首先必须进行安乐死立法,只有这样才能有法可依。因此,要实现安乐死立法,需要认真探讨以下两个方面问题:一是技术立法,如科学地制订和论定死亡标准,安乐死的对象及标准。二是行政立法,即有关安乐死的法律程序,如允许由谁提出申请,由谁来认定和执行,怎么做是合法的,怎么做是属于非法的。医务人员普遍认为,安乐死如无法律规定,会使许多医务人员面对患不治之症、非常痛苦的患者或少数植物人,处于要么束手无策,要么可能犯罪的两难境地。

1. 安乐死立法的历程

为了保证患者要求安乐死的权利和监督、限制医务人员实行安乐死的行为,世界各国均对安乐死合法化问题持审慎、严谨的态度。虽然在英、美、日等国多次有安乐死立法的建议,但这些法律条文均被否决。

其实,自 20 世纪 30 年代以来,西方国家就有人开始要求在法律上允许安乐死,并在世界范围内开展争取人道死亡权利,推动安乐死合法化的运动。世界上第一部"安乐死法"应追溯到 1995 年,澳大利亚北部地区议会通过了世界上首部"安乐死法"(但实施不到两年即被废止)。

1994 年 11 月,在美国俄勒冈州的一次全民公决中,通过了尊严死亡法。这项法律使得安乐死和医生协助自杀在有限的条件下不是非法的。1997年就安乐死问题进行第二次全民公决,以更高的票数再次肯定俄勒冈尊严死亡法案之后,俄勒冈成为全美惟一允许医生帮助自杀合法的州。可是,美国联邦众议院于1999年10月27日以271票对156票通过法案,授权药物管制的执法人员严厉打击有目的地使用受联邦政府管制的麻醉药以帮助患者死亡的医生,对协助患者自杀的医生进行处罚。

2001年11月7日美国俄勒冈州控告美国联邦政府,其颁布的一项联邦新法令严重干涉了该州的事务,妨碍该州实施有关安乐死的法律。为此,俄勒冈州地方法院首席检察官哈迪·迈尔斯提出控告,并要求联邦政府暂时不要执行这一新法令。俄勒冈州的医生认为,这对全美惟一的安乐死法律来说无疑是个沉重的打击;此外,一些提倡安乐死的组织和支持《俄勒冈尊严死亡法》的人士也表示不满,指责司法部长阿什克罗夫特此举完全是一个倒退,与1998年6月前任司法部长雷诺颁布的法令背道而驰。根据1998年的法令,美国联邦食品和药物管理局不得干涉医生按照俄勒冈州的法律行医。但如果联邦政府不根据俄勒冈州的要求再颁布一项新法令,《俄勒冈尊严死亡法》也就此失效。

安乐死立法步履艰难,但是,世界各国对安乐死都持愈来愈宽容的态度。荷兰通常被认为是对安乐死最为宽容的国家。2001年4月10日,荷兰议会一院(上议院)以46票赞成、28票反对、1票弃权通过了安乐死法案,也使荷兰成为世界上第一个承认安乐死合法化的国家。继其之后,比利时众议院于2002年5月16日通过了"安乐死法案",允许医生在特殊情况下对病人实行安乐死,从而成为继荷兰之后第二个使安乐死合法化的国家。

在荷兰,安乐死法案的实施意味着医生为身患绝症患者实施安乐死做法完全合法,只要医生遵守严格的规定将免予起诉。但是,这并不意味着安乐死问题的研究就此结束,很多国家、组织对安乐死在荷兰的合法化感到愤怒,有些组织把该法案与屠杀残疾成人和儿童的政策相提并论。因此,安乐死问题并不是一纸空文就能解决,有许多问题有待探讨和研究。

我国一直进行这方面的努力,很多人大代表提案,要求结合国情,尽快进行安乐死立法。特别是1996年,有170位代表递交了四份有关安乐死立法问题的议案,该项议案被大会主席团列为交付全国科教文卫委员会审议的16件卫生议案之一,建议卫生部会同有关部门对安乐死的立法进行深入论证。1997年3月,上海市代表曾提出议案,要求允许上海市尝试制定安乐死地方性法规。

目前,安乐死在中国内地日益受到广大群众的理解和支持,但是安乐死的立法在中国还需要经历相当艰难的历程。面对死亡,人的情感十分复杂,而且多变,受制于传统文化、社会、经济利益等多重因素,许多在民意调查中支持安乐死者,当其本人或其亲人具备安乐死标准和条件时,却难以接受安乐死这一现实。

随着医学科学的发展和人类社会的进步,特别是人们伦理观念的更新,未来安乐死终会被越来越多的人所接受;当然,安乐死的伦理争论和立法的争论还将继续下去,医学科学技术的进步而带来的伦理难题也会接踵而来。我们可以想象,当人脑可以移植时,植物人可以通过脑移植而获得第二次生命,"借尸还魂"的幻想变成现实,这时死亡标准就发生动摇,安乐死的标准问题会引发新一场激烈的争论。

2. 实施安乐死的医学与法律基本程序

荷兰安乐死法案为医生实施安乐死规定了严格而详细的医学与法律的基本程序,这一基本程序可供人们借鉴。首先,患者必须在意识清醒的状态下自愿接受安乐死并多次提出相关要求,医生必须与患者建立密切的关系,以判断患者的请求是否自愿或深思熟虑;第二,根据目前的医学经验,患者所患疾病必须是无法治愈的,而且患者所遭受的痛苦和折磨被认为是无法忍受的,医生和患者必须就每一种可能的治疗手段进行讨论,只要存在某种医疗方案可供选择,就说明存在着治愈的可能;第三,主治医生必须与另一名医生进行磋商以获取独立的意见,而另一名医生则应就患者的病情、治疗手段以及患者是否出于自愿等情况写出书面意见;第四,医生必须按照病理规定和法律程序,以医学上合适的方式对患者实施安乐死,在安乐死实施后必须向当地政府报告。

到目前为止,我国对安乐死尚未进行立法,也未颁布过有关的政策、条例,但在实际生活中有许多与此相关的问题,如有相当多医院在患者的要求下,医生放弃治疗晚期癌症患者。它表明医生已经对患者的生与死做出了抉择,有人认为这属于被动安乐死,对此,人们一般还能接受,而对于主动安乐死社会舆论则有很大分歧。因此,对实施主动安乐死应持慎重的态度,必须有严格的医学及法律审批程序,在有明确的证据证明安乐死对患者是最好的选择时才予以采取。在没有法律依据的情况下,任何人(包括医生)都不能根据现代医学伦理学的理论和观点自作主张对患者实行安乐死,否则,一方面会触犯现有法律,当事人可能会承担法律责任,另一方面也会在一定程度上造成社会的混乱。

本章小结

生命是事物的一个过程,临终是生命过程的最后阶段。在护理临终病人的过程中,护士的角色行为是很有价值的。临终护理的伦理规范要求护理人员尊重和理解临终病人,尊重临终患者的生活和权利,关心临终患者的家属等。

人们逐步认识到传统死亡标准的局限性及存在的伦理问题,因而脑死亡标准显得更为科学,它既有利于合理利用有限的卫生资源和进行器官移植,还有助于进行道德和法律责任的确定。安乐死则是一种特殊的死亡类型或死亡方式,安乐死必须符合一定的条件。安乐死是死亡过程中的一种良好状态及达到这种状态的方法,而不是死亡的原因。安乐死的本质不是决定生与死,而是决定死亡时是痛苦还是安乐。实施安乐死是否符合人道等问题的争论旷日持久,激烈万分。

思考题

1. 你认为我国是否应将安乐死合法化? 为什么?
2. 如果要将安乐死合法化,你认为我国应该在哪些方面下工夫?

技能训练题

【实践活动】【角色扮演】

活动方式：组织一个护士与临终病人之间的护患沟通。

活动目标：加深对临终关怀护理道德的理解，并将有关理论运用于实践。

角色资料：缪某，女，56岁，退休工人。诊断为肝癌晚期，十分痛苦。昨晚夜班护士发现病人把每晚发的安眠药偷偷藏起，遂将药片全部没收。当责任护士小李进病房时，病人正在哭泣。小李应怎样对病人进行护理？

活动步骤：

① 根据学生人数及教学时间将学生分成若干小组，将角色资料交给学生分组讨论。

② 由学生或老师扮演病人。

③ 由各组派代表担任护士小李。

④ 由各组"小李"分别与"病人"进行交谈，了解临终病人的心理反应与需求，并针对性地给予心理支持。

⑤ 同学评价各组"小李"的表现。

⑥ 教师总结。

讨论案例

【案例一】李燕："我爱生命，但我不愿活"

资料1：

从1岁起就得了一种医学界称之为"超级癌症"的"进行性肌营养不良症"，直到6岁才确诊，现在的她全身的肌肉萎缩，一半以上的骨骼变形，丧失全部吃、喝、拉、撒、睡的自理能力。她叫李燕，一名身患重病多年、想通过全国两会代表帮她提交《安乐死申请》议案的女孩。她把这个愿望发到了央视《新闻调查》主持人柴静的博客里，引起了全国网民的关注。她说："我爱生命，但我不愿活"。在萌生安乐死的想法后，李燕曾给自己的父母写过一封未发出的信：

爸妈别怪我。我活得实在太痛苦了，无论我多么努力地说，多么努力地笑，我还是无法像正常的人那样从心底里快乐。我马上就30岁了，一晃眼40岁也会来到，我现在越来越害怕这些年年增长的数字了。它们越接近我，我就越来越痛苦，越来越恐惧，越来越焦虑。未来会带给我什么样的场景，我想不到，但我可以感应得到，会很可怕，生不如死。与其等到你们都老了抱不动我的那一天再死，不如现在就开始，起码我看到的你们是能动的，这样我也就有了一点安慰了。伤心、难过是难免的……要比天天受折磨要好得多……

资料2：李燕的"安乐死申请"议案

（草稿、有待全国人大代表进一步给以完善）

我因为活动受限，所以，采集不到生活中的第一手资料。在这里我想说说我对提出实施安乐死这项事情的，有利的几点是：

第一，个人：想放弃生命的人，多数都是因为身体有不可弥补的残疾或是疾病。他（她）

们终日都受着身体和精神上的极大的双重折磨。在这种折磨下,他(她)们只有选择自杀来摆脱自己永无休止的痛苦。但自杀的过程又是痛苦的,如上吊、割手腕、吃毒药、触电、绝食等,也令人很恐惧。但是他(她)们又不得不去选择这种唯一能够解脱苦难的方式。而实施安乐死以后,只需要注射一只安定剂,就会让人们在沉睡中不知不觉地离开,这样就会减轻自杀者的痛苦和恐惧,也体现了"善始善终"的古言,达到了真正人道主义的宗旨。

第二,家庭:

1. 病者的家庭、亲人也都是很痛苦的。因为日夜陪伴着病者,目睹病者忍受着身体上和心灵上的痛苦。病者因痛苦难耐,性格脾气变得暴躁常常会伤害到家人。而家人也因受到长时间的欺辱身心不堪重负,脾气性格也会变得难耐,最终要发泄出来。双方这样恶性循环久而久之,家庭关系就会崩溃,甚至走向不可想象的极端。

2. 还有些家庭,因承受不了巨额的治疗费用而陷入了深度的矛盾中。对于疑难病来说多数都是人财两空,最后留给家人的是负债累累的下半生的生活。

3. 又有些病者家人因实在不忍心再看自己的亲人再受身体和精神上的痛苦而不惜犯法来终止亲人的痛苦。这些事情对病者和病者的亲人都是不公平的。而实施安乐死后,这些伤害、压力就不会那么承重了。

第三,社会:实施安乐死后,不仅解决了个人的痛苦,也解决了家庭、亲人的痛苦与负担,而且也减轻了社会的负担。举一个不恰当的例子说:生八九个孩子的父母要比生一两个孩子的父母的负担跟辛劳要重的多的多。一个身背五十斤重量的人赶路要比一个身背十斤重量的人赶路要缓慢的多的多。

第四,科研:在人们以往的观念里已形成了死后留全尸或是火化的观念。这既不科学又没有意义和价值,反而是一种浪费。1997年邓小平同志逝世后把自己的角膜捐献给了他人,遗体捐献给了国家用于医疗研究。安乐死的实施后不仅会对国家的科研有着很大的帮助,而且使病者死得更有意义和价值。

【案例二】张云成:《换一种方式飞行》

张云成,黑龙江省五大连池风景区青泉村人,1980年生,进行性肌营养不良患者,症状比李燕还要严重。7岁开始自学,12岁开始自学写作,16岁开始接触高中课程,21岁接触大学课程。

从1998年至2002年,花了4年时间,仅仅依靠全身上下唯一能动的一根手指在电脑键盘上敲出了一部励志之作——《假如我能行走三天》。这是一部真实再现肌无力患者生活以及坚强的励志之作,是一部再现弱小生命的伟大人格力量的感人之作,是一部自强不息,创造人类生命和精神奇迹的传世之作。

2003年4月,张云成耗时四年,十七万字的励志书籍《假如我能行走三天》由广西漓江出版社出版,此书一经出版,便引起了强烈反响,先后四次印刷。《假如我能行走三天》被国家七部委定为优秀图书,向全国青少年推荐。《假如我能行走三天》被译成韩文在韩国发行,引起了韩国媒体的关注。2008年《假如我能行走三天》繁体字版在台湾出版发行。张云成的事迹被人民教育出版社编辑成高中英语教材,收录到高二年级的英语课本中。2004年3月,张云成被评为2003年度中国青年励志人物,到中央电视台领奖。张云成已成为黑龙江省作家协会会员,黑龙江省残疾人作家协会会员。2009年6月获得"全球热爱生命奖章",赴台湾领奖。

　　张云成的第二本书《换一种方式飞行》，于 2012 年 4 月由四川文艺出版社出版。张云成的事迹经中央电视台、北京电视台、黑龙江电视台、江苏电视台等等众多媒体报道后，起到良好的社会反响，他已成为青年一代学习的榜样。

　　读了上述两则案例后思考下列问题：

　　1. 你认为该让李燕"走"还是让她"留"？为什么？

　　2. 你对安乐死持什么态度，为什么？

拓展阅读

王明成与中国首例安乐死

1984年10月,陕西汉中市人王明成的母亲夏素文被医院诊断为:肝硬变腹水。1986年初,夏病情加重,腹胀伴严重腹水,多次昏迷。当年6月23日,夏病危,王明成与其大姐、二姐、妹妹一起将其母送往汉中市传染病医院治疗,被医院诊断为"肝硬变腹水"。入院当日,医院就给患者家属发了病危通知书,后经常规治疗,症状稍有缓解,但夏仍感到疼痛难忍,喊叫想死。

6月25日,王明成和其妹向主管医生蒲连升询问其母病情,蒲连升说治疗无望,并向他们介绍了国外使用安乐死的情况。6月28日,王明成及其妹又到蒲连升的办公室,要求给夏素文实施安乐死,蒲连升先是不同意,后因王明成和其妹一再要求,并表示愿意承担一切责任,蒲连升便先给夏素文办了出院手续(实际未出院),后给夏素文开了100毫克复方冬眠灵处方一张,在处方上注明"家属要求'安乐死'",并让王明成也在处方上签了名。当日下午1时至3时,王明成和其妹见母亲未死,两次去医办公室找值班医生李某,李某去病房看了夏素文后,又开了100毫克复方冬眠灵,由值班护士作了注射。夏素文在6月29日凌晨5时死去,她的4名子女将其安葬。

夏素文死亡后,王明成的大姐、二姐为了让医院赔偿其母的医疗费用和埋葬费用找了院长,院长让她们向检察机关控告。7月3日,两人向汉中市公安局、检察院控告蒲连升故意杀人。汉中市公安局遂对此案立案侦查,并于9月20日以故意杀人罪将蒲连升、医生李某、王明成及其妹4人收容审查。王明成的两个姐姐见其弟和其妹被收审,颇感后悔,多次要求撤诉,但公安和检察机关以此案属于公诉案件为由拒绝了。

同年12月20日,公安机关对4名被告人解除收审,转为取保候审。1987年3月31日,汉中地区医疗事故鉴定委员会对夏素文的死因作了鉴定,鉴定认为:夏素文的死因与病变本身和冬眠灵的作用两者兼有,其中冬眠灵则更快促进了病人的死亡。汉中市公安局据此鉴定对蒲连升、王明成等4人以故意杀人罪向市人民检察院提请逮捕。汉中市检察院于同年9月以故意杀人罪将蒲连升、王明成批准逮捕,并于1988年2月8日向汉中市人民法院提起公诉,对另外两人则免于起诉。

此案经媒体披露后,当时在全国形成了第一次安乐死讨论的高潮。1988年9月22日,最高人民法院刑一庭给陕西省高级人民法院电话批示:"汉中市人民法院受理的蒲连升杀人案,经最高人民法院讨论决定:1. 对蒲、王二人立即将原逮捕强制关押措施改为取保候审;2. 鉴于本案是一个新的类型,法律尚未规定,需慎重处理。请在一审宣判处理之前将处理意见呈报我院,最高人民检察院也同意上述意见。"次日,汉中市人民法院给蒲、王二人办理了取保候审手续。

汉中市人民法院于1990年3月15日至17日对本案进行了公开审理。一审开庭审理后,按照最高法院的指示,汉中市人民法院于1990年3月28日写出审理报告,汉中地区中级人民法院于1990年3月28日写出审理报告,省法院于1990年8月7日给最高人民法院写了报告,最高人民法院于 1991 年 2 月 28 日批复陕西省高级人民法院:"你院请示的蒲连升、王明成故意杀人一案,经高法讨论认为,'安乐死'的定性问题有待立法解决,就本案的具体情节,不提'安乐死'问题,可以依照刑法第十条的规定,对蒲、王的行为不做犯罪处理。"

1991 年 4 月 6 日,汉中市人民法院做出一审判决:"被告人王明成在其母夏素文病危难愈的情况下,产生并且再三要求主治医生蒲连升为其母注射药物,让其无痛苦地死去,其行为显属剥夺其母生命权利的故意行为,但情节显著轻微,危害不大,不构成犯罪。被告人蒲连升在王明成的再三要求下,同其他医生先后向重危病人夏素文注射促进死亡的药物,对夏的死亡起了一定的促进作用,其行为已属剥夺公民生命权利的故意行为,但情节显著轻微,危害不大,不构成犯罪。依照《中华人民共和国刑法》第十条,宣告蒲连升、王明成二人无罪。"

一审判决后,汉中市人民检察院对一审判决两名被告行为不构成犯罪提起抗诉;蒲连升和王明成则对一审判决认定其行为属于违法行为不服提起上诉。汉中地区中级人民法院于 1992 年 3 月 25 日二审裁定:驳回汉中市人民检察院的抗诉和蒲连升、王明成的上诉;维持汉中市人民法院刑事判决。

2000 年 11 月,我国首例安乐死案主要当事人之一的王明成被查出患了胃癌,做了胃部切除四分之三的手术。除了胃癌,他还患有心脏病、乙肝、哮喘、心力衰竭等多种疾病,身体免疫力非常低,加上家庭经济条件的限制,王明成做完胃切除手术后没有再做化疗和放疗。2002 年 11 月,王明成再次感觉身体不适,脸部和眼部出现了黄斑,他意识到自己的肝脏可能出现了病变。到医院检查后,发现他腹腔里又有了癌细胞,并已转移到肝脏上。

2003 年 1 月 7 日,他再次住院治疗。他知道自己的病肯定治不好,2 月 4 日向医院提出安乐死的要求,医院则答复:根本不可能。8 月 3 日王明成带着遗憾和无奈在痛苦中告别人世。

第十一章　护理管理与护理科研伦理

学习目标：

了解护理管理与护理科研的含义、特点，护理管理与护理科研的意义；熟知护理科研中的伦理失范以及在护理科研过程中的伦理防范；掌握护理管理与护理科研的伦理规范，并能遵循伦理规范采取恰当的方式处理护理纠纷。

关键概念：

护理管理（Nursing Management）　护理纠纷（Nursing Disputes）　护理科研（Nursing Research）　伦理失范（Ethical Anomie）　伦理防范（Ethical Prevention）

【引导案例】

某医院于护士长工作认真负责，一丝不苟，性格随和，乐于助人，总是尽个人的最大力量给她的下属提供帮助。护士问她借钱，请她帮忙顶个班，她都没有半句怨言，任劳任怨，整个科室运转顺利，同事之间和睦相处。

护士小赵在过去的几个月内遭受了一些不幸，丈夫出车祸，躺在医院内，女儿又于三周前查出患有先天性心脏病，小赵一下子陷入了困境，感到无比的沮丧和无奈。恰逢此时，科室护士绩效评价考核开始了，医院的奖金是和科室及个人的绩效考核结果紧密挂钩的，于护士长决定，尽自己最大努力帮助小赵。尽管小赵在诸多方面都不如科室的其他护士，但于护士长仍将小赵的所有考核指标都评为优秀。

试从护理管理伦理角度对上述案例中护士长的行为进行分析。

【分析】

一个护理管理者不仅要关心、爱护、团结护士，调动护士的积极性，还要具备优良的伦理素质，遵循护理管理的伦理规范。护理管理伦理素质直接影响着护理行为和行为绩效，关系着护理质量和病人的健康。从本案例中可以看出，于护士长是个典型的好人，对下属照顾有加，但身为护理管理者，她的绩效评价做法必然会给科室的其他护士带来消极影响。

第一节　护理管理伦理

一、护理管理与护理伦理

（一）护理管理的含义

护理管理是为了提高人们的健康水平，系统地利用护士的潜在能力和有关其他人员或设备、环境和社会活动的过程。换言之，护理管理就是研究医院护理工作的特点，找出其规律性，并对护理工作的诸要素，如人员、技术、设备、信息等进行科学的计划、组织、管理、领导、协调和控制，从而使护理系统达到最优运转，为病人提供整体化的全面护理。

护理管理分为技术管理和组织管理两个方面，以技术管理为重点。技术管理主要是建立、健全各项护理技术管理制度和质量标准，保证实施的护理技术手段安全、可靠、准确、有效。组织管理包括建立、健全医院护理指挥系统，明确护理管理人员的职权范围，制定各项护理管理制度等。

（二）护理管理的特点

1. 系统性

管理科学是按系统性原理展开的。护理管理是医院管理系统的子系统，而医院又处在社会环境之中，是社会系统中的一个有机组成部分。因此，护理管理必须应用系统工程的原理和系统分析的方法来指导工作、思考问题，要求把医院的护理人员、技术、设备和信息等当作一个大系统来对待，进行优化组合，将护理的诸要素有效地组织起来，进行协调控制，以相对较少的人力和物力，取得最高的效率。同时，要求把护理人员和患者的心理活动规律和心理状态当成一个系统来看待，从系统论的角度来处理护患关系、护际关系，调动各方面的积极性，充分发挥护理人员的主观能动性。

2. 专业性

护理管理要结合护理专业的特点来进行。护理是诊断和处理人类对现存的或潜在的健康问题的反应，它具有自身独特的理论知识和技术规范，具有较强的专业科学性、服务性和技术性。护理管理旨在结合护理专业的诸多特点，围绕护理服务宗旨，强化护理服务措施，保证护理目标的达成。同时，加强护理队伍建设，培养一支在思想政治、工作作风、职业风范、心理素质等方面都过硬的护理队伍。

3. 理论性

护理管理要求管理者具备完善的知识结构。护理部主任、护士长作为基本管理人员，不仅需要掌握医学、护理学、管理学的理论知识，还要学习医学工程技术知识和人文学科知识，关注国内外护理管理的发展动态，熟悉现代管理科学中的计划、组织、协调、控制、指挥和决策理论，并灵活运用于护理管理中去，提高护理工作的效率。

4. 人文性

树立以人为本的管理思想。首先，一切为了患者，在管理的标准和方式上强调人本思想，只要是对患者有利的规章制度就要坚决执行，对患者不利的就要改进。其次，从事护理职业的大多为女性,她们肩负着工作、家庭的双重重担,生活节律不规则,实际困难突出。护理管理中要重视护理人员的主、客观因素,关注她们的不同需求,调动每一个人的积极性,充分挖掘个人潜力。

5. 可比性

护理质量目标管理在护理管理中占有突出的地位。在护理质量管理中,首先要制定一个质量标准,然后按照这个标准开展工作,并验定动作是否合乎标准。对于患者的每个护理环节都离不开质量标准要求,如护理技术操作的质量标准、病房管理的标准、危重病人的护理质量标准等。因此,护理管理目标是有客观标准的,是可以定性、定量检验的,具有客观可比性。

(三)护理伦理在护理管理中的作用

护理管理的核心是对人的管理,关键是协调人际关系,使护理人员团结一致,为提高护理质量而努力。护理伦理道德的实质在于:尊重人的生命、尊严和权利,为个人、家庭和公众提供高质量的健康服务。因此,护理伦理是护理管理的前提和基础,在护理管理中具备极其重要的作用,而护理伦理道德水平又是通过护理实践,特别是护理管理不断取得提高的

1. 导向作用

护理伦理为护理人员衡量自身护理行为提供了标准。如果护理人员违背了这些基本的伦理规范,就会受到舆论的谴责;反之,则会受到大家的共同赞誉。这种通过善恶评价造成的舆论和良心意识,具有较大的行业导向作用,保证护理人员严格遵守医院各项规章制度和护理工作标准,以高度的责任感为患者服务,全面提高护理质量。

2. 凝聚作用

一个组织要想生存和发展,必须具有凝聚力。凝聚力的形成:一是有赖于法律的强制作用来调节组织成员的行为;二是依靠伦理道德的自律作用,使组织成员自觉地调节自己的行为,伦理道德的自律作用出自于人们内心的情感和信念,具有法律所起不到的作用。这种通过道德所形成的心理情感可以通过人与人之间的交流和传递,在潜移默化中建立起和谐友好的人际关系。所以,良好的护理伦理能够使护士的思想情感和行为趋向协调一致,形成强大的凝聚力,积极改善护患之间、护护之间、医护之间、医技之间的相互关系。

3. 激励作用

护理人员的行为受一定的思想观念支配,同时受到心理因素的强烈影响。护理伦理道德建设可以使护理人员建立是非分明的善恶评价标准,产生扬善弃恶的情感,坚定护理工作的信心,以及为护理事业奋斗终生的强大道德责任感和克服困难的顽强意志,从而激发极大的工作热情和开拓进取的积极性、创造性,使广大护理人员自觉尊重和爱护患者,刻苦钻研护理技能,以良好的服务态度和工作作风实现护理管理目标。

二、护理管理者的伦理素质

护理管理者的伦理素质至关重要,只有具备良好的伦理道德素质,才能领导好护理集体,调动广大护理人员的积极性,完成好各项护理任务。一个合格的护理管理者的伦理素质应包括以下几个方面:

1. 思想政治素质

拥护党的领导,自觉贯彻和执行党和国家的有关路线、方针、政策,树立科学的世界观和

人生观,用唯物辩证法的观点和方法观察问题、分析问题和解决问题,保持政治上的敏感性、原则性和坚定性,有胆识、有魄力、有实事求是的精神等。思想政治伦理素质是护理管理者应该具备的基本素质。

2. 职业素质

包括职业道德修养、品行情操、工作作风等。具体表现为有强烈的事业心和责任感,为人处世襟怀坦荡,全心全意为病人服务。职业伦理素质是决定护理管理者领导力的最重要因素,是护理管理者必须具备的素质。

3. 情感素质

护理管理者的伦理情感建立在对人的生命价值、人格和权利尊重的基础上,表现出对生命、对病人、对护理事业的真挚热爱,是一种高尚的情感。对待病人如亲人,对病人的遭遇、病痛和不幸,在自己的情感上产生共鸣,进而产生出更多的对病人的尊重、关心和尽心尽力的帮助;此外,护理管理者面临的管理对象和管理环境复杂多变,常常需要应对来自各方面的压力,这就要求护理管理者具有良好的情感素质,既要经受得住荣誉、地位、利益和各种诱惑的考验,也要经受得住各种困难和挫折的考验。

三、护理管理的伦理规范

(一)护理质量管理的伦理规范

护理质量管理是评价、判断护理工作,并对护理质量进行有目的的控制,以达到良好护理效果的过程。护理质量管理是护理管理的核心,应该遵循以下伦理规范:

1. 树立质量第一的观点

在护理质量管理中,护理人员首先要强化质量意识,明确护理质量是护理工作的生命线。其次,要通过标准化管理,以严肃、严格、严密的作风,保证护理基础质量、环节质量和终末质量。最后,落实岗位责任制,使护理的各个岗位都围绕着护理质量这个中心运作。在检查和评估时,要以高度的责任感坚持护理质量标准,使护理质量获得可靠的保障。

2. 强化护理安全意识

安全护理是护理人员严格遵守护理制度和操作规程,减少和避免护理差错事故发生的护理过程。护理管理实践中存在的不安全因素,不但妨碍护理质量目标的实现,还有可能对患者造成伤害。因此,护理管理者要把安全护理作为护理质量管理的重要内容。

【案例 11-1】

案例一 一位老人,因为高血压、心血管病等疾病住院,可万万没有想到的是,某日上午,一名护士在给老人输液时,误将本应通过鼻管输入胃中的营养液注入静脉,几分钟后,老人感觉不舒服,院方立即组织对病人进行抢救,但病人还是不治身亡。

案例二 王某,56 岁,农民,没有到正规医院看过病。本次因为急性胆囊炎到某县医院住院治疗。有一天,患者输液过程中,护士在巡视中拿着液体准备给患者更换,但发现输液瓶中还有少许液体,因此,将需要换上的输液瓶挂在输液架上,嘱患者陪床家属一会液体输完给换上。结果半小时后,家属突然来叫护士,说患者胸痛,情况不好,护士、医师立即前往病房,此时患者已经不省人事,随即抢救,但最终抢救无效,患者死亡。经尸体解剖,患者死于空气栓塞。

【分析】

注入静脉的营养液,死于空气栓塞的患者,两个貌似非常荒谬的案例,可是,悲剧就这样在护理人员的疏忽之下发生了,如果案例一的护士能够严格执行护理操作流程,做到"三查七对一注意",在把营养液挂上的一刹那再核对一遍,如果案例二的护士严格遵守护理常规,自己给病人换液体的话,此等护理差错完全可以避免。

3. 严格护理管理制度

护理管理制度是长期护理工作实践的总结,是护理工作客观规律的反映,是护理人员开展护理工作的行为标准,是患者接受安全、有效的护理服务的重要保障,也是减少和防止差错事故发生的重要措施。护理质量管理要维护护理管理制度的严肃性和权威性,并不断予以充实和完善。同时,要教育护理人员提高执行规章制度的主动性和自觉性,以规范其行为,更好地适应护理实践发展的需要,在执行制度过程中,管理者要积极发挥检查、监督职能以及护理人员相互监督的作用,以提高护理管理质量。

(二)护理人员管理的伦理规范

护理人员是一支数量大、工作接触面广、影响面大的卫生保健队伍。重视对护理人员的规划、选用、配备、调派、培训、考核、晋升等方面的管理,做到人尽其才,才尽其用,能充分调动护理人员的积极性,提高其工作效率,产生良好的工作效果。因此,抓好护理人员的管理应遵循以下伦理规范:

1. 充分发挥护理领导者的影响力

充分发挥护理管理者的影响力包括权力影响和非权力影响。一方面,在护理管理者中,护理管理者要发挥权力的影响,合法地用好权力,使护理管理具有权威性;另一方面,护理领导者要注意非权力的影响,自觉做到心底无私、秉公办事、团结协作、任人唯贤、精通业务、坦诚相待,以自己的人格魅力在护理人员的内心深处形成真正的信任与权威,使护理管理更加有效。

2. 努力协调好护理中的人际关系

护理中的人际关系主要包括护患关系、护际关系以及护理人员与其他医务人员的关系等。护理人员与患者接触多,关系最密切,这种关系是否协调直接影响到患者的安危和护理质量的高低,也影响到医院秩序和社会的精神文明建设。护际关系是指护理人员与护理人员之间的关系,这种关系是否协调关系到护理质量的提高和护理事业的发展。护理人员与其他医务人员的关系是否协调关系到医院的工作质量和效益。协调好护理中的人际关系是护理管理的重要内容和道德要求。

3. 合理组织人员,努力促进护理目标的实现

护理目标是不断提高护理质量,使患者尽快恢复。管理者应根据医院的功能和任务,制定不同的护理人员编制标准,选择合适的人去担任所规定的各项任务,做到人员的资历、能力、思想品德与所担负的工作职务相适应;要遵循人才管理原则,做到量才使用,提高工作效率;要做到人员结构比例合理,在编制管理上要进行人才组合结构优化,配置合适;要适应发展的需要不断进行人员的动态调整,发挥管理职能部门应有的作用。

【案例 11 - 2】

护士小杨,对待患者真诚,工作兢兢业业,业务能力较强,深受患者和同事的欢迎,但由于小杨在学校期间,一直表现平平,所以她从未将自己和领导角色联系起来。护士长认为小

杨工作好,人际关系佳,并有一定的组织协调能力,在征求科室人员意见后,任命她担任护理专业组长。小杨对护士长的决定颇感意外,但还是高兴地接受了这个任务。小杨担任专业组长后,工作表现更加出色,对自己的新角色也感到很满意。通过角色的转变,护士长成功地引导出了小杨的成就需要和权力需要,为病房选出了一位称职的专业组长,小杨也因此获得良好的个人发展机会。

4. 尊重人才,爱惜人才

护理管理者要重视护理人员这支重要的技术队伍的建设,做好护理人才的识别、选用、培养、教育、考核、晋升等。首先,要一视同仁、任人唯贤。其次,要更新人才观念,对有突出贡献的人才,要敢于提拔、破格晋升和重奖。再次,要关心人才,爱惜人才,尽力为他们提供和创造良好的工作环境和条件,充分发挥其积极性和创造力;要改善他们的生活条件,为其排忧解难。

(三)护理纠纷处理的伦理规范

护理纠纷是指护患双方对医疗护理后果及其原因在认定上有分歧,当事人提出追究责任或赔偿损失,必须经过行政的或法律的调解或裁决才可解决的护患纠葛。护理纠纷的处理应遵循国家法律法规及有关政策条文,同时还应遵循以下伦理规范:

1. 具体分析,明确责任

护理纠纷极少是单一因素造成的,也很难确定单一的责任者,有可能是多个责任因素的累计总和或相互作用的结果。制度不完善、不合理,工作人员失职,违反操作规程等都可能是造成护理纠纷的责任因素。为此,在处理护理纠纷时,必须对纠纷的性质进行具体分析,找出原因,分清责任,妥善处理。

2. 尊重事实,秉公处理

在护理纠纷处理中,必须尊重医护差错事故鉴定的结果,以事实为依据,及时处理,恰如其分地认定应当承担的责任。要防止部分管理人员因担心影响医院信誉而有意掩盖事实,庇护当事者;或怕评优达标受影响,以经济补偿为代价,私下化解,大事化小,小事化了,违背实事求是原则。对护理纠纷的原因及后果,有无护理缺陷,要以科学的态度进行论证和分析,要站在公正的立场上进行处理。

3. 克制讲理,宽容谅解

凡属于差错、并发症、意外缺陷或护理技术事故原因造成的纠纷,医院、科室领导以及医护人员要克制、讲理,向患者、家属及所在单位讲清事件的性质、原因和补救方法,使对方了解事实真相,能通情达理、妥善地解决纠纷。医护人员对患者、家属及所在单位某些人的过激言行应当宽容、谅解,不要计较。

4. 加强教育,严格要求

护理纠纷发生后,首先,要尽一切努力救治患者,争取把差错或事故造成的损失减少到最低限度,努力使患者转危为安。其次,要认真总结教训,分析造成差错事故的原因,从道德修养、技术水平和组织管理等方面去分析问题,找出差距,采取相应的对策,堵塞漏洞,并以此为鉴,加强对当事人及广大护理人员的教育,举一反三,防止类似事件的发生。

第二节　护理科研伦理

【引导案例】

1946 年至 1948 年,美国在中美洲国家开展了一项验证青霉素疗效的医学研究。为了有足够多的性病受试者,研究人员拿危地马拉囚犯或精神病患者作小白鼠,故意使 1 500 多名危地马拉人感染了梅毒、淋病、软下疳等性病,随后进行青霉素治疗,目的在于验证青霉素能否阻止性病的传播,而危地马拉方面当时并不知道这项实验的具体内容。后来,这一研究因各种原因中断,其研究结果也一直没有对外公布。60 年后,美国马萨诸塞州韦尔斯利学院医学史学家苏珊·里维尔比,在整理已故医学专家约翰·卡特勒的资料时,发现了这段黑暗历史,并公开发表了一份揭露"60 多年前美国政府为研究目的故意让数百名危地马拉人感染性病"的研究报告。苏珊的研究报告迫使美国政府公开道歉,2010 年 10 月 1 日,美国国务卿希拉里与卫生和公共服务部长凯瑟琳·西贝利厄斯发表联合声明,向 60 多年前美国在危地马拉开展的性病实验的受害者致歉。美国总统奥巴马在与危地马拉总统阿尔瓦罗·科洛姆通电话时表达了歉意。

危地马拉事件使人们联系起美国历史上臭名昭著的"塔斯基吉梅毒实验",而主导危地马拉性病实验的约翰·卡特勒当年曾参与"塔斯基吉梅毒实验"。美国政府的公开道歉,通过媒体的传播力量,在医学界掀起轩然大波,然而,仅仅凭借当事人后任政府高官的一个象征性道歉,根本无法弥补实验给受试者带来的莫大伤害。科学研究并不绝对禁止使用人体试验来检验研究结论,但任何科学研究都必须恪守生命伦理学的基本原则,同时建立严格的实验前伦理评估与实验结束后的伦理责任追溯制度,切实保障研究对象的权利。

一、护理科研与护理伦理

(一)护理科研的含义

护理科研是人们为了反映和揭示人体的健康、疾病及其防治中的本质和规律而进行的一种实践活动。护理科研的基本任务是认识和揭示疾病的发生、发展和转归过程,提出有效的护理措施和方法,并以此提高护理技术水平、促进人类健康、保证社会安定和繁荣。

护理学科的发展需要护理科研的支持和推动。护理学理论的建构,护理理论与护理实践的有机结合,护理学技术和护理学方法的改进,护理仪器和护理设备的改革,现代护理管理模式的建立等都有赖于护理科学研究去探索规律、总结经验,推进护理学的不断发展。反之,护理学科的日益独立也推动了护理科研的发展。

(二)护理科研的特点

1. 广泛性

现代护理学的研究向四个方面扩展,即从单纯的医院临床护理研究向社区护理研究发展;从单纯的疾病观察和护理常规向预防疾病、保健方面的研究发展;从单纯的生理、病理学角度研究向心理治疗、康复护理的研究发展；从单纯的疾病研究转向对病人的整体护理的研究发展。护理内涵、护理工作的职责范围和组织形式的发展对护理科研提出了更高的要求。

2. 复杂性

护理科研实验有别于其他实验，它的主要研究对象是人，既包括病人，也包括健康的受试者。人体实验得出的结果，控制了危害人类健康的诸多病症，提高了护理技术水平，符合为人类谋福祉的目的，但人体实验是一种风险性极高的实验，这种风险既有躯体上的，又有心理、社会适应性上的，甚至是经济方面的。其次，由于人的生理、心理、病理的个体差异极大，所处的生活环境、工作性质、经济状况等情况不同，在科研中很难获得完全一致的研究结果，这又从另一方面增加了护理科研的复杂性。

3. 实用性

医学的进步为护理工作提供了更加广阔的发展前景。医院诊疗技术的提高，治疗手段的更新，病人要求的增多，对护士提出了更新、更高的要求。护理人员在开展科研活动时，必须紧紧围绕改进护理操作方法、在护理工作中引进现代科学技术等来进行。护理学研究的对象是人，研究的成果又是直接作用于人本身。对人的本质、规律的探索，很难单纯地从生物医学的角度阐明，还必须用医学心理学、社会医学的规律去研究说明。只有这样，护理研究成果才能适合于现代护理模式，符合人的需求，适应当代护理实践的需要。

（三）护理科研的伦理意义

1. 认识自身价值

护理科研道德有助于保证护理科研工作沿着健康的轨道发展，只有具备良好护理科研道德和精湛科研技术的护理人员，才能使护理科研工作取得预期的效果。而科研成果的实现，又能体现护理科研人员自身的价值。

2. 开发聪明才智

高尚的护理科研伦理道德，能够促使护理人员自觉地把为人类造福作为护理科研的根本宗旨和目的，能够激发护理人员勇于开拓、奋力拼搏的进取精神；高尚的护理科研伦理道德，能够使护理人员不畏艰险，勇于承担挫折和困难，能够最大限度地开发护理人员的聪明才智，使其富有创新精神。

3. 净化美好心灵

高尚的护理科研伦理道德，可以引领护理人员在科学研究中坚持实事求是的工作作风，尊重客观事实，确保科研工作的严肃性和科学性；高尚的护理科研伦理道德，可以使护理人员做到谦虚谨慎，团结协作，尊重他人的劳动成果，净化护理科研人员的心灵。

二、护理科研的伦理规范

护理科研的伦理规范是保证护理科研步入正轨的唯一出路。在护理科研中，护理人员需要遵循如下的伦理规范：

1. 目的明确，动机纯正

护理科研的根本目的是认识人类生命的本质，寻求增进健康、预防疾病、恢复健康、健全痛苦的途径和方法，提高整个人类的健康水平。护理人员只有树立正确的目的，着眼于广大人民群众的健康需要，具备坚定的科学信念，才能产生科研动力，激发创造热情，获得良好的科研成果。

【案例 11 - 3】

学生时代,苗条秀美的黎秀芳曾在护校的舞台上扮演"南丁格尔";80 岁时,她成为全军首个"南丁格尔奖"获得者;过 90 岁生日时,她对前来祝寿的人说:"要说我还有什么舍不得的,那就是护理事业。"黎秀芳和南丁格尔虽然相隔百年,却有着一连串惊人的相似:都受过良好的教育,但都选择了在她们生活的那个年代被视为地位低下的护士职业,并为之奋斗一生;都曾在战争中护理伤员、救死扶伤;都从事护理教育,一生桃李芬芳;都终生未婚;都活了 91 岁……

黎秀芳对中国护理学最大的贡献是创立"三级护理"、"三查七对"等制度,开创我国现代科学护理先河。她撰写的《三级护理》论文,在 1955 年第二期《中华护理》杂志发表后,很快被苏联《护士》杂志刊用,在国内外护理界引起了轰动。

2. 尊重科学,严谨求实

护理人员在科研工作中要遵循严谨求实的工作作风,坚持做到:① 具备扎实的护理专业知识和统计学知识,谨慎选题,科研设计具有合理性、可行性和严格性,按照随机、重复、对照三原则进行统计处理,任何缺少对照组、不随机和不能重复实验结果的科研课题都是不准确、不规范的;② 严格按照实验设计要求、实验步骤和操作规程开展实验,严密观察实验中的各种反应,真实地记载实验中的阳性和阴性反应,确保实验的可靠性和可重复性;③ 客观分析实验数据,既不能主观臆造,也不能随意去除实验中的任何阳性反应。伪造和擅自改动科研数据、资料、假设成果,抄袭剽窃他人成果的行为都是不道德的,理应受到道德舆论的谴责,严重者将会受到法律的制裁。

【案例 11 - 4】

2010 年 8 月上旬,《科学》杂志和《波士顿环球报》先后报道,美国哈佛大学进化心理学家、当今心理学界领军人物马克·豪泽被学生告发学术造假,这件事件与猴子有关。作为哈佛大学首要认知神经系统科学实验室主任,豪泽的主要研究课题是通过跟踪绢毛猴等灵长类动物的行为,揭示重要人类特征(如道德、语言和数学能力)的起源。此次学术造假涉及多项学术违规,一方面隐瞒不理想的数据,一方面编造数据。

哈佛大学经调查后发表声明,证实豪泽要为八项科研不正当行为"负全责",被并勒令停职一年。美国麻省地区联邦检察官办公室、美国卫生部联邦研究诚信办公室以及美国国家科学基金调查办公室都将展开调查。

事实证明,任何道德上的疏忽,在科学领域里受到的惩罚,要比在商业界严厉得多,甚至会把自己永远钉在历史的耻辱柱上。

3. 团结协作,相互支持

护理科研工作者都应按照团结协作、相互支持这一道德标准来衡量和约束自己的研究行为,使研究成果不满足于已有的成就,虚心求教他人,不断提高自己的科研水平。同时,发扬民主的学术作风,在自由、公正的争论中,明辨是非,坚持真理,发展真理。

【案例 11 - 5】

威廉·霍尔兹默教授是加州大学旧金山分校护理学院护理学科主席,担任该学院国际护理项目的副院长。他的研究方向主要是调查艾滋病感染者以及与感染者共同生活者的护理质量,自我症状管理以及生活质量。在护理研究方面,威廉·霍尔兹默教授有着丰富的经验,从 1978 开始,他就获得了许多来自校外的研究资助。最近他与博茨瓦纳、赖索托、南非、斯威士兰大学的护理人员合作,完成了一个关于艾滋病病人家庭生活中的自理能力和症状控制的项目研究。目前,一个新的合作研究项目正在进行,这个项目主要是调查羞辱和歧视对非洲五国与艾滋病患者共同生活人群的生活质量以及艾滋病照顾者的工作质量的影响。

护理科研实践证明,一个科研课题的完成仅仅依靠个别优秀的研究人员是无法完成的,只有发动团队的力量才能不断提高科研水平。

4. 勇于进取,开拓创新

创新是科研的生命,创新精神和创新意识对科学发展具有重大的意义。护理科研工作者在科研中应该做到以下几点:① 正确处理医学创新精神和人的生命利益之间的关系,时刻把人民的生命安全放在首位;② 更新观念,树立正确的科研观念。密切关注世界发达国家的科研进展,在自己的优势领域里勇于探索、勇于超越、开拓进取;③ 不畏艰难,坚持不懈。科研创新是一个漫长、曲折的过程,会遭到各种难以想象的困难和挫折,甚至会危及生命。如在护理科研中,各种细菌、病毒、寄生虫、反射线和有毒物质都可能随时危及研究者的健康和生命。因此,科研工作者要不畏艰辛,勇于探索,把为人类健康事业作贡献放在首位。

三、护理科研中的伦理失范与伦理防范

(一) 护理科研中的伦理失范

1. 漠视受试者的健康和生命

为达到一定的科研目的,亦或是保持自己在学术机构内的地位、晋升、成果,有些研究者开展人体实验时忽视受试者的健康和生命,进行一些对受试者有害的研究,或是直接把不成熟的护理干预措施应用于人体上。如在患者身上探讨最佳的静脉注射进针角度,为研究硝酸甘油贴剂对静脉炎的治疗效果,在静脉滴注某些外渗后容易导致皮下坏死或静脉炎的药物时,人为地选择皮下脂肪少、隐匿性的小静脉或易发生外渗的部位进行穿刺;为探讨更换导尿管的最佳时机,让一部分研究对象延长导尿管更换时间;为探讨某种干预措施的有效性而人为增加检查项目,让研究对象承担不必要的相关费用等,这些研究都是违背伦理学原则的。

【案例 11-6】

在一项对腹部多点皮下注射胰岛素降糖的效果研究中,研究者采用了自身对照设计。胰岛素三角肌皮下注射连续 3 天,间隔 1 天后更换为腹部皮下注射,然后比较两种注射方法对血糖、尿糖的影响。为避免前后两种干预措施的相互干扰,研究者故意使胰岛素的注射中断了 1 天,这种为了研究而对糖尿病病人中断治疗的做法违背了有益无害原则,是不可取的。

2. 欺骗、胁迫受试者参加实验

受试者有自主决定同意或不同意参加科学研究的权利,但在现实中,某些研究人员为了追求名利,往往夸大病情,使用欺骗、利诱、胁迫等不正当手段迫使受试者参加实验。这种欺骗与胁迫主要表现为不按规定程序履行知情同意手续,告知的不充分是指虚假告知、不告知、不充分告知等。这些现象的普遍存在,导致了欺骗与胁迫受试者参加实验,对于知情同意原则的违背必然侵害受试者的自主决定权,进而侵害受试者的合法权益。

3. 侵犯病人的隐私权

护理研究的特殊性,决定了在研究工作中不可避免要涉及研究对象的隐私。所谓隐私,

就是指研究对象不愿对外公开的有关人格尊严的秘密。它主要包括：① 研究对象的个人身体秘密，主要指研究对象的生理状况、疾病和健康状况；② 研究对象的性生活秘密；③ 研究对象的家庭生活和社会关系秘密，包括夫妻关系、家庭伦理关系、亲属感情状况；④ 研究对象的财产秘密，包括研究对象的经济收入和其他财产状况等。

由于诸多方面的原因，研究对象隐私权的保护没有受到应有的重视，侵犯隐私的事例时有发生，如医院的床头卡将患者的病情暴露无遗，详细标明了患者的姓名、性别、年龄、诊断、入院日期、饮食情况及一些传染病或隐私性较强的疾病；未征得研究对象同意，随意拍摄病变部位；撰写研究报告时，未对患者的一般情况做特殊处理，泄漏病人的真实信息；和无关人员谈论患者的病情等。

4. 违反公正原则

公正原则是指基于正义与公道，以公平合理的处事态度来对待患者和有关的第三者，第三者包括患者家属以及直接或间接受到影响的社会公众。护理科研中的不公正体现在实验分组的不公正，对实验组和对照组被试的区别对待等等，如在关于健康教育的研究中，将病人按照有无接受健康教育进行分组研究。在进行某种改进型护理措施的有效性研究时，为了得到阳性结果而对实验组患者关怀备至，采取一些系统的、持续的护理措施，对对照组患者不采取任何干预措施，甚至连常规的护理操作都取消，纯粹是"为研究而研究"。

（二）护理科研中的伦理防范

1. 维护受试者的利益

科学研究是一项探索未知的活动，研究过程和研究结果存在不可预测的特殊风险，所以，护理科研应以维护受试者利益为根本原则，既要求研究者从人的利益出发，关心人的疾苦，也要求研究结果应对受试者和社会有利。首先，实验者必须做到保护受试者的生命和健康，其次，才顾及科学和社会利益。在某些情况下，即使受试者本人不能直接受益丁研究成果，其参与实验研究而获得的医学知识也应可以应用于自身。维护受试者的利益还要做到研究本身不增加研究对象的痛苦，对研究对象无毒、无伤害。《赫尔辛基宣言》中明确规定："对每一病人，包括对照组中的病人（若有的话），应该保证提供现有业已证实的最佳诊疗方法"，"对一种新方法的可能价值、危险和不适，均须与现有的最佳诊疗方法的优点作比较"，安慰剂的使用只有在"不存在业已证实的最佳诊疗方法时"才被允许。

为保证受试者的利益，研究人员在开展任何一项护理研究时，都要做到：进行认真鉴定和道德评价，以防止滥用医学目的；实验前收集相关资料，充分评估研究对象的利益和风险，制定严密、安全、有效的实验方案；实验时要有充分的保障措施，将受试者可能受到的不良影响减少到最低限度，一旦出现实验意外，应立即终止实验；实验采用安慰剂对照和双盲法等科学的实验方法时，严格控制，避免受试者受到伤害；实验后，必须提供准确、无误的数据，为受试者疾病根治提供科学合理的解决方案。总之，在任何情况下都要切实维护受试者的利益，把出现危险或痛苦的可能性降低到最小程度。

2. 遵循知情同意原则

知情同意是尊重研究对象个人权利和仁爱的集中体现。

不论所做的护理科研是否存在危险，都应该严格遵守知情同意的要求。当受试者为无行为能力或者受试者为弱势群体时，还应该特别考虑实验是否对代表人群的健康有利，是否可以不用弱势群体也能完成实验，是否取得了监护人或代理人的知情同意等。知情同意原则要求研究者在进行科学研究时,向受试者提供完整的信息:① 研究项目的名称和研究目的;② 研究的主要方法、步骤,研究对象的参与情况,研究过程花费的时间;③ 参与该研究得到的益处;④ 研究对其正常生活和工作的影响;⑤ 当出现不良反应后,实验或研究主持者将如何处理;⑥ 保密性,向研究对象说明所有与个人隐私有关的资料将得到很好的保密及具体的保密方法;⑦ 自由选择,研究者应向研究对象做充分的解释,提供足够的信息供其权衡利弊,自主决定是否接受研究,个人可以拒绝参加,在参加过程中也可以随时退出;保证不向研究对象施加任何形式的强迫利诱和不正当的影响,不会因此而受到不良待遇;⑧ 取得研究对象的书面同意方可开展研究。

知情和同意是知情同意原则两个必不可少的成分,知情是同意的前提和条件,同意是知情的结果和目的,知情同意二者密切联系,不可分割。但值得注意的是,知情同意并不是将全部的研究过程和实验设计告诉研究对象,而是向其提供判断是否参加研究所需要的基本信息,其中最重要的是应说明研究的目的、研究会给研究对象带来的不良后果或增加的额外负担,如时间、精力或经济,以及研究对象有权随时退出研究。

3. 保护个人隐私

为了保护研究对象的隐私权,除非十分必要时,不可直接用研究对象的真实姓名,特别是在采用问卷调查方法收集护理研究资料时,多采用只有编号没有姓名的匿名方法,以尊重和保护其隐私权。在撰写科研论文时,也应注意保护研究对象的隐私,应删除能直接表明受试者身份的内容,如床号、姓名、住址,尤其在撰写典型病例的个案护理时,注意不损害患者的声誉,以免侵犯其隐私权,对其造成不良影响。

【案例 11-7】

在临床工作中,对于既往有特殊过敏史、疾病或少数民族的患者,医生只会在患者病历夹的相应一页上进行标注,提示性不够明显,患者是否有特殊情况只能靠交接班时口头传达,极易造成漏记、错记的发生,从而引发治疗过程中的安全隐患。

为了保护患者隐私,某医院自 2008 年底开始,对于每一位既往有过敏史、特殊疾病等情况的住院患者,在其床头卡上粘贴彩色小圆点代表不同的特殊情况。医院内部规定,哪种颜色对应哪种情况,医生、护士、护工、送餐员等所有与患者接触的工作人员都应做到心中有数,在对患者进行治疗的时候,不同颜色的小圆点就会提示医护人员应该对哪方面给予注意,例如,对于有特殊疾病的患者,在治疗中医护人员应特别注意;对于有过敏史的患者,治疗时对药物再次进行核对,充分保证用药安全;对于回民患者,送餐员看到彩色小点就会一目了然,对其提供特殊饮食。

彩色小圆点的使用避免了医护人员反复查看病历、重复交接造成的时间和资源的浪费,同时又充分保护了患者的隐私,自开始实施这一小措施以来,治疗过程中从没发生过由于信息不对称引起的差错。这一小小的举措,堪称临床护理研究的一个典范,不仅方便了医护人员的治疗,同时更加保护了患者的隐私及安全。

4. 履行公正原则

对待病人一视同仁,如在关于健康教育的研究中,将病人按照有无接受健康教育进行分组研究是不妥当的。众所周知,进行健康教育是护士的基本职业要求,人为地剥夺一组病人享受健康教育权利的做法有违护士职业道德,同时也不符合整体护理要求。对于研究方案中的实验组和对照组一定要进行周密的实验设计,随机分组,搞好医疗保障,不为得到理想的研究结果而人为制造随机误差。审慎地使用安慰剂,安慰剂一般被严格限制在病情比较稳定,在一定时间内不会发生危险和带来不良后果,也不会延误治疗时机的患者。

本章小结

护理管理和护理科研是当代护理学的重要组成部分。护理管理是将管理学理论和方法应用于护理实践,以提高护理质量和工作效率为主要目的的活动过程。护理科研是发现护理问题、解决护理问题的重要途径和方法。探讨护理管理和护理科研的伦理道德要求,并在实际工作中遵循相关伦理道德规范,对于护理人员顺利开展护理工作具有极其重要的意义。

思考题

1. 护理伦理在护理管理中有什么作用?
2. 护理管理者的伦理素质有哪些?
3. 搜集护理科研中伦理失范的若干案例,并以此来理解掌握和遵循伦理科研中的伦理规范。

技能训练题

1963 年,在美国的犹太人老年医院,有 22 名慢性、衰弱的非癌症病人经真皮被注射入活的人癌细胞,目的是想了解外来的癌细胞在衰弱的非癌病人体内是否比在衰弱的癌病人体内存活得更长。这项研究由美国的 P. H. S 和美国癌症学会共同资助。他们没有告诉病人注射液含有癌细胞。医生宣称,每个病人都给予了口头同意,但真实的情况并没有告诉病人,许多病人都处于无法给予"有效同意"的状态中,医院管理者试图隐瞒"缺乏同意"的事实,事后又伪造了一些"手写同意书"。

实训目的:
通过对科研案例的伦理分析,掌握护理科研中的伦理规范。

实训要求:
1. 学生仔细阅读案例并进行独立思考;
2. 必须要有讨论过程;
3. 对案例进行较为全面的分析。

实训组织:
1. 老师事先布置预习案例;
2. 老师将学生分成若干小组,指定组长负责分工与协作;
3. 班级可举行案例分析展评,并对表现好的小组予以表扬奖励。

讨论案例

【案例】我可以退出实验吗?

患者,汤某,女,36岁,因类风湿性关节炎入院治疗。入院后,责任护士告知汤某,类风湿性关节炎顽固难愈,且主要病变部位在指间关节、掌指、腕、膝、踝等远端小关节,服用抗风湿的中西药难以直达病变部位。医院目前正在开展一些研究,即运用综合护理技术局部外治,以期提高疗效,减轻痛苦。通过前期临床观察,综合护理技术已经取得初步效果,但需进一步加以临床验证,故需要一部分患者参与该项实验。护士还告诉她,患者可自行选择是否参加实验,但希望住院患者都能参加。汤某本不想参加这项实验,但碍于面子,还是抱着试一试的态度参加了。参加实验一周后,她自觉效果不好,便中途退出了实验,责任护士对她的做法很不满意。为此,汤某深感苦恼,担心以后在医院里看护士脸色,担心以后医院不会认真给她治疗。

请你从护理科研伦理角度出发,对护士上述做法和态度的改变进行伦理分析。

拓展阅读

卫生部发布《2011 年我国卫生事业发展统计公报》(节选)

2011 年,各级卫生部门按照党中央、国务院的决策和部署,以健全国家基本药物制度和加快公立医院改革试点工作为重点,努力完成各项医改任务,做好重大疾病防控和医疗卫生服务工作,有效缓解群众"看病难、看病贵"问题,卫生事业保持平稳较快发展,实现了"十二五"时期良好开局。

一、卫生资源

(一)医疗卫生机构总数。2011 年末,全国医疗卫生机构总数达 954 389 个,比上年增加 17 462 个。其中:医院 21 979 个,基层医疗卫生机构 918 003 个,专业公共卫生机构11 926 个。与上年比较,医院增加 1 061 个,基层医疗卫生机构增加 16 294 个,专业公共卫生机构增加 91 个。

医院中,公立医院 13 542 个,民营医院 8 437 个。医院按等级分:三级医院 1 399 个(其中:三级甲等医院 881 个),二级医院 6 468 个,一级医院 5 636 个,未定级医院 8 476 个。医院按床位数分:100 张床位以下医院 13 136 个,100～199 张医院 3 426 个,200～499 张医院 3 402 个,500～799 张医院 1 158 个,800 张及以上医院 857 个。

基层医疗卫生机构中,社区卫生服务中心(站)32 860 个,乡镇卫生院 37 295 个,诊所和医务室 175 069 个,村卫生室 662 894 个。政府办基层医疗卫生机构 56 671 个,比上年增加 1 064 个。

专业公共卫生机构中,疾病预防控制中心 3 484 个,其中:省级 31 个、市(地)级 399 个、县(区、县级市)级 2 796 个。已设立卫生监督机构 3 022 个,其中:省级 31 个、市(地)级 384 个、县(区、县级市)级 2 538 个。

(二)床位数。2011 年末,全国医疗卫生机构床位 516.0 万张,其中:医院 370.5 万张(占 71.8%),基层医疗卫生机构 123.4 万张(占 23.9%)。与上年比较,床位增加 37.3 万张,其中:医院床位增加 31.8 万张,基层医疗卫生机构床位增加 4.1 万张。每千人口医疗卫生机构床位数由 2010 年 3.56 张增加到 2011 年 3.81 张。

(三)卫生人员总数。2011 年末,全国卫生人员总数达 861.6 万人,比上年增加 40.8 万人(增长 5.0%)。

卫生人员总数中,卫生技术人员 620.3 万人,乡村医生和卫生员 112.6 万人,其他技术人员 30.6 万人,管理人员 37.5 万人,工勤技能人员 60.6 万人。卫生技术人员中,执业(助理)医师 246.6 万人,注册护士 224.4 万人。与上年比较,卫生技术人员增加 32.7 万人(增长 5.6%)。

2011 年,每千人口执业(助理)医师 1.82 人,每千人口注册护士 1.66 人;每万人口专业公共卫生机构人员 4.73 人。

(四)卫生总费用。2010 年全国卫生总费用达 19 980.4 亿元,其中:政府卫生支出 5 732.5 亿元(占 28.7%),社会卫生支出 7 196.6 亿元(占 36.0%),个人卫生支出 7051.3 亿元(占 35.3%)。卫生总费用城乡构成:城市 15 508.6 亿元,占 77.6%;农村 4 471.8 亿元,占 22.4%。人均卫生费用 1 490.1 元,其中:城市 2 315.5 元,农村 666.3 元。卫生总费用占 GDP 百分比为 4.98%。

2011 年全国卫生总费用预计达 22 496 亿元,人均卫生费用 1 643.2 元。

第十二章　护理伦理决策、评价、教育与修养

学习目标:

通过本章学习,学生能够了解:护理伦理决策、评价、教育与修养的含义;熟知:护理伦理决策的过程,护理伦理修养的途径和方法;掌握:护理伦理评价的标准,护理伦理教育的原则与方法;学会:借助伦理决策模式对复杂的伦理问题进行决策,通过护理伦理评价和教育,自觉提升护理伦理修养。

关键概念:

护理伦理决策(Ethical Decision Making in Nursing)　护理伦理评价(Nursing Ethical Evaluation)　护理伦理教育(Nursing Ethical Education)　护理伦理修养(Nursing Ethical Culture)

【引导案例】

某患者,30岁,男,曾因精神分裂症住院治疗。出院后,病情稳定,能完全自我照顾,并在一家公司上班,每月定期到门诊注射抗精神病药物,但在此期间患者感觉手发抖,无法集中精力,便告诉主治医师希望改药。医师认为此药对该患者最合适,并解释继续观察一段时间后调整,症状将会逐渐改善。患者不以为然,便和母亲一起找到精神科护士诉说:"那个药的副作用对我造成很大的困扰,甚至影响上班,而医师又不听我的意见",并表示不愿继续到门诊治疗。护士将此事转告了主治医师,而医师肯定自己的判断并坚持专业自主权。患者于次月就诊时医师仍未改药,而再度提出质疑,抗议医师不关心他的情况,不尊重他的意见,拒绝治疗。一周后,患者的母亲打电话告诉护士:病人情绪欠佳,请假未上班,又拒绝到医院治疗。

【分析】

此案例中的伦理问题主要是如何尊重病人自主权的问题。病人是有责任行为能力人,应享有自主决定接受或拒绝医疗照护的权利。主治医师在执业范围内的医疗处置,其专业自主权也应受到尊重。护理人员面对二者的冲突,需做出决策。

第一节　护理伦理决策

护理伦理决策能力是当代护理人员应该具有的一项基本素质。护理工作的特点决定了护理人员与患者有着广泛而密切的接触,必然需要处理很多伦理问题,这就要求护理人员能

对这些问题进行深入的道德思考,采取合理的行动,避免对患者造成伤害。在现代社会价值观念多元化和现代医学技术复杂化的今天,培养护理人员良好的伦理决策能力,对于建立和谐的护患关系,优化护理质量有着重要的意义。

一、护理伦理决策概述

(一)护理伦理决策的含义

伦理决策就是做出伦理上的决定。护理伦理决策即护理工作中的伦理决策,就是从护理伦理的角度来思考问题,以做出恰当的、符合护理伦理的决定,是护理伦理理论、原则和规范等在护理工作中的运用和贯彻。

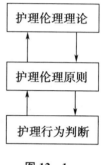

图 12 - 1

护理伦理决策有个人决策和团体决策两种方式。个人决策是由个人来做决定。团体决策是指一个团体或伦理委员会,在通过团体共同讨论后作出决定。通常当情况简明,或当情况紧急而没有时间找人商量时,大多采用个人决策的方式;当情况复杂,需要各方面专家集思广益时,或涉及团体利益时,应由团体来共同做出决策。

(二)护理伦理困境的产生

一般情况下,护理人员只要凭伦理原则和规范就能做出符合伦理的正确决定,甚至只要凭直觉和经验就能得到适当的解决措施。但在实际工作中,也许会在面对一个问题时感觉到含混不清、模棱两可,难以决定或不知道该采取何种行动,这就是护理伦理困境(Nursing Ethical Dilemma)。在护理伦理困境中,护理人员的行动选择也许会受到不同的护理伦理原则的支配,而这很有可能是相互矛盾的,这就会导致很多有争议的护理伦理决策。

在日常工作中,护理伦理困境常见于以下几种情况:

1. 专业职责与个人价值观相冲突

护理人员执行的护理措施也许并不符合护理人员的个人价值观。例如,护理人员需要协助医生为病人执行堕胎治疗,但是其个人信仰(或想法)并不赞同堕胎时,到底是遵从医嘱,还是坚守个人信念拒绝为堕胎病人服务呢?

2. 护理措施各有利弊存在

在执行护理措施时,有时做与不做都很为难。例如,护理人员为患者执行化学治疗,会让病人产生严重的反应,感到十分痛苦,但是不执行又可能影响患者疾病的治疗。

3. 伦理要求与专业角色要求存在冲突

有时护理专业角色和护理伦理的要求相冲突,也会令护理人员陷入伦理困境。

【案例 12 - 1】

王女士 58 岁,因腹胀严重,无法进食,急诊入院医治,经检查诊断为腹部肿瘤,造成肠道阻塞,故医师建议做一结肠造瘘口,以利排泄。王女士曾于六个月前,因排便习惯改变,诊断为直肠癌入院,进行切除手术。由腹膜上淋巴结之病理切片检查结果,证实肠癌已有转移现象。当时家属因担心病人无法承受罹患癌症的事实,要求医护人员不要告诉病人。对此,主治医生同意给予配合。

李护士是王女士的主管护士,连日来的照顾,深得王女士的信赖,双方建立了良好的护患关系。王女士私下屡次向李护士询问她的病情,尤其对须行人工造瘘口感到不解,并抱怨治疗不力,令她疼痛难忍,生气时甚至自拔点滴,觉得子女不够关心她,并且拒绝手术。李护士便报告护士长,一同找主治医生商量是否应告知真相。主治医生认为没有必要,担心告知会刺激患者,引起情绪变化,而招致家属指责。护理人员再次询问家属意见,未获得肯定答复。对于这种情况,李护士感到非常苦恼。

4. 执行护理措施后效果不理想

在治疗护理患者的过程中经常会产生一些医护人员无法控制的不良后果,会让护理人员面临两难的伦理问题。例如,一位怀孕妇女生病了而服用大量的药物,但是药物可能会影响胎儿的正常发育甚至会导致畸形,此时孕妇是冒着胎儿可能会出现畸形的危险继续服药,还是冒着自己的生命健康出现不测的危险而停止服药呢?

5. 患者要求的护理措施可能与法律相违背

患者的要求应当尽量予以尊重和满足,有些措施从护理伦理学的角度上看是正确的,但是却未必符合法律的规定。例如临终患者要求给予安乐死,但是安乐死在我国尚未通过立法,因而还无法执行。

二、护理伦理决策模式及过程

在遇到伦理困境时,护理人员如果能够充分了解事件的争端,相信自己有责任决定自己的行动,并借助理性的思考,将有助于做出一个正确的决定,以便采取行动化解冲突。

(一)护理伦理决策模式

一个伦理决策的结果,经常受一群相互矛盾的道德概念以及不同的理论架构所影响。对此,护理伦理决策模式在各种伦理问题的考虑上是非常有帮助的。

20世纪七八十年代以来,阿洛斯卡(Aroskar)、柯廷(Curtin)、汤普森(Thompson)、德沃尔夫(DeWolf)、席尔瓦(Silva)等专家学者都对护理伦理决策模式进行了探讨。虽然各种模式的细节均有所不同,但是所有模式都提出了以系统的思考方式来解决各种伦理问题。护理人员可以通过这些伦理决策模式,帮助认识自己在伦理问题中的角色和责任,深刻了解伦理问题中价值观的冲突,以及该如何做出决定。

(二)护理伦理决策的过程

为了更清楚地展现护理伦理决策的全过程,为护理伦理决策的实施确定具体的操作步骤,在综合各种护理伦理决策模式的基础上,可以认为护理伦理决策同其他护理活动一样具有一定的程序。结合本章的开篇案例,具体分析总结如下:

1. 收集资料,掌握情境

收集资料是护理伦理决策的首要步骤,也是整个决策过程的基础。在这一步骤中,需要找到案例中发生的所有事实,包括医学事实和伦理学事实,要了解事情发生的经过,了解何时(when)、何地(where)、何人(who)、什么问题和什么事实(what)、什么原因和理由(why)以及怎么办(how)。要掌握引起伦理争议的具体情境,这些情境是如何引起伦理争议的,哪些人受这个事件的影响,有关人员的受教育程度、宗教信仰、价值观等背景情况,哪些人受到决策的影响,结果会怎样等。

护理人员需要清楚护理实践自始至终都与伦理问题相关,但是通常情况下主要涉及护理人员自身的职业道德要求,护理人员只要恪守职业道德,一般就不会出现问题。只有当同一问题涉及的多重价值观念之间发生比较严重的冲突时,才能被称为伦理困境,才成为伦理决策的对象。

2. 分析事实，理性判断

在收集好相关资料的基础上，要对事件进行详细的分析，通过理性判断来确立伦理问题之所在，为下一步考虑行动方案及采取措施打下基础。要界定清楚事件中所有的人际关系（如医患关系、护患关系、护护关系、医护关系、护士与社会的关系等），事件冲突的核心及相关因素，解决矛盾的决定者或关键人物。要考虑事件中哪些问题是与伦理有关的，对于这些伦理问题应该确立怎样的优先顺序；哪些问题不属于伦理问题，如医学问题、法律问题等，这些非伦理问题与伦理问题又有着怎样的关系等。

在此案例中的人物关系是医、护、患三方的关系，其中护士不仅是医嘱的执行者，也是病人的代言人、管理和协调人以及沟通安慰者。需要注意的是病人是有责任行为能力人，具有自主权，有权选择接受或拒绝医疗和照护；而主治医师在执业范围内的医疗处置，其专业自主权也应受到尊重。此二者的冲突构成了此案例伦理冲突的核心。

3. 选择方案，确定决策

对于同一伦理问题，由于所处的立场不同，常常会有不同的解决方案，因此制定一份最合理、完整的计划，就需要从多方面和多角度考虑一些问题，如各项伦理理论、基本伦理原则、伦理规范、个人的价值观、法律法规等。比较理性的方式是将所有可行的方案都考虑到，然后进行比较，分析各种方案的优缺点，或可能导致的结果，从中选择最为合适的方案。

当确定最优的解决方案后，还需要重新考虑各项伦理原则和规范，考察解决方案是否符合基本的伦理原则，是否实现了最基本的伦理理念，是否解决的是最重要的伦理冲突，也就是考察所选方案是否具有充分的伦理理论依据，是否符合道德原则的要求。

如果伦理问题复杂，难以确定最优的行动方案，或者任一解决方案的制定都会造成一些伤害或损失，或者牵涉范围比较广，已不是护理部门可以解决时，应当主动寻找更高一级的伦理咨询机构（如医院的"伦理委员会"）进行咨询，由各方专家共同讨论，以便得到伦理决策方面的支持。

4. 遵循决策，采取行动

在确定伦理决策后，应按照制定的伦理决策采取下一步的行为，及时地解决面临的问题。在行动过程中，护理人员还需要考虑：

（1）这个行动是否使病人的需求得到了满足？

（2）行动是否在按照预先制定的方案进行？需不需要重新考虑？

（3）为达到预定目标，还有没有其他需要采取的行动了？

如果以上几点出现问题，就应当及时调整策略与方案。

5. 评价结果，积极改进

应及时评价行动后产生的结果，积极总结经验和教训，为今后类似的伦理事件得到更好的处理而进行总结和改进。

三、护理伦理决策的影响因素

护理人员在进行护理伦理决策的过程中，必然要做出复杂的判断和谨慎的选择，这其中将受到许多因素的干扰，而对护理伦理决策的能力和方向造成不同程度的影响。

（一）个人的价值观

价值观来源于个人的社会生活经验，如受教育的程度、成长的环境等因素，它代表着一个人的人格、信念或理想，并指引个人行为的方向。每个人都有不同的价值观，每个人对发生事件的价值的认定也有不同的优先顺序。通常情况下，个人的价值观是固定不变的，但有一些价值观会随着生活的体验而有所改变。

在护理实践中，面对病人的问题时，要弄清楚自己涉及怎样的价值观，这样才能采取一种客观的立场和观点来认识和决策问题。同时，护理人员还应了解病人及其他相关人员的价值体系，这样在决策时才会尊重他人的价值观念，这是做出价值决策的基础。例如，坚持功利主义的护理人员重视的是最大多数人的最大利益，而坚持道义论的护理人员则会强调对待病人应有爱心、同情心和仁慈之心。又比如对死亡、堕胎等问题，护理人员往往会根据自己的宗教信仰而有不同的看法。

（二）文化背景

一个人的文化背景会影响到一个人的价值观，不同的文化背景也会影响到人们对健康、疾病、生死等问题的认识和态度。例如所有的文化都相当重视健康，但是不同的文化对增进健康的方式却有不同的看法。有的文化认为运动是促进健康重要的行为，而另一种文化更强调饮食对健康的重要。又比如，西方文化比较重视个人的决定，而亚洲文化对年长者的尊重及权威的服从比较重视。

许多文化的价值观来自宗教的影响，面对任何伦理问题的讨论，护理人员都要深入考虑患者的文化背景或宗教信仰对其价值观的影响，了解他们的行为及想法，这样才能在提供有效的护理照顾时，给予病人及家属适度的尊重。

【案例 12－2】

一女病人因消化道疾病大出血，丈夫将其送至医院急诊室，医生做出为病人输血的决定。但因宗教信仰原因，丈夫向护士表明不愿为病人输血，而女病人此刻意识模糊，无法清楚表达自己的想法。请问，医护人员此时应当怎样做？

【分析】

医护人员应考虑的是选取一种损失最小、所得利益最大的方案，以免产生伦理纠纷。根据尊重原则和知情同意原则，医护人员首先必须要重视患者家属的意见，不给病人输血，而采取其他可替代的双方都同意的方案。但如果不输血将造成病人死亡，医护人员应根据行善原则和不伤害原则，和家属进行充分的沟通，争取得到家属的理解和支持，共同挽救病人的生命。

（三）专业价值观

专业价值观是专业团体所认同的专业应该具有的特质。护理专业的价值观来自护理伦理规范及护理执业的规定。在护理实践中，有一些传统的护理专业价值观是属于非道德性的，如整洁、有效率、有组织等，有些专业的价值观具有道德的本质，如诚实、坚定、有同情心等。

护理人员在进行伦理决策时，要将专业的价值观置于首要位置来考虑，要向病人提供安全和人性化的照顾与服务。为此，护理人员需要建立良好的专业价值观，以便在护理照顾过程中，增强对伦理问题的判断及做出决策的能力。

（四）社会价值观

个人的价值观也常常反映出社会的需要,受到社会发展的影响。社会需要的改变会影响对社会价值观的认定。例如随着医学高新科技的发展、大量高新科技设备的使用和技术的推广,传统的生命神圣论的一些观念如对生命的绝对尊重正在改变。又如对于生育控制、堕胎、不孕等的社会态度的改变,也会影响护理人员的关注层面及其所做决定。

在众多价值观相冲突时,做出伦理决策将变得十分困难。这是因为,道德的或非道德性的价值观经常彼此冲突,也常与病人的权益及专业的职责互相冲突,个人的价值观也可能和社会的价值观及专业的价值观发生冲突。在面对这些价值观的冲突时,护理人员必须要进行审慎的分析与思考,要注意到:

(1) 凡是符合专业伦理执行及病人福利的价值观应列入优先考虑。

(2) 选择最明显有利于专业伦理执行及病人福利的价值观。

(3) 受到决策影响最大的人的价值观应该列入优先考虑。

（五）伦理理论

正如地图可以指引方向一样,伦理理论可以帮助分析及澄清伦理困境,为做出伦理决策提供理论上的指导。不同的理论观点,有可能影响解决问题时所采取的行动及结果。在具体的现实中,究竟是采取哪种理论,应视不同的情境而做决定。

【案例 12-3】

深秋某日凌晨 4:00 左右,某市内一骑自行车的军官被一辆大卡车挂倒在地,剧痛使他动弹不得,当他稍缓过气来时,发现大卡车已逃之夭夭,过了约 10 分钟,一位骑三轮车经过的老工人见状,即上前连拉带抱将他和自行车扶上了三轮车,急速送到市医院候诊室。

军官半靠在候诊室的长椅上,值班医生过来问:"你怎么啦?"军官紧闭着眼睛,有气无力地回答:"被大卡车……撞了……"值班医生又问:"带钱了吗?"军官摇摇头,随后费力地说:"我是现役军人,能报销……"话音未落,昏了过去,医生去打电话,先打给当地驻军,总机回答没有军官外出,又打给军分区,总机没有人值班,医生没有回候诊室,拐进一屋子睡觉去了。黎明时分,在这个清冷的候诊室里,军官终于慢慢地闭上了眼睛,再也没有睁开。

【分析】

该案例伦理冲突的焦点是人道论(人道主义)与功利论(功利主义)。

（六）组织

组织机构的理念及规定,有时也会和护理人员个人的价值观或病人的需要相冲突,甚至影响伦理决策的过程,造成护理人员的压力和困扰。因为在医疗工作环境中,许多问题牵涉层面很广,除了护理人员本身,也可能涉及医疗等其他方面。在此情况下,护理人员应多加协调与讨论,以团体决策的方式、客观的立场,提出解决问题的方法,应在组织的要求与病人需要及个人理想之间寻求一个平衡点,来做伦理的决策。

（七）法律

护理人员的行为必须要遵守法律的规定,然而在法律上认定有效的权力并不一定符合伦理原则所制定的伦理权利,所以合法的事可能符合伦理原则,也可能不符合伦理原则;而合乎伦理的事,可能是合法的,但也有可能是不合法的。例如,救助无望而又非常痛苦的绝症病人要求实施安乐死,目前在我国是不合法的,但是有人却认为这是合乎伦理的,体现了对病人的尊重。再如,堕胎在某些教徒看来是不合乎伦理道德的,但在许多国家却是合法的。

因此,护理人员在处理与病人有关的伦理问题时,千万不能为了满足病人或其他人的需要而贸然做出决定,做出违反法律的事。

第二节　护理伦理评价

护理伦理评价是护理道德实践中的重要形式,是通过护理道德价值认识和判断来参与护理实践活动,并以此来调整和规范护理人员的道德实践。正确地开展护理伦理评价,有助于提高护理道德水平,发展护理事业。

一、护理伦理评价及其意义

(一)护理伦理评价的含义和类型

评价是指依据一定的标准对人或事物的价值做出判断。护理伦理评价是指在护理实践活动中,人们和护理人员依据护理伦理原则和规范,对护理行为和活动的道德价值所做出的评判。

护理伦理评价一般包括他人评价和自我评价两个方面。

他人评价是指社会各界人士包括病人和其他医务人员对护理人员或护理医疗单位的职业行为做出的是非、善恶的判断。如通过社会舆论、传统习俗,包括报纸、电视、广播、群众舆论等形式,对合乎一定道德准则的行为给予肯定和赞扬,同时对某些不道德的行为进行批评和谴责。

自我评价是指护理人员对自己的职业行为所做出的自我伦理评价。这种评价依赖于护理人员本身的职业操守和道德良知。相对于他人评价,自我评价要更为重要、深刻。

(二)护理伦理评价的意义

1. 有利于评判护理行为,维护整个医学道德的权威

护理行为应以护理道德原则、规范为准则。护理行为是否符合护理道德,则是通过护理评价来做出裁决的。如果把护理道德比喻成"法",护理伦理评价可比喻成"道德法庭"的审判。通过护理伦理评价,可以促使护理人员从善避恶,加深他们对护理道德的理解与深化,接受护理道德规范的律令,从而维护整个医学道德的权威。

2. 有利于加强护理伦理教育,提高护理人员的道德品质

护理道德评价可以促使护理人员本人根据护理道德原则和规范进行道德自我反省,对于自身存在的问题有则改之,无则加勉。

3. 有利于解析护理道德难题,促进整个医学事业发展

通过护理道德评价,可以帮助护理人员明辨是非,做出正确的导向作用。如对安乐死、"克隆人"等问题的讨论,做出符合人民利益的正确评价,方可促进医学科学和医疗事业的不断发展。

二、护理伦理评价的标准和依据

(一)护理伦理评价标准

对任何事物和人进行评价都是依据一定的标准进行的,不同的标准会有不同的评价结果。一般说来,道德评价的标准就是善恶。在现实生活中,人们依据各自的善恶标准,对他人的行为和自己的行为做出判断。

护理道德评价标准是衡量护理人员护理行为的善恶及其社会效果优劣的尺度。护理伦理评价的最一般标准就是善与恶。然而,此标准在具体操作上是存在难度的。首先,究竟什么是善,什么是恶呢?护理伦理的原则和规范固然是护理善恶评价标准的具体体现,有助于提升护理伦理善恶观念水平的进步,但还是可能会表现出矛盾性,而且也会受到多种利益观念、中介环节、内部管理、传统习俗等因素的影响,出现纷乱复杂的状况。

目前情况下,为了使伦理评价更加客观而科学,可以引申出如下具体标准:

1. 疗效标准

即护理人员的行为是否有利于患者的健康利益,是否有利于患者疾病的缓解、恢复、痊愈,是否有利于保障患者的生命安全。这是评价和衡量护理人员的护理行为是否符合道德观念以及道德水平高低的重要标志。

2. 社会标准

即护理行为是否有利于人类生存环境的保护和改善,是否有利于优生优育、社会的发展和人类的长寿。

【案例 12－4】

一患者因持续发烧、咳嗽、虚弱、盗汗、食欲下降到医院检查,经化验检查发现 HIV 呈阳性。该患者以隐私为由,坚持要求医护人员为其保密。

如果你是该医院的护士,你该怎样做?

【分析】

为了人类的健康与长寿,护理人员必须做好预防健康、改善人类的生存环境,促进一切有利于人类健康利益的自然和社会因素的统一,应将病人的个人利益与他人、社会和人类发展的整体利益统一起来。

3. 科学标准

护理行为是否有利于促进护理科学的发展和社会的进步。

【案例 12－5】 尸体解剖不道德吗?

当医院为了诊断和治疗需要进行尸体解剖时,常常遭到死者家属的反对。"身体发肤,受之父母",完整尸体的埋葬,是人们从古代承袭下来的传统习惯。受这种传统习俗和道德观念的影响,我国的尸解率较低,这对于我们国家的医学发展是一个重要的问题和缺憾,严重影响了医疗、教学及科研工作的发展和提高,加大了我国与国外医学科学的差距。然而随着火葬的流行,随着社会科学文化的发展,社会道德规范也发生了很大变化,开展尸体解剖已被越来越多的人所接受。尸体解剖可以了解到生前检查不能了解的病变,直观体内病变情况,准确切取病变组织进行病理研究,从而不断总结经验,提高对疾病发生和发展规律的认识,提高诊断和治疗水平,完善医学基础理论,促进医学科学技术发展。

随着高科技在护理实践中的应用,护理水平不断提高,护理功能不断扩大,护理科研不断发展,护理成效日益显著。只要是在尊重人的身体健康利益前提下,为了促进医学和护理科学的发展所采取的新技术、新方法、新手段都应是道德的护理行为;反之是不道德的。

以上三个标准的中心和实质是围绕广大患者的健康利益,是考量护理行为是否做到了追求局部健康利益与整体健康利益、眼前健康利益与长远健康利益相统一的综合评价标准。在进行护理伦理评价时,应将三个方面结合起来,从整体上去掌握。只有如此,才能对护理行为做出正确的选择和全面、科学的评价。

(二)护理伦理评价的依据

在道德评价中,除了要明确道德评价的标准外,从个体和群体的行为自身的实现来说,还有一个动机、意图、手段和效果关系的问题。任何一种护理行为的发生都基于一定的动机和目的,要使用一定的手段,产生一定的效果。动机与效果、目的与手段之间存在一定的关系,对这些关系的认识与处理涉及护理行为道德与否。因此,在进行护理道德评价时,动机与效果、目的与手段就是护理道德评价的依据(Foundation of Nursing Morality Evaluation)。

1. 动机与效果

在护理工作中,动机就是护理人员作为行为主体去实施一定具体的护理行为的主观愿望和意图,效果则是指护理人员的行为所造成的客观结果。对一种行为的评价,究竟是强调动机还是强调效果,历史上存在着不同的看法。到了近代,西方更是形成了动机论和效果论两大派,彼此之间进行着长期的争论。马克思主义伦理学认为,在道德评价上,既要反对单纯动机论,也要反对单纯效果论,而是主张动机和效果的辩证统一论。因为动机和效果二者是不可分割的,是对立而统一的,它们互为条件,又互相渗透。一般来说,好的动机,常常会有好的结果;坏的动机,常常引出坏的结果。但有的时候,由于种种原因,好动机也可能会引出坏的结果,而坏动机也可能引出好结果,即所谓“歪打正着”。对此,我们应该要有正确的认识和理解。

(1)充分重视实践的检验作用。一般来说,好的动机尽管可能发生动机和效果不一致的情况,但如果一个人能够有真正善良的动机,他就必然能在实践中总结经验,不断改进,从而达到动机与效果的一致。然而,就一个具体过程来看,有些人虽然抱着善良的动机和美好的愿望,但却并不能得到意想到的好的结果,有时甚至产生了与好动机相反的坏结果,但只要在实践中证明,他确实为实现自己的动机尽了最大的努力,而由于客观原因一无所得,那么他行为的道德价值仍然是值得肯定的。

对于护理人员来说,在护理照顾病人的过程中,如果他在动机上确实是要为病人解除痛苦,积极促进康复,而且也尽了自己最大的力量,但是由于受到经验、知识及护理手段的限制,没有能够挽救患者生命,在进行道德评价时,并不能因此而影响他的行为的善的价值。反之,不论一个护士自称其动机如何善良,只要在对患者进行护理的过程中,并不努力去实现这一动机,而是草率马虎,不负责任,以致造成护理事故,甚至造成患者的死亡,那么他的行为就必然受到舆论的谴责,加之以不道德的恶名。

(2)一切道德行为的最终目的,就是要达到好的效果。如果一个护士确实是品德高尚的人,那么他虽然在自己竭尽全力仍未解脱患者的病痛之后,就必然会从过去的护理行为过程中总结经验,并在自己今后的工作中提高技术,完善自我。

(3)一切从恶的动机出发的行为,包括所谓“歪打正着”的行为,都不能认为是道德的行为。倘若一位病人生命垂危,急需医务人员的救治,而医务人员提出以高额的金钱为代价才肯施治,或者医务人员对病人进行救治时,不是从病人的实际病情出发制定医疗护理方案,而是出于自身科研工作、奖金分配等其他方面的需要,采取非最优化的某些治疗护理措施,加重患者的负担和痛苦,那么不论其结果是否将患者救治成功,这种行为都不能认为是道德的。

（4）总结动机和效果是否一致的问题,一般可以分为四种情况:好动机产生好效果,坏动机产生坏效果,好动机产生坏效果,坏动机产生好效果。最值得护理人员重视的应是第三种情况。对此,护理人员只有树立正确的崇高的价值观,只有在实践中多磨炼自我,提高对事物规律性的认识,只有在职业生活中,努力提高自己的专业知识和技能,精益求精,才能使自己有能力把善良的动机转变为预想的善良的结果。

2. 目的与手段

目的指护理人员经过自己努力后期望达到的目标。手段是指为达到这一目的所采取的措施、方法和途径。由于护理人员必须经过目的与手段的中介环节才能实现主观动机到客观效果的转化,否则动机与效果的统一就无法实现。因此,二者的统一构成了护理道德评价的又一主要依据。

目的与手段相互联系,相互渗透,二者是辩证统一的关系。目的规定手段,手段服从目的。没有目的,手段是毫无意义的,同时,没有一定的手段相助,目的也是无法实现的。

从有利于医学、社会的进步及全局利益出发,在护理工作中应该既选择道德的目的,又选择道德的手段。在评价护理人员的道德行为时,不仅仅要看其目的是否正确,还要看其是否选择了恰当的手段,如护理人员所选用的医疗护理手段是否经过实践检验证明对病人是有效的,选用的护理手段是否与治疗目的相一致,是否是最佳的,是否考虑到了社会效益,能否对社会整体利益负责等。

【案例 12-6】

某医院急诊收治一名脑出血病人行开颅手术,术后连夜送至重症监护室。值班护士仔细护理病人并随时监测生命征。凌晨 5 时,护士发现病人突然出现呼吸急促、双侧瞳孔不等大等异常现象,迅速向值班医生报告,并打开呼吸机,做好二次手术的准备。后经开颅证实,病人脑部又有一动脉破裂出血。由于发现及时,医护密切配合抢救,病人得救。请对该护士的行为作伦理分析。

【分析】

1. 从服务思想、服务态度、护理作风、护理技术、团结协作等方面考核护理人员的行为,符合护理伦理评价的疗效标准。即护理行为有利于病人疾病的缓解和痊愈。

2. 从护理道德评价的依据来分析,好的动机产生好的效果,其所采取的护理手段与目的一致,其行为体现了护理人员具备了良好的道德修养和道德品质。

3. 一位具有良好道德修养的护理人员,能做到热爱护理职业,充分运用自己现有的理论知识和操作技术,精心地护理病人,细心地观察病情,详细地做好记录,全面地掌握病人情况,及时地给医生提供可靠的诊断依据,使病人得到有效的治疗,这是履行护理道德责任的表现。

三、护理伦理评价的方式

无论是对个体或群体来说,道德评价都可以分为两种最基本的方式,即自我评价和社会评价。具体来说,自我评价的方式是内心信念,社会评价的方式包括社会舆论和传统习俗。

(一)内心信念

【案例 12-7】

护士张小姐,在一次给住院病人打针时,因粗心大意,未认真查对病号,错把三床病人所用的青霉素给二床一个"青霉素皮试阳性"的病人注射了。她发现错误之后,立即报告护士长,并及时采取了补救措施,病人未出现过敏反应。事后张小姐在自己的日记中写道:庆幸今天没有发生意外,但我心理却乱极了,怎么也不能原谅自己。平时护士长总批评我做事马虎,自己很不服气,但今天的教训使我明白了护理工作非有高度的责任心不可,稍有疏忽就是人命关天的大事,发错一次药,打错一次针,就会给病人造成痛苦,甚至造成不可挽回的损失,我应该从差错中吸取教训,加强责任心,熟悉每个病人的病情,做到心中有数,决不可再发生类似的差错。

内心信念是人们根据一定的社会道德原则、规范而形成的道德信念,是人们发自内心的真挚信仰,是护理道德评价最基本的方式。在伦理评价中,内心信念主要是作为良心来发挥其功能的。"良心"是对自己道德行为的自我认识、自我控制、自我调节和自我评价的统一体。"良心"总是同责任感、荣誉感和羞耻感结合在一起的,能对自己的行为提供一种价值导向。从这个意义上说,"良心"就是"内心信念"。

护理人员的内心信念是护理人员发自内心的对道德义务的真诚信仰,是对自己行为进行善恶评价的精神力量,是护理道德选择的内在动机,并构成了护理道德品质的基本要求。在护理实践中,当护理人员的行为符合护理道德要求时,就会产生强烈的荣誉感,从而获得精神上的欣慰和满足,激励自己继续努力;当自己的行为不符合护理道德要求时,护理人员就会产生羞愧或羞耻感,并警告自己避免犯同样的错误。

对护理人员来说,内心信念在护理道德评价中之所以重要,是因为其建立在护理人员个人笃信的基础上,一旦形成就不会受到外界条件影响而轻易改变,且能积聚起护理人员内心深处的道德认识、情感和意志的力量,推动着护理人员进行善恶评价和行为选择。

(二)社会舆论

社会舆论是道德的社会评价的最重要的方式。社会舆论是指公众依据一定的道德观念对某些人的行为和某些组织的活动施加精神影响,从而达到调控和评价护理行为的目的的一种伦理评价方式。社会舆论包括口头议论和大众传播工具两个方面。口头议论是评价人从善恶观念出发,对被评价的人或事进行评论、指责、赞扬、贬斥或肯定,并通过人们彼此相传送的方式,对被评价人施加影响。所谓通过大众传播工具,即通过报纸、广播、电视等方式,对某一个体或群体的行为进行善恶评价,并对被评价的行为施加影响,从而在更大范围内或在全社会中起到抑恶扬善的作用。

社会舆论是最重要、最普遍的护理伦理评价方式。加强社会舆论的道德评价作用,对于改善社会风气、培养人们的优秀道德品质、抵制种种为非作恶的不道德行为,都具有十分重要的作用。受到社会舆论肯定、夸奖的护理言行,可以使受表扬者得到鼓励,从而增强力量和信心,继续加以坚持;也可以使其他护理人员得到感召和引导,鼓励人们形成健康向上、道德高尚的良好行为倾向,使整个社会的护理道德风尚得以形成并得到促进和提高;还可以使受谴责者感到巨大的社会压力,被推上"社会道德法庭"接受"审判"和感受"人言可畏",迫使反省和检讨自己,改掉不良言行,力争得到社会认可。因此,社会舆论对人们施加的影响是普遍和深远的。

（三）传统习俗

传统习俗是人们以一定的社会历史条件为背景,在长期社会生活过程中逐渐形成和沿袭下来的对某一问题习以为常的行为倾向、行为规范和道德风尚,亦称传统习惯和社会风俗。传统习俗是一种行为准则,是道德规范的重要补充。由于其源远流长,常同民族情绪、社会心理交织在一起,对人们的行为有着强大的约束力。

从功能上说,传统习俗不仅是护理伦理评价中善恶价值最初的、最起码的标准,也是护理伦理评价做出价值判断和准则得以巩固和流传的外在形式。它用"合俗"与"不合俗"来评价医务人员的行为,判断医务人员行为的善恶,支配医务人员的行为。护理道德传统是护理人员在长期的医学实践中形成的稳定的、习以为常的道德行为方式。在进行护理伦理评价时,合乎"医乃仁术"、"仁者爱人"、"一视同仁"等医德传统者为善,反之为恶。而护理伦理评价的成果,也只有成为每位护理人员的日常行为习惯,以致成为护理道德习俗时,才算达到了它应有的成就。

需要指出的是,由于传统道德的形成是以一定的社会历史条件为背景的,因而它在护理道德评价中的作用并不都是积极的、进步的。旧的、落后的传统习俗是形成新的道德风尚的阻力。因此,对传统习俗要作具体分析,以区别良莠。护理人员应本着扬其精华、弃其糟粕的精神,促进新的符合时代特点的护理道德风俗习惯的形成。

第三节　护理伦理教育

医乃仁术,护理人员要成为一名仁者,将护理道德原则和道德规范内化为内心的道德信念并付诸实践,离不开护理伦理教育。护理伦理教育通过对护生和护理人员开展有目的、有计划的护理伦理学基础理论和基本知识教育,同时通过在医疗卫生服务的实践过程中施加优良医德医风的影响,使护理伦理的基本原则和规范转化为护生和护理人员内在的医德信念、医德品质和医德行为,从而陶冶和塑造护理人员崇高的道德品质和道德行为,更好地履行医德义务。

一、护理伦理教育及其意义

（一）护理伦理教育的含义

所谓护理伦理教育,就是医学教育机构、医疗卫生机构依据护理伦理理论、原则和规范的要求,有组织、有目的、有计划、有步骤地对护理相关专业的医学生或在职护理相关工作者进行系统的护理伦理学理论与实践知识的传授,施行护理道德思想影响,并使之接受和遵循,以便塑造良好的护理道德品质和道德行为的活动。

护理伦理教育的基本任务是通过教育,使护理相关专业的医学生或在职护理相关工作者系统地认识和掌握护理伦理理论体系,并将护理伦理理论、原则、规范和要求转化为其内心信念,形成正确的道德观念和稳定的道德责任感及自我约束、自我激励和自我评价能力,在护理工作中自觉践行护理伦理行为,履行护理道德义务。护理伦理教育是一个知行统一的教化过程。评价护理伦理教育效果的基本标准是看教育是否对护理人员产生了有效的道德影响,或者是否强化了其道德义务感,是否规范了护理人员的护理行为。护理伦理教育是极为重要的道德活动,它是使护理道德原则和规范得以转化为护理人员的道德品质并形成或改变护理道德风尚所不可缺少的重要环节。

(二)护理伦理教育的意义

护理伦理教育是一个系统工程,是护理医务人员必须接受的终身教育。一切偏重金钱而忽略医德的思想倾向,都必须严肃地纠正。护理伦理教育在提高护理医务人员的道德认识,陶冶道德情感,培育优秀的道德品质,促进护理护理乃至整个护理事业的发展方面具有重要作用。

1. 有益于护理人员发挥工作的积极性、主动性与创造性

首先是精神动力作用。通过护理伦理教育,从理论与实践的结合上认清护理工作的重要性及道德意义,从而调动护理人员的积极性和创造性,全心全意为病人身心健康服务。其次是物质动力作用。护理道德观念的养成有益于护士参与医院管理,关心医院建设,关心护理队伍建设,主动参与医院改革。

2. 有利于护理人员职业道德信念的内化和护理道德的实践

护理道德原则和规范要有效地发挥其调节作用,就必须内化为护理人员的内在品质。仅靠社会舆论和传统习俗的影响是不够的。职业道德作为伦理学的一个重要组成部分,不可能在医务人员的头脑中自发产生,只能通过教育和灌输,在医疗实践过程中,经过有组织、有计划的教育,个人的学习、锻炼、改造,才能逐渐完成。此外,护理人员的护理道德实践也离不开护理道德理论的指导,个人的护理伦理修养又是以一定的护理道德认识为基础的。这些理论的掌握和认识的提高都依赖于有效的护理伦理教育。所以,护理伦理教育是把护理伦理原则和规范转化为内心信念的重要一环。

3. 有助于正确进行护理伦理评价,形成稳定的护理伦理修养

护理伦理评价是围绕着教育开展的,目的还是进行教育,并促进提高。护理伦理教育能使评价者统一道德观,统一护理道德理念,使评价的结果更为公正、公平和准确。如果对护理职业道德缺乏应有的认识,就不可能对护理行为做出公正、公平的伦理评价。

二、护理伦理教育的过程

由于护理人员中思想意识的层次不一,外界因素的复杂,医疗机构性质的多样(国有、民营、股份等),护理人员的角色各不相同,决定了护理伦理教育是一个比较复杂的过程。但它符合一般道德形成的规律性,即提高医德认知——培养医德情感——坚定医德意志——树立医德信念——养成医德习惯,最终付诸医德行动。护理伦理教育的过程就是上述要素的提高和发展过程。

1. 提高护理医德认知

护理道德认知是指护理人员对护理医德的理论、原则、规范和准则的接受、理解和掌握。认知是行为的先导,提高护理人员的护理道德的认知水平,是护理伦理教育的首要环

节,如自觉形成"不伤害"、"知情同意"、"诚信"等认知。护理伦理教育的首要任务就是使受教育者懂得护理职业道德的理论原则和规范,认清荣与辱、高尚与低俗等是非界限,提高自觉履行护理道德义务的自觉性。加强护理伦理理论学习,是提高护理道德认知的最佳途径。

2. 培养护理医德情感

对护理医德的相关理论知识正确地认识之后,并不意味着护理伦理教育已经达到了目的,还要涉及培养受教育者的护理医德情感问题。护理医德情感反映护理医务人员在心理上对自己道德义务的一种爱憎、好恶的态度。护理医务人员对自己所从事的护理事业,怀有什么样的情感,就会转化为一种什么样的态度。只有怀有奉献于护理事业的情感,才能建立对护理行为的正确态度。护理医德情感具体表现在对患者的态度是关心、帮助、同情与否。这种情感一是通过医德教育启迪建立,二是靠在实践中逐渐养成的。培养医务人员职业道德情感的过程,按教育心理的发展,一般要经历三个不同发展阶段,即由直觉的情绪体验发展到与具体的道德形象相联系的情绪体验,再上升到道德理性指导下的情绪。护理道德情感一旦形成,就会对护理道德行为起到比较持久而富有强大动力的作用。

3. 坚定护理医德意志

护理医务人员在履行护理道德义务时,总会遇到这样那样的困难,在种种困难面前,是知难而进还是知难而退,就涉及道德意志问题。所谓护理医德意志,指护理医务人员自觉地克服护理医疗工作中所遇到的困难和障碍的毅力。一个护理道德意志坚强的人,在履行医疗职业道德义务中,能坚持信念目标的一致性,坚忍不拔、战胜困难,顽强地履行自己的医德责任,直到最后成功。护理道德意志薄弱者,就可能在行为选择时放弃初衷或在行为过程中半途而废。医务人员的医德意志的坚毅与否关系到医德水平的高低。因此,锤炼护理医务人员医德意志应成为护理伦理教育中不可缺少的重要环节,应在教育的同时,及时地引导护理医务人员在医疗实践中持之以恒地磨炼护理道德意志。

4. 树立护理道德信念

与护理医德情感紧密联系的是护理医德信念。护理医德信念是护理医务人员对所遵循的医德原则、规范和理想的信仰以及发自内心的强烈的责任感,它在护理道德品质形成中居主导地位,是推动护理医德行为的动力。一个护理医务人员只有树立了坚定的医德信念,其医德行为才能稳定和持久,才能自觉地按照确定的信念去选择自己的医德行为,才能不受当前各种不道德的护理行为的干扰。因此,护理伦理教育启迪护理医务人员树立一个坚定的、高尚的护理医德信念,是十分重要的。

5. 养成护理医德行为习惯

提高认知水平、培养道德情感、坚定道德意志在护理伦理教育中都是极为重要的。但这几项因素都属于"知"的范畴。对于护理道德品质来说,更为重要的还在于把"知"转化为"行",并经过日积月累而成为护理道德行为习惯。所以,护理伦理教育还有一个非常重要的环节是研究如何养成护理医德行为习惯。所谓护理医德行为习惯是指护理医务人员在医疗实践中形成的一种经常的、持续的、自然而然的,不需要任何意志约束和监督而表现出来的行为。护理医德行为习惯一经形成,从某种程度上可以标志着护理伦理教育目的的实现。

护理医务人员应严格要求自己,养成良好的护理医德行为习惯。当然,这也不是一件容易的事,需要付出艰苦努力。

总之,护理医德教育过程是一个系统的整合过程,由认知、情感、意志、信念、行为习惯等要素构成,彼此互相联系而又互有区别。情感、信念、意志和行为习惯都是在一定的护理道德认识支配下形成的,因此,护理医德认知是形成护理医德品质的基础;护理医德情感是认知向信念转化的条件;信念则是认知转化为行为习惯的中间环节;意志能使护理道德行为持之以恒;护理医德行为习惯是护理道德品质形成的结果,也是护理伦理教育的初衷与目的。可见,护理道德品质的形成过程,是护理医德认知、护理医德情感、护理医德信念、护理医德意志、护理医德行为习惯等多因素相互作用、相互促进的过程。

三、护理伦理教育的原则和方法

(一)护理道德教育的原则

1. 理论联系实际原则

理论联系实际是护理道德教育必须贯彻的根本原则,护理伦理教育也不例外。理论是行动的指南,缺乏护理医德理论的教育,靠护理传统习俗的影响,医务人员的行为就只能停留在原来的水平上,跟不上社会和护理科学发展的需要。但是护理医德教育如果脱离了社会,离开了医疗实践活动,就失去了教育的目的,就不能有的放矢地解决问题,就会成为空洞的说教。在护理伦理教育过程中,必须坚持从实际出发,将理论知识用于护理医疗实践中,尤其对医德意志、信念和行为习惯的形成,需要在实践中不断地磨炼,使理论知识得以升华,更快地形成高尚的护理护理道德品质。

2. 正面教育为主的原则

正面教育、积极引导有利于护理医务人员医德品质的形成,是护理医德教育过程中最主要的原则。贯彻以正面教育为主的原则,就是要注意和受教育者进行心理沟通,应动之以情,晓之以理,讲清道理,循循诱导,使受教育者从中受到高尚医德的感染和熏陶,调动广大护理医务人员的医德积极性和自觉性,从而养成良好的护理医德行为和习惯。对待道德问题,那种动辄媒体曝光,大肆炒作,动辄司法武器,往往引起很多负面影响。

3. 因人施教原则

因人施教是教育学的一个普遍原则。有的放矢地对各种不同类型、不同层次、不同基础和年龄的护理医务工作者施以医德教育,即因人施教。护理伦理教育也必须遵循这一原则。这是由于每个护理医务人员的年龄、成长环境、教育程度等条件的不同,他们在气质、性格、兴趣、爱好、需要层次、工作经验、处理突发事件的能力等方面都有其不同的特点。因此,护理伦理教育不能光停留在普遍教育上,应在普遍教育的基础上,依据教育对象的不同特点,采用不同的方法,只有这样,才能取得良好的教育效果。

4. 长期性与渐进性原则

护理道德的形成是一个漫长过程,对它的培养和教育也不是一朝一夕的功夫。闪电般地改变人的道德水平是不可能的,对受教育者必须从多种角度进行长期、反复的认识、熏陶、引导、教育,才能收到良好的效果。同时,护理人员处在一个复杂的社会环境中,在这样的环境中,各种思想交汇,有高尚的,也有卑下的,要使先进的道德思想战胜形形色色的不道德的思想,需要长期、反复地进行护理道德教育,利于护理人员真正接受好的道德观念。所以,护理伦理教育应该循序渐进、由浅入深、逐步完善。

（二）护理伦理教育的方法

1. 传授护理道德知识和总结受教育者的经验

护理道德知识是指对前人和他人在护理道德实践中具有普遍意义的经验的理论概括，而经验是指受教育者对自己的道德行为及其社会后果的直接感受。对于提高人们的道德认识，这两个方面都是不可缺少的。护理道德教育是传授护理道德知识的基本途径。具体方法可以是：课堂传授、案例讨论、参观访问等。受教育者一方面接受现成的理论知识，另一方面，通过参加广泛的医德实践，认真总结正反两方面的生动经验，使自己的亲身经验，提高到道德理论、原则、规范的高度来理解。

2. 个人示范和集体影响

在护理医德教育过程中，教育者的表率作用和受教育者所在集体内的相互影响，是两个不可忽视和偏废的方面。凡是要求受教育者应当有的行为，教育者本人应该首先具有这种行为，并且做到表里如一、始终如一。教育者以身作则是护理道德教育中最生动、最有说服力的方法。与此同时，还要尊重和信任受教育者的集体，尽可能发挥受教育者集体内部的相互影响和感染。群体影响的方法是相对于个体实践而言的，通过积极的组织和引导，在共同的集体中，造成既有统一意志，又尊重个性特点，彼此信任、互相关心的气氛，各个成员可以相互学习，相互切磋，相互感染，相互激励，相互监督，相互效仿，促进自己道德品质的提高和完善。

3. 典范诱导和舆论扬抑

社会上的大多数人都有一种对心中道德楷模的仰慕崇拜和追求的心理，典范诱导就是针对人们这种社会心理特征，恰当运用典型人物或文艺中的典型形象，启发、激励和诱导人们去实践道德义务。道德教育的典范是可以广泛选择的，但在在运用榜样引导时要注意其真实性、典型性和群众性。对榜样的事迹要实事求是，应让群众既感亲切又易于接受。在选择榜样的时候，应该注意到榜样的理想性和现实性。所谓榜样的理想性，是指榜样应该是受教育的医务人员追求的护理道德目标。所谓榜样的现实性，是指榜样是受教育者通过努力可以模仿的。榜样与受教育者的各个方面越相似，其榜样的作用就越大。一方面应该是客观存在的；另一方面应该根据不同的受教育的医务人员，选择不同的榜样。

在正面运用典范诱导的同时，还应该广泛而恰当利用社会舆论，对现实生活中发生的道德行为，包括教育者本人的道德行为，加以倡导或斥责，赞赏或揶揄，鼓励或鞭笞，敦促受教育者反省自己的行为，弃恶扬善，提高道德义务和责任感。

4. 奖惩结合

教育者对受教育的医务人员的合乎护理道德的行为给予肯定和奖励，不合乎护理道德的行为给予否定和惩罚，不能将必要的护理道德教育流于形式。奖励和惩罚具有时效性，奖惩适当，并注意综合物质奖惩、社会奖惩和精神奖惩。做到这一点，就应该适时进行护理伦理考察，并将考察工作列入例行工作中去，在工作团队中形成良好的道德风尚。

第四节　护理伦理修养

医护人员的高尚医德品质,不是天生的而是后天主要依靠个体内在的道德信念发挥作用逐步培养起来的,而这种内心道德品质的培养又总是离不开医护人员的自我修养。一名护生或在职护理工作者要把自己培养成为德智体全面发展、德才兼备、能全心全意为人民健康服务的护理人才,就一定要在实践中注意自身社会主义道德品质和良好护理道德的自我修养。护理伦理修养的过程是在护理实践基础上的自我完善、自我提高的过程。护理实践是护理伦理修养的基础和根本途径,同时,护理实践也是检验护理伦理修养效果的标准。

一、护理伦理修养及其意义

(一) 护理伦理修养的含义

所谓伦理修养,主要是指个人在道德意识和道德行为方面,自觉按照一定社会或阶级的道德要求,所进行的自我锻炼、自我改造和自我提高等行为活动,以及经过这种努力所形成的相应道德情操和达到的道德境界。

护理伦理修养是指护理人员在医疗实践工作中,依据护理医德的基本原则和规范所进行的自我教育、自我省悟、自我塑造,经过长期积累和锻炼而形成的医德境界和医德情操,包括在医疗实践中所形成的情操、举止、仪貌、品行等。

伦理学之所以把伦理修养作为重要课题加以研究,是因为每个人的道德品质不是与生俱来的,不是生来就是"善"的或"恶"的,而是后天逐步形成的。一般地说,护理医德素质的培养,包括护理医德认知的提高、护理情感的培养、护理医德信念的形成、护理医德意志的锻炼、护理医德行为习惯的养成等,是一个长期、复杂和艰巨的过程。护理工作者如果不认真进行护理道德修养,是不可能培养良好的护理道德素质的。

(二) 护理伦理修养的意义

1. 有利于护理医务人员形成高尚的医德观念和培养良好的医德品质

护理医务人员的道德品质状况,不同的人是有差别的。人人都是需要道德上的自我修养的。全心全意为患者服务是医疗卫生事业的宗旨。这个观念怎样才能成为医务人员的内心信念,必须依靠医务人员在自我教育、自我锻炼和自我改造中形成。较高的道德修养能够更为准确地明确道德责任和义务,形成较高的医德评价能力,并成为推动医务人员实现更高的护理道德境界的动力。

2. 有利于医德医风建设,培养良好的护理职业道德形象

市场经济下的中国,一段时期内医患关系高度紧张、医患冲突不断,医务人员的传统神圣职业形象受到很大的影响。尽管引起这一现象有着多方面的原因,包括社会卫生体制、医院管理、患方等等因素。但医务人员医德修养不够,过度地关注个人利益而损害患者利益是重要原因之一。护理工作者与患者直接打交道,是医疗工作的"窗口",因此,提高护理伦理修养,是医德建设的重要内容。护理伦理修养的提高,有利于医德医风建设,提高护理职业道德形象。

3. 护理伦理修养是护理伦理教育的内化过程

护理伦理教育与护理伦理修养互为主体。护理伦理教育作为主体,即社会对护理人员进行的护理品德培养活动,将社会的护理道德规范传授给医务人员,并使医务人员真诚地接受和自觉地遵循它们,为医务人员提供护理道德修养的社会内容;护理伦理修养作为主体,要求护理医务人员个人进行的自我护理品德养成活动,将护理道德教育的内容、护理道德规范要求转化为医务人员内在的护理道德品德,即使医务人员经常地遵循护理道德规范,以至于养成一种习惯。所以,护理伦理教育和护理伦理修养是同时的。

4. 护理伦理修养对于建设文明社会具有重要作用

道德建设是社会主义精神文明建设的主要内容之一。护理伦理修养不仅对个人、对医院建设是必要的,对社会也有重要意义。医院是大社会中的一个小社会,护理人员面对着社会上从事各种职业的人。可以说,护理人员在医院肩负着双重任务,既是患者的护理者,给病人带来身体的康复,又是道德文化的传播者。护理人员的医德修养高,工作一丝不苟,认真、和蔼、热情地对待患者,人们就可以从护理人员身上感受到社会充满着人间的温暖,从而促进社会精神文明的建设。所以,护理人员的护理伦理修养对社会的进步也有重要的意义。

【案例 12-8】

2008 年汶川地震救灾时的一幕:废墟里,一个少年被扭曲的钢筋、预制板埋着,眼神里流露出对生的渴望;废墟外,一名穿凉鞋的女护士,左手提着一袋血浆,右手和少年的左手紧紧握在一起。地震中的这张照片后来被网友们称为"汶川大地震中最感人的十大镜头"之一,照片中的女护士顾云仙,被网友们称为"最美女护士"。

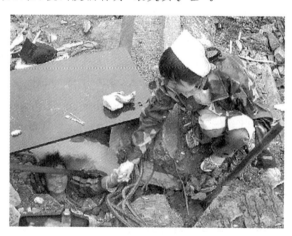

二、护理伦理修养的途径和方法

(一)护理伦理修养的途径

要真正提高护理伦理修养,除了自觉的道德修养意识和坚强的克己毅力外,还必须认识和把握伦理修养的正确途径和方法。

我国伦理学界非常重视伦理修养的途径研究,提出的观点很多,一个共同的倾向是将实践摆到了十分重要的地位,而作为伦理修养一般途径的实践主要是指道德实践,所以道德实践是达到伦理修养境界的唯一途径,也是检验伦理修养的标准。投身医疗实践是提高护理伦理修养的根本途径。

人的本质是一切社会关系的总和。人的道德品质是人的社会本质的一个重要内容，从根本上说，它只能在社会实践中得到改造和提高，因而只有积极地参加社会的医疗护理实践，在实践中自觉地进行自我锻炼、自我改造，才是护理伦理修养的根本途径。具体地说，就是要从以下三个方面做起：

第一，要坚持在护理医疗实践中认识主观世界

只有在医疗护理实践中，在对病人、对集体、对社会的各种关系中，护理工作者的行为才能表现出优秀的道德品格；也只有在医疗护理实践中，护理工作者才能认识到自己的哪些行为是合乎道德的，哪些行为是不合乎道德的。离开了医疗护理实践，护理人员道德水平的高低，便无法表现，也无从判断。因此，只有通过医疗护理实践，护理人员才能正确地认识和改造主观世界，提高护理伦理修养水平。

第二，要坚持在医疗实践中检验自己的品德和护理伦理修养水平

护理人员要主动积极地接受各方面的道德评价，并不断总结，不断分析，而且身体力行，把自己掌握的护理道德原则、规范运用到医疗护理实践中去，指导自己的言行，并用实践的结果对照，检查自己对这些原则和规范的理解和实践的情况，准确地发现自己的差距，从而去改正、克服不符合护理道德要求的思想和行为，推动护理伦理实践不断深化。

第三，要不断提高认识，不断强化护理伦理修养

护理道德为社会存在所决定，并随着社会的发展、护理科学的发展和护理实践活动的发展而进步。这种进步，必须赋予护理道德以新的内容，必然要求护理人员及时理解、掌握和实践这些新的要求，通过履行新的护理道德义务来适应发展、变化了的新情况。由于社会、医疗护理科学和医疗护理实践活动的发展是无止境的，因此，护理道德内容的调整、新的护理道德义务的要求，也是没有止境的。这就决定了护理人员的护理伦理修养，是一个从认识到实践的不断循环往复、逐步提高的过程，不能停留在一个水平上。这也就是说，护理人员的护理伦理修养永远不会停止。

（二）提高护理伦理修养的方法

1. 学习

学习就是护理人员获取护理道德知识的护理伦理修养方法。明确自己为什么要进行护理伦理修养，要在哪些方面进行修养，使自己修养成一个什么样的护理人员。人类的护理道德知识包括护理伦理知识，有感性和理性两种。感性护理道德知识主要来自护理实践，通过反思护理实践生活获得；理性护理道德知识主要来自护理伦理书籍，通过阅读护理伦理书籍获得。护理伦理的学习一般包括以下两个阶段。

护理教育阶段：传统的学习方法是课堂护理伦理学理论教学。现在的护理伦理学课堂教学采用理论教学与临床教学相结合的形式，这也使得护生能够利用感性和理性的途径来提高护理伦理修养。

护理继续教育阶段：护理工作人员通过观察护理实践和自己身体力行学习护理道德感性知识，通过护理道德再教育和自学来学习护理道德理性知识。

2. 自律与他律有机结合

护理伦理修养的提高是通过自律、他律及其相互作用促成的。在我国传统或当代护理伦理学中，自律是作为一种道义上的自我约束机制而加以强调的。护理工作者严格要求自己，自觉地遵循伦理规范，通过自我道德教育、自我道德评价提高自身的道德素质。他律是

与自律相对应,以体现社会主流道德的社会舆论、伦理规范为主要表现形式,继而对护理人员的医德状态发生作用的一种外在约束机制。通过职业道德教育和他人的道德评价等外界手段提高人们道德素质。

自律与他律都是相比较而言的,二者不可偏废。护理人员的道德生活以及职业生活,既不能缺失自我约束机制的羁绊,也不能摆脱外在约束机制的支配。自律和他律二者相互依存,不可或缺。经常性的、强有力的护理伦理教育对于护理人员良好道德素质的形成是至关重要的,但是,外因只有通过内因才能起作用。外在的道德要求只有内化为护理人员的自省自觉,才能真正发生作用。

3. 内省

古代儒家十分注重内省的道德修养方法。孔子说:"内省不疚,夫何忧何惧?"内省的修养方法是很有意义的,因为道德修养的理想境界就是"慎独",而没有内省的过程,是不可能达到这样一个至善的道德境界的。护理医务人员对自己的护理行为进行自觉的医德评价,主动开展自我批评,使善的医德意识战胜恶的医德意识,真正在内心深处"为道德立法"。内省也不是一时一事,而是要持之以恒,才能达到道德修养的目的。

4. "慎独"

"慎独"是中国古代儒家的重要道德要求和道德境界,也是一种重要的伦理修养方法。意思是君子在独处的时候,自己的行为尤其要特别谨慎,在别人听不到看不到的情况下,更要十分警惕。一切最微小的事情,也总是很容易显露出来的。

对护理医德修养来说,"慎独"更是重要的途径。它要求护理工作者不论在什么情况下,都要自觉地履行护理道德义务,而这正是护理伦理修养所必需的。众所周知,护理工作虽然具有群体性,但是,由于职业的特点,常常是一个人单独地工作,无人监督。护理工作人员是否认真负责,在很大程度上依靠自己的责任心和道德信念。如夜间值班时是否按规定检查病人,观察和注意病人病情的变化,以及处置是否认真、及时,更依赖于护理人员的自觉性与责任感。也就是说,由护理职业特点所决定,护理人员常常处在个人独处的条件下。而在这种条件之下,自觉地履行护理道德义务,洁身自律,就必须具有"慎独"所要求的那种高度的自觉性,这也是护理伦理修养成功与否的关键所在。因此,医务人员要加强"慎独"修养,努力达到"慎独"境界。

【案例 12－9】

婴儿室值班护士给两名生后 4 天的新生儿喂奶,其中一男婴吃完奶后啼哭不止,再喂还哭,护士嫌婴儿哭吵,即将其翻过身来,俯卧姿势放置床上。喂完其他婴儿后,又有一女婴啼哭不止,护士就自言自语地说:"你也趴过来吧!"顺手将其同样翻过身来。此时约为凌晨 2 时 30 分,此后护士就去忙其他工作。直到 3 时 15 分,护士才猛然想起将两婴儿翻身俯卧一事,便急回床前查看,见两婴儿面色青紫,呼吸停止。立即给予吸氧,口对口人工呼吸,并报告值班医生。值班医生赶到婴儿室进行抢救,但仍无效,两婴儿已死亡。

三、护理伦理修养的境界

一般说来,道德境界是指人们具备某种道德品质的纯熟程度。它反映了一个人的道德素质,是一种复杂的道德意识现象。不仅不同阶级的人,由于阶级地位不同,其道德境界必然不同,即使是同一阶级的人,由于处于不同的阶层或不同的思想状况,其道德境界也会不同。因此,在道德修养过程中,必然会表现出一定的层次性,体现出不同的道德境界。正因为如此,才能促使人们在道德上不断地锻炼和修养,使自己不断升华,最后达到崇高的道德境界。

护理道德境界,是指护理工作者护理道德修养水平、觉悟水平的状况。也就是以护理伦理学为基础,在护理医务工作者与病人、与社会的利益关系中所形成的理想境界和高层级觉悟水平,以及护理道德情感和情操的状况。

护理道德境界一般可分为自私自利、先私后公、先公后私和大公无私四个层级。

1. 自私自利的道德境界

这种道德境界的根本特点,就是满脑子充塞着永不满足的私欲,一切行为都以谋求个人私利为转移;为了获取贪得无厌的私利,寻找各种机会和借口,以各种非法的或"合法的"形式,化公为私,损公肥私,假公济私,损人利己。"人不为己,天诛地灭","人的本性是自私的","做人的诀窍就是为自己"等等,就是处于这种道德境界的意识。他们把医疗职业当作获取个人名利的手段。他们对待病人的态度,往往以病人能否给自己带来好处为转移。护理技术和听诊器、药物等,在他们手中成了图谋私利的资本和工具。这种品格是令人唾弃的,处在这种境界的护理人员应该说也是少数。

2. 先私后公的道德境界

处在这种境界的护理人员一般具有朴素的人道观念,在自己的利益得到一定的满足的前提下尚能考虑到病人和集体的利益。但他们往往把个人利益摆在最重要的位置,处处计较个人利益。如果个人利益与集体利益没有发生矛盾,他们还表现出较好的服务态度和责任心,而两者一旦发生矛盾,不愿意做出必要的让步,更谈不上自我牺牲,常常要求集体利益服从个人利益。这种人的道德境界与自私自利仅一步之遥,发展下去容易跌入自私自利、唯利是图的道德境界。

3. 先公后私的道德境界

先公后私属于护理道德品质体系的初级境界。就我国目前的情况看,大多数医务人员的道德品质,基本上达到了这种境界。这种道德境界的根本特点,就是还不能不考虑和谋取个人利益,但是关心社会整体利益比关心个人利益为重,关心他人利益比关心自己利益为重。他们在积极谋求社会公共利益的发展中,也包含着谋求个人正当利益,但绝不去损害社会公共利益和他人利益,而且在必要时能毫无抱怨地克制和牺牲个人正当利益。这种护理道德境界表明医务人员能比较正确处理个人与事业、个人与集体、个人与服务对象、个人与同行之间的关系。以病人健康利益为重,为卫生事业诚实、积极、忘我地工作,愿意多作贡献,严于律己,宽以待人。这部分人经过护理道德教育和修养,还会达到更高层次的护理道德境界。

4. 大公无私的道德境界

大公无私是护理道德品质的最高境界,是先公后私的护理道德境界的直接升华,是整个人类社会最高的道德境界。这种道德境界的根本特点,就是一心为公,廉洁奉公,公而忘私,毫不利己,专门利人。达到这种境界的医务人员无论做什么事情,都是以有利于卫生事业为准则,时刻牢记为公民身心健康服务的宗旨。历史上,无数的优秀医务工作者,以美好的心灵和精湛的医术为医疗卫生事业付出了毕生的精力。在护理工作中,对工作极端负责,处处以病人的利益为重,甚至为了病人的利益能够毫不犹豫地作出自我牺牲,不为名、不为利,忠诚于护理科学与卫生事业。这种高尚的道德行为具有高度的自觉性、坚定性和一贯性,无论在什么情况下,都始终如一地实践护理道德准则和规范,可以说达到了"慎独"的境界。这种崇高的护理道德境界是护理伦理修养的努力方向和理想目标。

护理人员护理道德境界的高低取决于护理伦理修养水平的高低,而护理道德水平又受到社会条件和客观环境的影响,但关键在于个人的主观因素。如个人的人生观、个人的道德观、个人的文化教养和知识水平。总的来说,只要个人付出努力,在护理工作实践中严格要求自己,积极参与护理伦理教育与评价,坚持自我伦理修养,护理伦理境界会不断得到提高。

本章小结

在医疗工作中,护理人员经常会面对有关伦理争论的问题,而护理人员必须要具备基本的素养,熟悉护理伦理理论及原则,才会有能力做出伦理决策;通过学习护理伦理模式及过程,将有助于他们在复杂的伦理问题面前,理智地做出合适的决定。护理伦理评价是护理伦理活动的重要组成部分,可以帮助护理人员按照护理伦理原则和规范进行自我教育,提高道德修养,树立良好的道德风尚。护理伦理教育在提高护理医务人员的道德认识,陶冶道德情感,培育优秀的道德品质,促进护理护理乃至整个护理事业的发展上具有重要作用。护理伦理修养则有利于护理医务人员形成高尚的医德观念和培养良好的医德品质,培养良好的护理职业道德形象,更有利于促进社会的建设文明建设。

思考题

1. 你认为一名护理人员应该如何准备自己,才能更有效地处理伦理争论问题,做好伦理决策?

2. 护理伦理评价的标准、依据和方式是什么?

3. 什么是护理伦理教育? 护理伦理教育的原则和方法分别是什么?

4. 试述护理伦理修养及其意义。

技能训练题

【实践活动】【角色训练计划】

1. 角色训练形式

观看影像资料:"南丁格尔奖"、"感动中国"称号获得者等医护楷模的事迹。

课堂讨论:结合本章的知识点讨论这些先进人物给自己的启迪。

2. 角色训练要求

时间:观看影像资料,可以结合讲授内容穿插播放,也可以在完成本章内容讲授后集中播放;要求学生:

① 课堂组织讨论:以小组为单位进行,人人都要发言;

② 课外完成观后感。

3. 成绩评定

课堂讨论发言和观后感均记入平时成绩。

讨论案例

【案例1】 外科收治一吸毒而自残小指的男病人,因为他是吸毒者,护士们把注射器都上了锁,将全麻药转移到了更安全的地方。根据惯例,手外科术后病人,主诉伤口疼痛时,可连续注射三天杜冷丁。但这位患者是吸毒者,护士们顾虑重重。不注射吧,看到他疼痛难忍的样子,的确很同情;注射止痛针,不是一针两针能解决问题,还有可能引起他的毒瘾,虽然他一再强调已经戒毒,并且以自残发毒誓,但还是不太相信他。

面对这样的病人,作为一名护士应该如何决策?

【案例2】 某报曾有这样一篇报道及评论:

几位农民将一位被车撞成重伤的中年人送到某市人民医院。一听是车祸,医护人员很不耐烦,急诊室一个医生不紧不慢地说:"人还有气没气,有气就送外科,没气就放在这儿吧。"农民把病人送急诊室,护士简单地听了一下心脏,用一块纱布随便裹在不断流血的腿上。在填写入院通知单时,医生说要先交押金。农民恳求说:"这人是我们在路上拣到的,没顾上带押金,先赊着行不行?""那也得先找了保人!"农民再三恳求后,才把病人往外科送。伤员这时已昏迷不醒,呕吐物弄脏了担架,一个女护士竟厌恶地让农民脱下背心把担架擦干净。在外科,当解开病人外衣后,发现病人背心上印着"××人民医院"字样,原来他是本院一位骨科医生。医院上下顿时改变了态度,但是已经太晚了,他死在自己的医院里。消息传开后,在全院上下乃至全市中引起了强烈反响,群众纷纷投书报社、电台及有关行政部门,要求对此事件中的责任者做出严肃处理。

报纸最后评论说:"此事件的发生,反映了我们的某些医院,为了金钱,已完全抛弃了医学人道主义的基本精神。他们的所作所为,与四位见义勇为的农民相比,显得何等自私和渺小?"

请仔细阅读上述材料,回答以下问题:

1. 本篇报道中涉及哪几种护理伦理评价方法?

2. 请用护理伦理评价的知识评析本案中护理人员的行为。

3. 从医护道德评价的根据和标准来看,您认为报纸对医院的道德评价是否正确?为什么?

拓展阅读

护理伦理决策模式之席尔瓦伦理决策模式

席尔瓦伦理决策模式,是席尔瓦(Silva)在1990年提出的,他将解决伦理问题的过程分为五个步骤:

1. 收集及评估资料

当遭遇伦理困境时,要不断地收集资料并进行评估,同时在收集资料时应思考三个方面的问题:① 情况的考量,即思考这一事件是否属于伦理的问题。包括:引起伦理争议的情境是什么? 这些情境是如何引起伦理的争议的? ② 健康小组的考量,即思考哪些人受到这一事件的影响。包括:哪些人与这一伦理事件有关? 有关人员的背景(教育程度、价值观等)如何? 哪些人会受到决策结果的影响? ③ 组织的考量。包括:机构(或医院)的性质及任务是什么? 机构的价值观、政策以及相关的行政程序如何?

2. 确立问题

有了以上的基本资料后,应该考虑以下情况,以确立问题所在:① 伦理的考量。包括:哪些问题是与伦理有关的? 这些伦理问题解决的优先顺序怎样? ② 非伦理的考量。包括:哪些问题是不属于伦理的问题? 这些不属于伦理的问题与伦理的问题有何相关?

3. 考虑可能的行为

如果以功利论的观点来思考,则应该考虑以下问题:① 在这一案例中功利的原则应该如何界定(例如:什么是快乐、高兴、健康)? ② 可能采取的行动是什么? ③ 受到决策影响的人们,在采取行动后可能遭受的后果是什么? ④ 每项行动的结果所产生的内在价值及不符合价值的影响有哪些? ⑤ 有哪些可能的行动方案,对受到影响的人可能产生的最大益处及最少的不良后果有哪些。

如果以道义论的观点来思考,则应该考虑以下问题:① 有哪些道德的规范及原则互相冲突? ② 这些义务中有哪些相等或更大的义务是有冲突的? ③ 如果有冲突存在,哪些由道德规范及原则中衍生的义务,在权衡之后是较正确而且是应该被考虑的?

4. 选择及决定行动的方案

在决定行动之前,要考虑以下因素:① 内在或团体的影响因素:为谁做决定? 应该由谁做决定? 牵涉其中的有关人员有哪些? 有哪些偏见或价值观念影响决定? ② 外在的影响因素:机构中有哪些因素会影响决定? 法律上有哪些因素会影响决定? 社会上有哪些因素会影响决定? ③ 所作的决定及所采取行动的品质:作了什么决定? 决定采取哪些行动? 所作的决定以及要采取的行动是否符合道德的要求? 如果不符合道德的要求,可以作怎样的修订? 所采取的行动是否是根据所作的决定来执行的?

5. 检讨及评价所作的决定及采取的行动

包括:① 检讨及评价所作的决定:是否根据所作的决定来采取行动? 如果没有,为什么? 是否所作的决定达到了原有的目的? 如果没有,为什么? 你认为所作的决定是符合道德要求的吗? 理由是什么? ② 检讨及评价所采取的行动:是否根据前述决定来选择行动方案? 如果不是,为什么? 是否所选的行动方案达到了原定的目的? 如果没有,为什么? 你认为所采取的行动是符合道德要求的吗? 你的理由是什么?

第十三章　护理人员与社会关系伦理

学习目标:

通过本章学习,学生能够了解:护理人员的社会地位和社会责任;熟悉:在人类生态环境保护、灾疫救助中的伦理责任;掌握:护理人员在市场经济中的伦理规范;学会:做一名有社会责任感和良好道德风尚的优秀护理人员。

关键概念:

社会地位(Social Status)　社会责任(Social Responsibility)　生态环境(Ecological Environment)　灾疫救助(Plague Rescue)　市场经济(Market Economy)　护理法规(Nursing Law)

【引导案例】　是"黑衣天使"还是"杀人魔鬼"

匈牙利布达佩斯某医院 25 岁的护士福卢迪·蒂迈奥因为喜欢穿黑色衣服而被同事们称为"黑衣天使"。从 2000 年 5 月至 2001 年 2 月,她利用值夜班的时间,在未经医生允许的情况下,私自给 7 名危重病人注射含有吗啡和安眠药成分的药液,致使这 7 名病人在短时间内死亡。福卢迪在审判中承认自己有罪,但一直强调她这样做是因为"不忍心看到那些危重病人继续遭受病痛的煎熬",并不知道这一行为的严重后果。然而法院在审判时则强调,福卢迪犯罪事实确凿,她非常清楚这些药物的作用与危害。法院认定,福卢迪犯有故意伤害他人罪,判处有期徒刑 9 年,终身被禁止从事护理工作。

第一节　护理人员的社会地位和社会责任

一、护理人员的社会地位

(一)社会地位相关理论

我们所生活的社会,其成员在财富、阶级或权力上会有高低之分,处于不同的层次。社会地位就是指人们在社会关系网中所处的层次和位置,通常是根据财富、声望、受教育或权力的高低和多寡作出的社会排列。

社会学功能论观点认为一个职务的高低取决于下面两个因素:一是其所承担的工作必须对社会有功能,也就是必须对社会有贡献;而是其所承担的工作必须是难做而且又很少有人能做的,也就是说必须要经过专门的训练或者才干。这两者缺一不可,如果一个人的工作虽然很重要,但是不困难,很多人都能做,那么他的地位就不高。

(二)护理人员社会地位的现状

自从有了人类,便有了护理活动的萌芽。随着社会的进步和发展,生产、生活和人民保健事业对护理工作的需求也越来越迫切。护理人员服务的领域、对象、内容也日益广泛深入,护理工作伴随着人们从健康到疾病、从生到死的全过程,它在整个社会发展中的作用越来越突出,其重要性可以说是毋庸置疑。

在现代社会,护理的内涵已经逐步从简单的"照料、照顾"拓展和延伸,逐步发展成为一门科学和艺术,而护理学已经由简单的、医学的辅助学科,发展成为一门独立的学科。2008年,我国新颁布的《护士条例》中规定,护士是"履行保护生命、减轻痛苦、增进健康职责的卫生技术人员";"护士有义务参与公共卫生和疾病预防控制工作";"护士培训应当注重新知识、新技术的应用";应"开展对护士的专科护理培训"。从这个条例的要求以及生活实践来看,我们可以发现,社会对护理人员的技术要求越来越高,护理工作的技术难度也越来越大,护理人员所需要的学习和训练的时间也越来越长。因此,护理工作重要性和专业性兼备,根据前面所述的社会学功能论的观点,它的社会地位应该较高,报酬和薪水也应该不低。然而从目前的现状来看,护理人员的社会地位虽有明显提升,但还不够理想。

影响护理人员社会地位的原因有多方面。首先,其重要性的社会认知因素是一个方面,由于受传统观念的影响,人们对护理工作的意义和内容缺乏了解,认为护理工作就是打针发药、生活护理,使得护理人员社会地位和重要性往往被人们所忽视。

其次,是内在的学科专业性方面。在专业理论上,虽然护理学已经有了长足的发展,但是其基本理论体系还有待进一步完善;在专业培养上,护理学基础教育起步较晚,层次偏低,护理教育水平和规模有待进一步提高;在护理管理上缺乏足够的科学性,目前临床护理管理依然没有广泛建立三级护理垂直管理体系等等,这些因素也致使护理的专业形象受损。

(三)如何提高护理人员的社会地位

护理人员的社会地位直接影响他们的工作积极性,护理工作地位低下可能会导致部分护理人员工作积极性不高,也会导致护理人员心态失衡,不能安心工作而离职,从而不能满足公众的健康需求,因此必须采取措施提高护理人员的社会地位。

1. 提高社会对护理职业的认知

鉴于目前公众的认知现状,护理界应该积极地修正社会上已形成的不全面的护理专业形象。可以加大宣传力度,通过各种大众传播媒介、新闻媒体向社会广泛宣传护理服务的内容、重要性和社会意义,提高护理职业在社会中的地位,以增强护理人员的社会归属感和满足感。例如在SARS期间,电视、报纸、杂志等大量的媒体把焦点对准医护工作者,尤其是护士救死扶伤、舍己为人的大无畏精神得到广泛、有效的宣传,使社会人士对护士的工作及其作用有了较多的了解,使"三分治疗,七分护理"的观念真正深入人心,改变了对护士的看法,护士社会地位有了明显提高。

2. 加强护理专业自身的建设

护理技术的含金量是决定其社会地位的重要因素,护理人员通过专、精、尖的技术培训,提供别的专业无法取代的服务,能极大地提高社会地位。要实现这一点,首先需要加强护理学的理论研究和体系建设,提高护理专业的学术权威性;其次需要提高护理教育层次,改善护理人员的学历结构;最后需要护理人员自身加强专业学习,提高服务水平。

3. 改善护理人员的工作环境

护理工作既是脑力劳动,又是体力劳动,强度相当大。国内护理人员数量长期偏少,致使护理人员长期处于高负荷的工作状态。卫生部 2012 年推广优质护理服务工作方案中,明确规定要按照责任制整体护理的要求配备护士,临床护理岗位护士占全院护士比例不低于95%。普通病房实际护床比不低于 0.4:1,每名护士平均负责的患者不超过 8 个,重症监护病房护患比为 2.5:1～3:1,新生儿监护病房护患比为 1.5:1～1.8:1。门(急)诊、手术室等部门根据门(急)诊量、治疗量、手术量等综合因素合理配置护士。根据国家卫生部提供的数据,2011 年末,全国注册护士已达到 224.4 万,平均每千人口拥有 1.66 名护士,但与很多发达国家比,中国的护士数量还不够。

与护理需求高涨形成鲜明对比的是,护理服务的价格在某种程度上却相对贬值了:护理毕业生就业难;廉价护理人力资源市场活跃;相当数量的护理专业毕业生,被其他商业服务性行业所利用,成为赚取高额私有资本利润的廉价劳动力;护士执业教育成本上升、护士素质提高、护理质量要求不断提高,但护理服务价格仍然低廉。例如在全国性医疗事业单位和部队医院的人事与劳动分配制度的改革中,普遍对护理采取"紧缩性政策":缩编降酬、减员增效、落聘转岗、使用廉价临时聘用护士等。这也使得护理人员的就业环境更加恶劣,社会地位严重下降。因此,国家应该制定相关的法律和政策,合理规定护理人员的权利和义务,在法律上保障护理人员的工作环境。

二、护理人员的社会责任

(一)护理人员的社会责任含义

医学由古代的个体行医经过松散的医学社团向作为社会建制的职业或行业的转变。正因为医学逐步成为近代西方社会建制的重要领域和职业部门,规范医生个人行为提升为建立职业伦理道德规范的社会性要求。

社会的发展和科学的进步,特别是医学的真正科学化、技术化和职业化,使社会和医学的相互依赖性得以放大和增强,医学职业的社会责任随之得到强化。由于近代中国内忧外患,经济停滞,民不聊生,社会卫生和公众健康状况极为恶劣,中国的医学界继承中国医学"上医医国,其次医人"的医学必须服务于社会的传统思想,医学的科学功能和技术手段在近代中国转换为担负拯救民族和国家的重大责任的社会角色,这既是近代中国现实对医务界提出的政治要求,也是医学道德离不开维护国家和民族利益这一根本原则的最重要的体现。护理人员对患者的职业责任和义务也带有了对国家和社会的意义。

【案例 13-1】 45 年,胡瑞英用责任谱写护士"大爱"

"责任心"永摆第一位

上世纪 70 年代,护士队伍人员匮乏,作为苏北医院内科护士长的胡瑞英在工作中逐渐恢复十二项护理制度,组织开展各项护理竞赛,挑选护理人员培养、外出进修。她还根据各科护理特色,总结出有机磷农药中毒的护理并刊发在《中华护理杂志》上,成为当时扬州护理论文在国家级杂志上发表零的突破。

"做护理工作,责任心是第一位的,这也是一个护士所必备的条件。"胡瑞英说,护士工作不仅关系到患者生命,也表现在提高他们的生活质量上。一个又一个小便失禁的患者触动了胡瑞英,她结合实际发明了男性接尿器,并与厂家联系制造。一直到现在,苏北医院仍将这个"发明"用于临床。

把病人当成自己的亲人

在很多护士的眼中,胡瑞英是一个严厉的护士长。"对于很多细节,我都会关注,哪怕是再危重的病人,我都告诉我的护士们要尽百分之百的努力。"

事无巨细,作为护士长,胡瑞英小夜班到病房看病人,大夜班查看护士的劳动强度,白班则会查基础护理。在她的言传身教下,大批业务骨干不断涌现,很多人现在都成为医院里的护士长和管理人员。因为常年高强度的工作,胡瑞英退休后疾病缠身。因为长时间站立,她患上了下肢静脉瓣功能不全的毛病,经常是一走路就腿疼。骨质疏松、椎间盘突出让她必须常常卧床休息。白内障、冠心病还让她经常上医院。对于满身伤病,胡瑞英看得很开:"生老病死是人的正常规律,我现在有些遗憾的是退休后没发挥余热,关键是身体不允许了。如果还有精力,我愿为护理事业贡献一份力量。"

社会责任是指某种社会位置或身份的人所必须承担的义务。例如,教师具有教书育人的义务,警察具有保护公众的义务。在医疗卫生系统中,护理人员是人数最多、接触病人频率最高、为病人服务时间最长的群体,承担着多种重要的社会责任。在2005年国际护士会修订的《护理伦理纲领》中明确规定了护士的4个基本责任,包括:健康的促进、疾病的预防、健康的康复、减少痛苦。

在护理人员社会职责方面,世界卫生组织2000年在关于《护理工作范畴的报告》中指出,护士的工作主要包括4个方面:第一是照顾患者方面,护士应当为患者提供帮助,使患者尽快恢复自理和自立。护理具有照顾的本质,在照顾患者时,护士应当协助患者执行他无法自己完成的活动。在关心患者身体基本需要的同时,护士还应当协助患者和家属克服压力和焦虑。第二是协助治疗方面,护士活动应当根据医嘱并协助医师执行患者的诊疗计划,同时,护士还应当对患者的病情和对治疗的反应进行观察,并及时与医生沟通。第三是健康指导方面,护士应当给予患者健康指导,包括教导患者采取健康的生活方式以预防疾病和并发症,饮食指导,康复指导等。第四是在协调方面,护士应当与医师、技师等专业人员联络沟通,讨论有关患者的治疗、护理等问题。对于患者,护理是24小时持续性的服务,护士是联络与患者有关的一切医疗活动的协调者。

《中华人民共和国护士条例》规定了护士的权利和义务,如:① 获取工资报酬、享受福利待遇、参加社会保险的权利;② 获得与其所从事的护理工作相适应的卫生防护、医疗保健服务的权利;③ 获得疾病诊疗、护理相关信息的权利和其他与履行护理职责相关的权利;④ 按照国家有关规定获得与本人业务能力和学术水平相应的专业技术职务、职称的权利;⑤ 应当尊重、关心、爱护患者,保护患者的隐私;⑥ 应当遵守法律、法规、规章和诊疗技术规范的规定等。

(二)护理人员社会角色

护理人员承担的社会责任与其社会角色是相符合的,根据护理人员的社会角色,承担不同的社会责任,主要有以下方面:

管理者的角色。护理过程中护理人员要管理病房,有效地安排使用病房内有限的医疗护理设备和安排护理工作程序。

决策者的角色。过去的护理是完全依附于医疗,只是单纯地执行医嘱。现代护士的护理工作是根据护理学原理和病人的实际情况采取的行动,她对自己所采取的护理措施负责。在护理领域内,有关护理的决策是由护士作出,因而护理人员对这种决策和根据决策采取的行动负责。

协调合作者。护理人员在工作中要积极配合医生的工作,协调与其他医技人员的关系,还需要协调医务人员与病人之间的关系。

照顾者的角色。护理面对的是不同年龄、不同性格特征、不同社会背景等千差万别的个体,因此,护士塑造着不同照顾者的多重角色。

病人权利的代言人和保护者。护理人员在护理工作中要倾听家属的意见,反映病人的要求,解决病人的实际问题,有责任和义务保护病人的权利免受侵害。

科学研究者。护理学不断发展以满足社会的需要,要求护理人员在从事临床护理的同时也要从事一定的科学研究工作,维护病人的权利。

临床护理教学的带教者。护理人员在医学教学模式中承担着教学任务。临床带教老师有义务带教临床实习、见习护士,同时维护病人的权利,尊重病人的隐私权和知情同意权。

社会公益的维护者。护理人员作为具有专业知识的人员,对社会公益有着不可推卸的责任。

【案例 13 - 2】

某医生让一患者服用实验性药物,但并未完全向患者说明药物的疗效和安全性,或未让患者完全了解其高风险性。从专业要求的角度来看,护理人员应该配合医嘱的执行;但从专业伦理的角度来看,护理人员则有维护患者权利、利益的义务。

思考:护理人员该怎样做?

【分析】

在这个案例中护理人员应该发挥其主动性,根据其社会责任告诉患者真相,维护其利益。

第二节　护理人员与社会关系伦理

一、生态环境与护理伦理

(一) 生态环境问题的现状

人类目前面临的一个重要问题就是生态环境恶化的问题。现在很多疾病与自然生态平衡的破坏、严重的环境污染息息相关。人与自然如果不协调相处,将会对人的健康乃至于生命带来更加严重的威胁。

人类生态环境问题主要表现为自然环境的污染以及自然资源和生态环境的破坏两个方面。

1. 自然环境的污染

自然环境的污染主要包括大气、水、噪声、放射性污染和食品污染,还有医院污染等。这些污染已经对生态环境、生活环境和人体健康造成了一定的损害,特别是近些年来的放射性污染危害更大。放射性污染源主要来自核试验沉降物、核反应堆和放射性同位素的生产和应用等。

放射性污染可以造成人类的多种疾病,对人类健康威胁极为严重,应特别引起全人类的关注。近几十年来,世界上发生了多起重大核安全事故:1957 年 10 月 10 日,英格兰西北部的温德斯凯尔(现改名塞拉菲尔德)核电站的一座反应堆起火,释放出放射性云雾,数十人因遭受核辐射而罹患癌症死亡;1979 年 3 月 28 日,美国宾夕法尼亚州三里岛核电站制冷系统出现故障,致使核反应堆部分熔化,最终造成美国最严重的一次核泄漏事故,至少 15 万居民被迫撤离;1986 年 4 月 26 日,乌克兰切尔诺贝利核电站 4 号反应堆发生爆炸,造成 30 人当场死亡,8 吨多强辐射物泄漏,此次核泄漏事故使电站周围 6 万多平方公里土地受到直接污染,320 多万人受到核辐射侵害,造成人类和平利用核能史上最大一次灾难;2011 年 3 月 11日 14 时 46 分,日本发生地震海啸,福岛第一核电站发生核泄漏。

核泄漏对人体的危害性很大。核泄漏一般的情况对人员的影响表现在核辐射,也叫做放射性物质,放射性物质可通过呼吸吸入、皮肤伤口及消化道吸收进入体内,使人员受到照射伤害,出现疲劳、头昏、失眠、皮肤发红、溃疡、出血、脱发、白血病、呕吐、腹泻等症状。有时还会增加癌症、畸变、遗传性病变发生率,影响几代人的健康。一般讲,身体接受的辐射能量越多,其放射病症状越严重,致癌、致畸风险越大。

【案例 13-3】 切尔诺贝利核电站事故

切尔诺贝利核电站事故于 1986 年 4 月 26 日发生在乌克兰苏维埃共和国境内,该电站第 4 发电机组爆炸,核反应堆全部炸毁,大量放射性物质泄漏,成为核电时代以来最大的事故。辐射危害严重,导致事故后前 3 个月内有 31 人死亡,之后 15 年内有 6～8 万人死亡,13.4 万人遭受各种程度的辐射疾病折磨,方圆 30 公里地区的 11.5 万多民众被迫疏散。为消除事故后果,耗费了大量人力物力资源。为消除辐射危害,保证事故地区生态安全,乌克兰和国际社会一直在努力。

2. 自然资源和生态环境的破坏

自然资源和生态环境的破坏主要表现为水资源、森林草原资源的破坏、水土流失土、壤沙化以及矿藏资源的不合理开发和海洋环境污染等。我国水资源总量居世界第 5 位,但实际人均量仅占世界平均水平的四分之一,居世界第 84 位。水污染加上工农业用水剧增和人口过多以及过量开采地下水,我国目前有 400 多个大中城市缺水,其中 100 多个城市严重缺水。其次,由于人口增长过快导致资源过多地被消耗,造成草原被破坏,森林被大量砍伐与焚烧,矿藏被乱采滥挖和过度开采,破坏了生态运转规律,打乱了人与自然之间的和谐,人类为此付出了较大的代价,并引起严重的水土流失和土地沙化,使大片的沃土变成不毛之地,最终将造成粮食供应匮乏和整个经济运行环境被破坏。

总之,随着工业文明的发展,人类赖以生存的环境在不断恶化,生态环境危机问题正严重影响着人类的生存与健康,威胁着人类的前途命运,影响着社会和经济的可持续发展,是全社会非常关注的问题。医护人员应从人类的自身和未来出发,义不容辞地担负起保护生态环境的道德责任。

(二)护理人员在人类生态环境保护中的伦理责任

现实使人们更深刻地认识到,自然界这个人类赖以生存、发展的物质生态系统,也是人类的健康之母,以维护人类健康为根本宗旨的医学,不能不关注生态环境问题。在人类面临的生态环境保护出现新问题的历史条件下,以护患关系为中心的护理伦理学已远远不能满足人类健康发展的需要。护理伦理学所研究的内容,不应局限于以疾病为中心的护理道德问题,应扩大到以病人为中心,以健康为目的,综合运用生物医学、社会医学、康复医学、环境医学等理论和技术来为社会人群服务的道德范畴,应打破传统的单一义务论的格局,逐步形成义务论、价值论和公益论三者相结合的新型格局。保护生态环境,护理人员责无旁贷。

1. 热爱自然,自觉遵守生态环境保护法规

护理人员要热爱自然,自觉遵守有关生态环境保护的法律、法规。在平时的学习和工作中,护生和护理工作人员要遵守环境保护法规,严格执行有关的卫生法律、法规,对实验室和医院污水的排放,一次性医疗器械的处理,实验动物尸体的处理,有毒药品和放射源的管理,病人的排泄物、污染物的处理,传染病的管理等事务都应按有关卫生法规办理,不能贪图方便,马虎大意,随意处理,污染环境。对那种违背卫生法规,在保障人们健康的背后,又在传播疾病、污染环境,对背离医学的目的和医护道德要求的做法,要严格禁止。

2. 加强宣传,增强广大民众生态环境保护意识

环境保护是我国的一项基本国策,关系到广大人民健康和造福子孙后代。其基本方针是"全面规划、合理布局、综合利用、化害为利、依靠群众、大家动手、保护环境、造福人民",既要合理开发和利用资源,发展生产,又要尽可能消除或减少污染,全方位综合治理,保护环境,保障人民健康。护理人员要积极配合有关部门广泛进行环保知识的宣传和环保法制的教育,晓之以理,使国家机关、企事业单位、社会团体和公民,明确自己在环保中的权利和义务,树立生态环境保护观念,增强群众的自我保健能力,形成自觉爱护环境的良好社会道德风尚。增强广大民众生态环境保护意识,使他们真正懂得任何个人或社会群体的只顾自身利益或只图一时方便而损害他人或其他群体的生存环境的行为,是社会公德所不允许的。

3. 节俭资源消费,实现生活方式生态化

现代生态环境道德要求人们在日常生活和物质消费领域中确立全新的道德标准,从崇尚过度的资源消费的传统生活方式,转变为在全社会倡导一种与自然和谐相处、享受健康而富有生产成果的生活方式。护理人员在日常生活、消费中要做到以节约自然资源、保护生态环境为荣,以浪费自然资源、污染自然环境为耻;在居住、交通、旅游、娱乐、交际等方式的选择方面,应当有利于自然资源的节约使用和再利用,有利于自然生态系统的平衡,坚决抵制浪费生态资源、污染自然环境的行为,从而最终实现人与自然、社会协调和谐发展的道德责任。

二、灾疫救助与护理伦理

非典、海啸、洪水……当无数个灾难来临的时候,总有白衣天使的身影陪伴在我们左右,正是因为她们的存在,才创造出了一个个生命奇迹!

(一)何为灾疫

这里的"灾疫"实际上指涉两类事物,一是自然灾害,一是瘟疫。前者如洪水、地震、火山爆发、飓风、海啸、高寒、酷热等巨大变异的自然现象,直接威胁到地球生命安全并造成人类社会生命财产的巨大损害;后者如各种突发性人畜流行疾病的广泛传播所引发的社会性灾难。

（二）护理人员在灾疫救助中的伦理责任

灾疫的特殊性对于护理伦理提出了新的要求，对于护士来说，由于灾疫往往会造成大量的人员伤亡，除了需要满足基本的护理职业伦理要求外，还要具备更高的道德素质，在承担灾疫救助的时候面临着巨大的风险。

在灾疫到来时，救护病人首先要面临着巨大的风险，这要求护理人员不能够临阵脱逃，抢救患者的生命是医护人员应当具备的伦理道德精神。同时，要求医护人员必须在第一时间救护危重病人，因为时间就是生命。在灾疫救助现场医药、治疗器械短缺的情况下，要克服种种艰难条件，尽全力保证患者能够得到最大救治。

在灾疫发生之后，受到人身伤害的受灾人往往非常集中，生命危急，病情严重，被陆续送到医院后，这就要求医护人员应本着救死扶伤的精神给予救护，这就要求护士及时有效地进行科学救护，对于每一个伤病者都本着不怕苦、不嫌累、敢担当、甘奉献的精神，保证每一个生命都能得到及时救治。

在高传染疫病时期，更是要求护理人员坚守在第一线，防止疫情扩散；当大量重伤人员需要救护，而人力物力条件又十分有限时，就需要医护人员具有高度负责的道德精神，在身体和精神承受极限的范围内，超强度地坚持工作。这些都对护理人员提出了更高的道德要求。

【案例 13－4】　地震大灾难来临　白衣天使演绎人间大爱

2008 年 5 月 12 日是国际护士节，下午 2 时 28 分，大地突然开始颤抖，绵阳市妇幼保健院的楼房开始剧烈摇晃，周边楼房和墙壁的坍塌声、人群恐怖的叫喊，使她们感受到了前所未有的恐惧……

经过了片刻的紧张和恐惧，护士们立刻清醒认识到了自己肩负的使命。在院领导的带领下，她们迅速加入到转移病员的战斗中：儿科两名护士不顾一切冲进重症监护室，一人抱起一名重危患儿向楼下冲去；五楼手术室正要进行当天的第四台剖宫产手术，地震来临时，护士们没有躲藏，而是一边一个架着孕妇"缓慢"向楼下走去。短短的时间里，医院的三十几位孕产妇、新生婴儿以及 40 余名病人，还有急救药械等，都被转移到了安全地带。地震发生的当天晚上，护士们几乎没有回家，全都坚守在火车站广场临时救护点，接待急诊病员。5月 16 日，病员被安全转移回院本部，全院职工又一道冒着余震危险照常开展工作，接诊孕产妇和患儿。无论是在争分夺秒转移病员的战场，还是在密不透风的避震帐篷里，护士们亲切的笑容，饱满的精神，感染着劫后余生的人们，抚慰着他们受伤的心。她们无愧"白衣天使"的光荣称号。

三、市场经济与护理伦理

（一）社会主义市场经济对护理活动的影响

市场经济是经济学理所当然的研究对象，而经济学就其学科起源而言是从伦理学中分化而来的。经济学创始人亚当·斯密经典著作《国富论》及其主要观点"理性经济人和市场经济"已为人们所熟知，然而，他的另一部著作《道德情操论》论证了人的利他一面，这一观点在后来的经济学发展中却被有意无意地忽略了。诺贝尔经济学奖得主阿玛蒂亚·森在其名著《伦理学与经济学》中指出，经济学有两个理论来源，一是伦理学，二是工程学。

面对经济体制改革的大潮，医院与各行各业一样不可避免地置身于市场经济的洪流中，注重经济效益成为众多医院生存、发展的重要目的,而护理道德作为人的一种社会意识,根源于一定的经济关系中,为一定的社会关系所决定、所变化。社会主义市场经济必然会对护理活动带来许多影响。

一方面,市场经济促进了医疗事业的发展,使医疗机构自我完善、自我发展的能力和潜力得到很好的挖掘,促进了医疗事业服务质量、服务意识的提高,大大推动了医疗护理事业的发展。与此同时,医护人员的合法利益和自身的价值得到全面的体现,医疗机构和医护人员树立起了效益观念、质量意识等市场经济环境下所必需的观念,增强了医疗机构和医护人员自我发展和自我提升的意识。

社会主义市场经济条件促进了现代化系统化整体护理模式的进一步确立和护理科学自身的发展,改变了护士的工作方法和角色,护士不单纯机械、简单地执行医嘱,完成各项护理技术;市场经济使得民众更加关注自身的全面健康,既注重疾病治疗,也注重疾病的预防和康复,这必然要求护理人员全面、系统地了解病人整体情况,全心全意为人类的健康服务。护士的角色,不仅是照料者,也是教育者、管理者、研究者。

但另一方面,社会主义市场经济改善了社会公众的物质文化和生活水平,促使社会公众对医疗、护理服务的需求不断增加。这些不断增加的医疗保健需求与我国现有提供医疗保健服务的能力之间形成了较大的落差,客观上增加了医疗机构、医护人员与服务对象之间出现矛盾的可能性。

与此同时,由于社会主义市场经济体制尚待完善,又必然会带来各种消极影响。人们的价值取向出现了重经济、重市场、重实际等一系列新变化,甚至引发医护人员的严重拜金主义、利己主义、享乐主义,导致医护道德观念淡漠,医护质量下降。一些医疗单位和医务工作者过分强调经济效益,甚至把经济效益放在首位,抛弃了把病人利益放在首位的医护道德观,出现了一些不当的医护行为,加之社会公众的自我保护意识和维权意识的不断增强,因而常常引发医护人员与患者之间的矛盾纠纷,导致一些恶性医疗事件的发生。

(二)市场经济对护理人员的道德要求

我国计划经济体制,对护士的素质有着规范化的要求。社会主义市场经济体制的建立,社会价值观随之出现了变化,社会公众和医护从业人员乃至一些医疗服务机构的价值观和行为也在此影响下悄然变化着。显然,社会主义市场经济既为医疗卫生事业注入了无限的生机和活力,同时也使护士的伦理素质教育及管理面临着新的课题。因此,在社会主义市场经济条件下强化护理人员的职业道德要求尤为重要。

1. 敬业爱岗

市场经济追求以最小的投入获得最大的效益,使人们的劳动热情普遍提高,主要表现为以责、权、利的统一为前提,服从社会化大生产分工的需要,而对事业专注、追求、探索、开拓和创新。护理工作职业道德要求高,专业性强,服务范围广,劳动强度大,如果缺乏对护理工作的事业心和对护理岗位的真诚热爱,护理道德就无从谈起。

因此,作为一名护士,首先应端正思想,培养敬业爱岗精神,热爱自己的专业,对护理工作具有正确的价值观、荣誉感,认真对待自己的护理工作岗位;无论在任何时候,都尊重自己的岗位的职责,对自己岗位勤奋有加,不被市场经济大潮所迷惑;坚持做到热爱病人,一切以病人的利益为重,牢固地树立起全心全意为人民健康服务的思想。

2. 勤勉尽责

勤勉即勤劳不懈,是劳动者的一种道德品质。它表现为劳动者的劳动积极性,专心致志、勤奋努力、持之以恒。尽责即竭尽自己的责任。从市场的内在法则讲,责任感是市场对生产服务者的强制性要求,谁不负责任,谁将受到惩罚。

医疗护理工作责任性很强,这是职业所赋予我们的特殊要求。众所周知,护理工作十分辛苦,且工作责任心和压力很大,所以护理人员应该努力养成适应社会主义市场经济要求的职业道德,做到勤勉尽责。如果一个护士缺乏对病人高度负责的责任感,玩忽职守,她就缺乏了护理道德,势必会给人民的健康带来危害。因此,在市场经济形势下,我们更应强化护理工作责任心。无论观念怎样更新,护理人员也应坚守优良的护理道德,正确处理好个人利益与病人利益的关系,熟练掌握业务技术,努力为病人提供一流的服务。

3. 诚信慎独

在社会主义市场经济条件下,人们的道德意识和道德观念呈现多样性,不同层次社会成员道德水准呈现差异性,有些人受利益驱使,尔虞我诈、弄虚作假。以诚信为本在加强公民思想道德建设中显得尤为重要。"慎独"是伦理学的一个概念,是道德修养的一种较高境界。它是指医务工作者在没有任何外界监督的情况下,仍能坚持医德信念,遵守道德原则与规范,保持高尚的情操。护理工作具体、繁重、紧张,需极其细致、耐心和一丝不苟的操作;护理工作多数时候是个体独立承担。因此,护士的勤勉慎独直接关系到护理质量,护理质量的优劣又与医疗质量的高低有着极其密切的关系。

诚信慎独修养的培养是一个循序渐进的过程,护士必须不断加强自身修养,防微杜渐,用崇高的职业道德观指导自己,不断调整、评价自己的护理行为,一切以患者的心身健康和社会利益为出发点和归宿,保持正直无私的高尚人格,为人民群众的健康努力工作。

4. 崇尚人文

当今社会人们不仅承受着身体的各种病痛,还承受着越来越多的精神压力。现实中,人与人之间关系的疏远及人与自然的隔阂逐步加深了人的孤独感和压抑感。医院作为一个救死扶伤的场所,要做到的不仅仅是治好病人肉体上的痛苦,更应贯彻以人为本的理念,从思想和情感的层面体现出真诚的人文关怀。

在护理实践中,人文精神集中体现在对病人的价值,即对病人的生命与健康、病人的权利和需求、病人人格和尊严的关心和关注,它既可体现为整体护理内外环境所需的人性氛围,也可显现为护士个体的素养和品格;它是一种对护理真善美追求过程的认识和情感,也是一种实践人性化、人道化护理服务的行为和规范。护理人员要充分认识到人文关怀的必要性和重要性,深刻把握人文关怀的内涵,努力形成"关心患者、尊重患者、以患者为中心"的人文环境和氛围。

总之,在社会主义市场经济快速发展的今天,着力培养护理人员自身的道德修养是医院适应市场经济和发展的关键。护理人员职业道德修养的成功与否,既关系着医院的两个文明建设,又影响着护理人员人生目标的确定和人生道路的选择。因此,为了适应社会主义市场经济的快速发展,护理人员应该坚持"以病人为中心"的宗旨,把道德责任感转化为工作动力,做到敬业爱岗、勤勉尽责、诚信慎独、崇尚人文,提高职业道德修养,成为社会和患者满意放心的白衣天使。

本章小结

护士是履行保护生命、减轻痛苦、增进健康职责的卫生技术人员;护理工作伴随着人们从健康到疾病,从生到死的全过程,它在整个社会发展中的作用越来越突出;护理人员承担着多种重要的社会责任,保护生态环境,实施灾疫救助等。全社会必须采取措施,提高护理人员的社会地位,同时在社会主义市场经济条件下,护理人员的职业道德也应不断强化。

思考题

1. 护理人员的社会地位怎样? 在现阶段如何提高护理人员的社会地位?
2. 简述护理人员主要承担哪些社会角色。
3. 联系实际阐述护理人员在人类生态环境保护中的伦理责任。
4. 论述护理人员在灾疫救助中的伦理责任。

技能训练题

【实践活动】【讨论】

活动方式:组织学生讨论。

讨论主题:社会主义市场经济体制下护士的职业道德要求。

活动目标:加深学生对新形势下护理工作职业道德要求的认识。

活动步骤:

① 向学生讲明本次活动的内容和要求,根据学生人数分组。

② 各小组成员就新形势下护理工作职业道德要求进行分析、讨论。

③ 每组推选一名代表汇报小组讨论结果。

④ 全体同学评价各组的汇报结果,教师进行总结。

讨论案例

【案例】抗震救灾　感悟真情——北京医疗队赴绵阳医疗分队队长康佳手记摘要

6月11日

赴绵阳工作的第二天。上午参加查房,讨论了 32 个住院病人的继续治疗工作,接诊了 8 个门诊病人,做了 1 个剖宫产手术,处理了 1 例术后腹壁下血肿病人,我自己都感到惊讶的高效率。今天上午跟我上台做手术的一位护士,家住北川县城,震中有十个亲人遇难,至今没有能够回家看看,一直坚持在工作岗位上。昨晚值夜班的一个助产士,接生了两个自然生产婴儿,实施两个剖宫产手术,第二天下夜班却没有回家,坚守在工作岗位上,真令我感动。据了解,五二○医院是地震发生后 10 分钟开始接诊伤员的,30 分钟后,三层楼的病房就全住满伤员了,到 5 月 24 日,医院收治伤员 1 000 多人,做了 660 台手术。医院的医务人员也一直没有休息。为了不影响工作,部分医生和护士的孩子与灾民一起被送往外地安置了。我在想,地震灾难摧毁了房屋,却让我们灾区的人民更加坚强,更加无私奉献,正是一个个普通医务人员的高尚情操汇成了感人的河流,滚滚向前,感动着我们医务人员自己,也感动着社会大众。所以,我只有一个念头,不管是医生的工作还是护士的工作,多干些吧,让他们能歇歇,让我们心理好受些。

1. 你认为在灾疫面前,护理人员的伦理责任何在?
2. 读了上述内容,你有何感想。

拓展阅读

成都抗灾护士冒险救人　网友评"中国最美丽的护士"

"你不要怕,我们已经上来。"坐在挖掘机的机械手臂里,颜罩朝着一座废墟里喊道。而当颜罩颤颤巍巍踏上一片摇摇欲坠的废墟时,她被眼前的一幕惊呆了。一名男子身边躺着已经遇难的妻子,而他的双腿完全被3米高的断裂水泥墙压住。24岁的颜罩没有一丝犹豫,迅速展开了急救,在经过半个小时努力后,该男子的生命体征逐渐稳定下来,而颜罩不惧危险的举动,令在场所有的救援人员和家属感动。

闹着上第一线的小护士

"不行,我就是要上第一线,再苦再累我也不怕。"5月14日,在汶川特大地震发生后的第三天里,青白江区妇幼保健院的护士颜罩缠着护士长,一定要上抗灾第一线。因为她从同事那里听到消息,区卫生局又要组织一批医疗人员进入受灾地区。"我一定要去。"暗自下了决心的颜罩一改平常的温柔,有些倔强地看着护士长。

拗不过颜罩的护士长终于答应了她的要求。5月14日下午,颜罩及其他同事在区卫生局局长夏丽的安排下,进入都江堰市区。沿途的残垣断壁让颜罩深受触动,而四处的悲泣声更是让她坚定了救人的信念。

"灾区人民实在是太苦了,如果自己有能力去救出更多的受灾群众,那我绝不会吝惜一丝力气。"24岁的颜罩说这话时,无比成熟。在见证了生与死的悲壮场面后,她懂得了一名医护人员的责任。

坐着挖掘机"臂膀"进废墟

"医生,快来,这里还有一个活着的人。"一位消防战士用一口不标准的普通话冲着颜罩喊道。跟随消防战士,她来到都江堰某6层商住楼倒塌现场。眼前的一幕深深地触动了颜罩,守候在废墟周围的受灾群众看着来来往往的救援者,祈祷着能从他们的嘴里得到被埋在废墟下面亲人的消息。

来自广西消防救援队的消防战士边走边向颜罩介绍着情况。幸存者住在四楼,这栋6层商住两用楼在地震中被震塌,而幸存者被3米高的水泥墙紧压着双腿,生命垂危,必须要有专业医护人员前往废墟上面进行急救。现在摆在眼前的难题是如何上去,如果徒手攀爬的话,这栋已经倒塌的楼房很有可能发生第二次坍塌。

时间就是生命,作为一名护士,颜罩清楚地知道在如何上去这个问题上纠缠下去的话,这名被困者的生命安全得不到保障。"现在有一个办法,就是坐在挖掘机的机械手臂上,由挖掘机送上去。"颜罩同意了救援人员的建议。

"当时就是想如何快点上去救人,其他的事情脑子里已经容不下了。"颜罩告诉记者,当登上机械手臂时,她一手拿着输液器,一手死死地抓住机器的边缘。慢慢升高的机械手臂,让颜罩看清了需要救治的幸存者所处的位置。垮塌的水泥墙压在幸存者的双腿上,而周围的废墟将他的生存空间挤压成只有80厘米高的狭小空间。

半空中抢救被困伤员

危险的一幕发生了。就在机械手臂将颜罩等人送到幸存者身边时,由于救人心切,颜罩从机械手臂上下来时,一脚踩在废墟上。"哗!"脚下的土渣突然向下坠落,废墟迅速地又向下垮塌,颜罩重心不稳,身子一斜,多亏旁边的消防战士眼疾手快,一把拉住了颜罩。而此时的颜罩,脸色已是苍白,拿着输液器的手也有些颤抖。

然而,颜罩并没有因为突然出现的险情而退却,她听从救援人员的建议,每一步都踩在有钢筋的水泥板上,慢慢地靠近了幸存者,弯腰进入了废墟里面。

幸存者的神志比较清醒,一个劲地叫疼,而干裂的嘴唇让颜罩不敢掉以轻心。旁边的消防战士正在帮幸存者戴安全帽,以免上面滑落的土渣再次砸伤他。但由于幸存者头部所处的位置让消防战士怎么也戴不好,颜罩把安全帽从消防战士手上拿下来,巧妙地戴好。"你不要怕,我马上帮你输液,但是你的手不要乱动。"轻柔的话语让幸存者的紧绷神经有所放松,颜罩以娴熟的护理技艺迅速地完成了对幸存者的初步救治。

半个小时后,幸存者被成功转移到地面,幸存者的家属一下子围了上来,呼啸而来的急救车将他送到了救治点。而这时,被人"遗忘"的颜罩已是全身无力。

此时此景,被目睹救援全过程的网友所拍摄,这一段视频挂到网上后,迅速引起了众多网友的关注,颜罩也被网友评为"中国最美丽的护士"。而这些,颜罩并不知道,因为在休息了一会儿后,颜罩又接到了新的命令。在短短的 24 小时里,颜罩所在的医疗组抢救了 8 名被困在废墟里的幸存者。

附录：相关文献资料

附录一　中华人民共和国护士条例

（2008 年 1 月 31 日中华人民共和国国务院令第 517 号发布）

第一章　总　　则

第一条　为了维护护士的合法权益，规范护理行为，促进护理事业发展，保障医疗安全和人体健康，制定本条例。

第二条　本条例所称护士，是指经执业注册取得护士执业证书，依照本条例规定从事护理活动，履行保护生命、减轻痛苦、增进健康职责的卫生技术人员。

第三条　护士人格尊严、人身安全不受侵犯。护士依法履行职责，受法律保护。

全社会应当尊重护士。

第四条　国务院有关部门、县级以上地方人民政府及其有关部门以及乡（镇）人民政府应当采取措施，改善护士的工作条件，保障护士待遇，加强护士队伍建设，促进护理事业健康发展。

国务院有关部门和县级以上地方人民政府应当采取措施，鼓励护士到农村、基层医疗卫生机构工作。

第五条　国务院卫生主管部门负责全国的护士监督管理工作。

县级以上地方人民政府卫生主管部门负责本行政区域的护士监督管理工作。

第六条　国务院有关部门对在护理工作中做出杰出贡献的护士，应当授予全国卫生系统先进工作者荣誉称号或者颁发白求恩奖章，受到表彰、奖励的护士享受省部级劳动模范、先进工作者待遇；对长期从事护理工作的护士应当颁发荣誉证书。具体办法由国务院有关部门制定。

县级以上地方人民政府及其有关部门对本行政区域内作出突出贡献的护士，按照省、自治区、直辖市人民政府的有关规定给予表彰、奖励。

第二章　执业注册

第七条　护士执业，应当经执业注册取得护士执业证书。

申请护士执业注册，应当具备下列条件：

（一）具有完全民事行为能力；

（二）在中等职业学校、高等学校完成国务院教育主管部门和国务院卫生主管部门规定的普通全日制 3 年以上的护理、助产专业课程学习，包括在教学、综合医院完成 8 个月以上护理临床实习，并取得相应学历证书；

（三）通过国务院卫生主管部门组织的护士执业资格考试；

（四）符合国务院卫生主管部门规定的健康标准。

护士执业注册申请，应当自通过护士执业资格考试之日起 3 年内提出；逾期提出申请的，除应当具备前款第（一）项、第（二）项和第（四）项规定条件外，还应当在符合国务院卫生主管部门规定条件的医疗卫生机构接受 3 个月临床护理培训并考核合格。

护士执业资格考试办法由国务院卫生主管部门会同国务院人事部门制定。

第八条　申请护士执业注册的，应当向拟执业地省、自治区、直辖市人民政府卫生主管部门提出申请。收到申请的卫生主管部门应当自收到申请之日起 20 个工作日内做出决定，对具备本条例规定条件的，准予注册，并发给护士执业证书；对不具备本条例规定条件的，不予注册，并书面说明理由。

护士执业注册有效期为 5 年。

第九条　护士在其执业注册有效期内变更执业地点的，应当向拟执业地省、自治区、直辖市人民政府卫生主管部门报告。收到报告的卫生主管部门应当自收到报告之日起 7 个工作日内为其办理变更手续。护士跨省、自治区、直辖市变更执业地点的，收到报告的卫生主管部门还应当向其原执业地省、自治区、直辖市人民政府卫生主管部门通报。

第十条　护士执业注册有效期届满需要继续执业的，应当在护士执业注册有效期届满前 30 日向执业地省、自治区、直辖市人民政府卫生主管部门申请延续注册。收到申请的卫生主管部门对具备本条例规定条件的，准予延续，延续执业注册有效期为 5 年；对不具备本条例规定条件的，不予延续，并书面说明理由。

护士有行政许可法规定的应当予以注销执业注册情形的，原注册部门应当依照行政许可法的规定注销其执业注册。

第十一条　县级以上地方人民政府卫生主管部门应当建立本行政区域的护士执业良好记录和不良记录，并将该记录记入护士执业信息系统。

护士执业良好记录包括护士受到的表彰、奖励以及完成政府指令性任务的情况等内容。护士执业不良记录包括护士因违反本条例以及其他卫生管理法律、法规、规章或者诊疗技术规范的规定受到行政处罚、处分的情况等内容。

第三章　权利和义务

第十二条　护士执业，有按照国家有关规定获取工资报酬、享受福利待遇、参加社会保险的权利。任何单位或者个人不得克扣护士工资，降低或者取消护士福利等待遇。

第十三条　护士执业，有获得与其所从事的护理工作相适应的卫生防护、医疗保健服务的权利。从事直接接触有毒有害物质、有感染传染病危险工作的护士，有依照有关法律、行政法规的规定接受职业健康监护的权利；患职业病的，有依照有关法律、行政法规的规定获得赔偿的权利。

第十四条　护士有按照国家有关规定获得与本人业务能力和学术水平相应的专业技术职务、职称的权利；有参加专业培训、从事学术研究和交流、参加行业协会和专业学术团体的权利。

第十五条　护士有获得疾病诊疗、护理相关信息的权利和其他与履行护理职责相关的权利，可以对医疗卫生机构和卫生主管部门的工作提出意见和建议。

第十六条　护士执业，应当遵守法律、法规、规章和诊疗技术规范的规定。

第十七条　护士在执业活动中，发现患者病情危急，应当立即通知医师；在紧急情况下为抢救垂危患者生命,应当先行实施必要的紧急救护。

护士发现医嘱违反法律、法规、规章或者诊疗技术规范规定的,应当及时向开具医嘱的医师提出;必要时,应当向该医师所在科室的负责人或者医疗卫生机构负责医疗服务管理的人员报告。

第十八条　护士应当尊重、关心、爱护患者,保护患者的隐私。

第十九条　护士有义务参与公共卫生和疾病预防控制工作。发生自然灾害、公共卫生事件等严重威胁公众生命健康的突发事件,护士应当服从县级以上人民政府卫生主管部门或者所在医疗卫生机构的安排,参加医疗救护。

第四章　医疗卫生机构的职责

第二十条　医疗卫生机构配备护士的数量不得低于国务院卫生主管部门规定的护士配备标准。

第二十一条　医疗卫生机构不得允许下列人员在本机构从事诊疗技术规范规定的护理活动:

(一)未取得护士执业证书的人员;

(二)未依照本条例第九条的规定办理执业地点变更手续的护士;

(三)护士执业注册有效期届满未延续执业注册的护士。

在教学、综合医院进行护理临床实习的人员应当在护士指导下开展有关工作。

第二十二条　医疗卫生机构应当为护士提供卫生防护用品,并采取有效的卫生防护措施和医疗保健措施。

第二十三条　医疗卫生机构应当执行国家有关工资、福利待遇等规定,按照国家有关规定为在本机构从事护理工作的护士足额缴纳社会保险费用,保障护士的合法权益。

对在艰苦边远地区工作,或者从事直接接触有毒有害物质、有感染传染病危险工作的护士,所在医疗卫生机构应当按照国家有关规定给予津贴。

第二十四条　医疗卫生机构应当制定、实施本机构护士在职培训计划,并保证护士接受培训。

护士培训应当注重新知识、新技术的应用;根据临床专科护理发展和专科护理岗位的需要,开展对护士的专科护理培训。

第二十五条　医疗卫生机构应当按照国务院卫生主管部门的规定,设置专门机构或者配备专(兼)职人员负责护理管理工作。

第二十六条　医疗卫生机构应当建立护士岗位责任制并进行监督检查。

护士因不履行职责或者违反职业道德受到投诉的,其所在医疗卫生机构应当进行调查。经查证属实的,医疗卫生机构应当对护士做出处理,并将调查处理情况告知投诉人。

第五章　法律责任

第二十七条　卫生主管部门的工作人员未依照本条例规定履行职责,在护士监督管理工作中滥用职权、徇私舞弊,或者有其他失职、渎职行为的,依法给予处分;构成犯罪的,依法追究刑事责任。

第二十八条　医疗卫生机构有下列情形之一的,由县级以上地方人民政府卫生主管部门依据职责分工责令限期改正,给予警告;逾期不改正的,根据国务院卫生主管部门规定的护士配备标准和在医疗卫生机构合法执业的护士数量核减其诊疗科目,或者暂停其6个月以上 1 年以下执业活动；国家举办的医疗卫生机构有下列情形之一、情节严重的，还应当对负有责任的主管人员和其他直接责任人员依法给予处分：

（一）违反本条例规定，护士的配备数量低于国务院卫生主管部门规定的护士配备标准的；

（二）允许未取得护士执业证书的人员或者允许未依照本条例规定办理执业地点变更手续、延续执业注册有效期的护士在本机构从事诊疗技术规范规定的护理活动的。

第二十九条　医疗卫生机构有下列情形之一的，依照有关法律、行政法规的规定给予处罚；国家举办的医疗卫生机构有下列情形之一、情节严重的，还应当对负有责任的主管人员和其他直接责任人员依法给予处分：

（一）未执行国家有关工资、福利待遇等规定的；

（二）对在本机构从事护理工作的护士，未按照国家有关规定足额缴纳社会保险费用的；

（三）未为护士提供卫生防护用品，或者未采取有效的卫生防护措施、医疗保健措施的；

（四）对在艰苦边远地区工作，或者从事直接接触有毒有害物质、有感染传染病危险工作的护士，未按照国家有关规定给予津贴的。

第三十条　医疗卫生机构有下列情形之一的，由县级以上地方人民政府卫生主管部门依据职责分工责令限期改正，给予警告：

（一）未制定、实施本机构护士在职培训计划或者未保证护士接受培训的；

（二）未依照本条例规定履行护士管理职责的。

第三十一条　护士在执业活动中有下列情形之一的，由县级以上地方人民政府卫生主管部门依据职责分工责令改正，给予警告；情节严重的，暂停其 6 个月以上 1 年以下执业活动，直至由原发证部门吊销其护士执业证书：

（一）发现患者病情危急未立即通知医师的；

（二）发现医嘱违反法律、法规、规章或者诊疗技术规范的规定，未依照本条例第十七条的规定提出或者报告的；

（三）泄露患者隐私的；

（四）发生自然灾害、公共卫生事件等严重威胁公众生命健康的突发事件，不服从安排参加医疗救护的。

护士在执业活动中造成医疗事故的，依照医疗事故处理的有关规定承担法律责任。

第三十二条　护士被吊销执业证书的，自执业证书被吊销之日起 2 年内不得申请执业注册。

第三十三条　扰乱医疗秩序，阻碍护士依法开展执业活动，侮辱、威胁、殴打护士，或者有其他侵犯护士合法权益行为的，由公安机关依照治安管理处罚法的规定给予处罚；构成犯罪的，依法追究刑事责任。

第六章　附　则

第三十四条　本条例施行前按照国家有关规定已经取得护士执业证书或者护理专业技术职称、从事护理活动的人员，经执业地省、自治区、直辖市人民政府卫生主管部门审核合格，换领护士执业证书。

本条例施行前，尚未达到护士配备标准的医疗卫生机构，应当按照国务院卫生主管部门规定的实施步骤,自本条例施行之日起3年内达到护士配备标准。

第三十五条　本条例自2008年5月12日起施行。

附录二　21世纪中国护士伦理准则草案

一、通　则

1. 人类对护理工作的需求是普遍的,护士工作服务于人生命的全过程。

2. 护士提供护理服务应建基于尊重人的生命、权利和尊严,提高生存质量。

3. 护士对服务对象实施护理应不受限于种族、国籍。信仰、年龄、性别、政治或医学教育网搜集整理社会地位,对之均一视同仁。

4. 护士的基本职责是促进健康,预防疾病,协助康复和减轻患病带来的痛苦。

5. 护士应按服务对象个人。家庭及社区的需要,与医务及社会人士共同合作,提供健康服务。

二、尊重生命,提高生存质量

6. 护士的主要任务应是照顾需要护理的人,及推广基层健康教育。

7. 执行护理工作时,护士应确保护理对象安全。

8. 护士应提供符合护理对象及其亲友需要的护理、指导与咨询。

9. 护士应尊重濒临死亡者的意愿,帮助其安详及尊严地离世。

三、尊重人的权利和尊严

10. 护士应尊重个人的信仰、价值观和风俗习惯。

11. 护士应保密和审慎地运用有关护理对象的一切资

12. 护士应尊重护理对象及其亲友的意愿,鼓励和协助他们计划和实施护理。

13. 护士应采取适当行动,积极维护护理对象的权利和尊严。

14. 护士应诚信自重,推己及人。

四、洞察社会需求,群策群力,共建健康社群

15. 护士应肩负普及卫生保健知识的责任,促进及改善医学教育网搜集整理社群健康。

16. 护士应与社会大众共负倡导和支持全民健康的责任,为实现"人人享有卫生保健"而努力。

17. 护士应与社会大众共策良谋,善用卫生资源,以达最佳的经济效益。

五、精益求精,确保优质护理

18. 执行职务时,护士应以科研结果为证据,实事求是,为护理对象谋福利。

19. 护士应灵活地运用和积极地改善现有资源,以提供最佳的护理服务。

20. 护士应运用专业判断以接受任务和适当地将任务授予他人。

21. 护士应肩负促进护理科研发展的任务,积极开拓及提高护理知识和技能。

附录三 医院实施优质护理服务工作标准(试行)

(2010年12月22日卫生部、国家中医药管理局卫医政发〔2010〕108号发布)

一、医院组织领导

(一)加强组织领导。

1. 成立由院长任组长的"优质护理服务示范工程"领导小组,定期召开会议,研究解决护理工作中存在的有关问题。

2. 院领导定期进行行政查房,及时听取意见,采取改进措施,提高护理服务水平。

(二)制订并落实工作方案。

1. 根据医院实际,制订切实可行的"优质护理服务示范工程"活动工作方案,有明确的进度安排,各有关部门职责清晰、分工协作。

2. 工作方案能够有效落实。

(三)加强培训工作。

1. 全院各部门和医务人员能够正确理解开展"优质护理服务示范工程"活动的目的、意义、工作实质和具体措施等。

2. 根据卫生部和国家中医药管理局印发的相关文件、规范,组织开展全员培训,使护理管理者和护士充分认识改革护理工作模式的必要性,为患者提供整体护理服务。

(四)加强宣传交流。

1. 加大宣传力度,在全院营造深化"以病人为中心"的服务理念,为患者提供优质护理服务的活动氛围。

2. 在工作中不断总结经验,及时在全院推广,让更多患者受益。

二、临床护理管理

(一)健全并落实规章制度。

1. 建立健全护理工作规章制度,制订并落实疾病护理常规和临床护理技术规范及标准。中医医院和开设中医病房的综合医院、专科医院,认真执行《中医护理常规、技术操作规程》。

2. 建立护士岗位责任制,明确各级各类护士的岗位职责、工作标准和护理质量考核标准,落实责任制整体护理,探索实施护士的岗位管理。

(二)落实护理管理职能。

根据《护士条例》和医院的功能任务,建立完善的护理管理组织体系。护理部对护理工作质量和护理人员进行管理,并具备相应能力。

(三)合理调配护士人力。

1. 护理部能够根据临床护理工作需要,对全院护士进行合理配置和调配。护理部掌握全院护理岗位、护士分布情况。

2. 科护士长、病房护士长可以在科室、病房层面根据工作量调配护士,体现以患者为中心。

3. 有条件的医院可以建立机动护士人力资源库,保证应急需要和调配。

（四）建立健全绩效考核制度。

1. 根据护士工作量、护理质量、患者满意度等要素对护士进行综合考评。

2. 将考评结果与护士薪酬分配、晋升、评优等相结合。

3. 护士的薪酬分配向临床一线护理工作量大、风险较高、技术性强的岗位倾斜,体现多劳多得、优劳优酬。

三、临床护理服务

（一）病房管理有序。

1. 病房环境安静、整洁、安全、有序。

2. 不依赖患者家属或家属自聘护工护理患者,陪护率明显下降。

（二）公示并落实服务项目。

1. 根据《综合医院分级护理指导原则（试行）》等文件要求,结合病房实际,细化分级护理标准、服务内涵和服务项目,在病房醒目位置公示并遵照落实。

2. 患者的护理级别与患者病情和自理能力相符。

（三）护士配备合理。

1. 依据护理工作量和患者病情配置护士,病房实际床位数与护士数的比例应当≥1∶0.4。每名责任护士平均负责患 者数量不超过 8 个。

2. 一级护理患者数量较多的病房,护士配置应当适当增加。

（四）实施责任制整体护理。

1. 病房实施责任制分工方式,责任护士为患者提供整体护理服务,履行基础护理、病情观察、治疗、沟通和健康指导等护理工作职责,使其对所负责的患者提供连续、全程的护理服务。

2. 每个责任护士均负责一定数量的患者,每名患者均有相对固定的责任护士对其全程全面负责。

（五）规范护理执业行为。

1. 责任护士全面履行护理职责,为患者提供医学照顾,协助医师实施诊疗计划,密切观察患者病情,及时与医师沟通,对患者开展健康教育,康复指导,提供心理支持。

2. 临床护理服务充分体现专科特色,丰富服务内涵,将基础护理与专科护理有机结合,保障患者安全,体现人文关怀。

3. 按照《中医医院中医护理工作指南》要求,中医医院和综合医院、专科医院的中医病房临床护理服务充分体现中医药特色优势,开展辨证施护和中医特色专科护理,配合医师积极开展中医护理技术操作,提高中医护理水平。

（六）护士分层管理。

在实施责任制护理的基础上,根据患者病情、护理难度和技术要求等要素,对护士进行合理分工、分层管理,体现能级对应。

（七）护患关系和谐。

1. 责任护士熟悉自己负责患者的病情、观察重点、治疗要点、饮食和营养状况、身体自理能力等情况,并能够及时与医师沟通。

2. 患者知晓自己的责任护士,并对护理服务有评价。

3. 护患相互信任支持,关系融洽。

(八) 合理实施排班。

1. 兼顾临床需要和护士意愿、合理实施排班、减少交接班次数。

2. 病房排班有利于责任护士对患者提供全程、连续的护理服务。

(九) 简化护理文书书写。

结合专科特点,设计表格式护理文书、简化书写,缩短护士书写时间。

(十) 提高患者满意度。

1. 定期进行患者满意度调查。调查内容客观,调查资料可信度高。

2. 了解患者对护理工作的反映,听取患者意见,并根据反馈意见采取可持续改进的措施,不断提高患者满意度。

(十一) 护理员管理使用(适用于有护理员的病房)。

1. 建立完善的护理员管理制度,严格限定岗位职责。

2. 护理员必须经过专业培训,协助护士完成非技术性照顾患者工作。

3. 护理员不得从事重症监护患者和新生儿的生活护理,不得从事护理技术工作。

四、支持保障措施

(一) 改善护士工作条件和待遇。

1. 落实《护士条例》中规定的护士合法权益。

2. 充实临床一线护士数量,稳定临床一线护士队伍。临床一线护士占全院护士比例≥95%。

3. 提高临床一线护士福利待遇,实行同工同酬。

(二) 完善支持保障系统。

1. 建立健全支持保障系统,形成全院工作服务于临床的格局。

2. 采取有效措施尽可能减少病房护士从事非护理工作,为患者提供直接护理服务。

附录四　护士执业注册管理办法

(2008 年 5 月 6 日中华人民共和国卫生部第 59 号令发布)

第一条　为了规范护士执业注册管理,根据《护士条例》,制定本办法。

第二条　护士经执业注册取得《护士执业证书》后,方可按照注册的执业地点从事护理工作。

未经执业注册取得《护士执业证书》者,不得从事诊疗技术规范规定的护理活动。

第三条　卫生部负责全国护士执业注册监督管理工作。

省、自治区、直辖市人民政府卫生行政部门是护士执业注册的主管部门,负责本行政区域的护士执业注册管理工作。

第四条　省、自治区、直辖市人民政府卫生行政部门结合本行政区域的实际情况,制定护士执业注册工作的具体办法,并报卫生部备案。

第五条　申请护士执业注册,应当具备下列条件:

（一）具有完全民事行为能力；

（二）在中等职业学校、高等学校完成教育部和卫生部规定的普通全日制3年以上的护理、助产专业课程学习，包括在教学、综合医院完成8个月以上护理临床实习，并取得相应学历证书；

（三）通过卫生部组织的护士执业资格考试；

（四）符合本办法第六条规定的健康标准。

第六条　申请护士执业注册，应当符合下列健康标准：

（一）无精神病史；

（二）无色盲、色弱、双耳听力障碍；

（三）无影响履行护理职责的疾病、残疾或者功能障碍。

第七条　申请护士执业注册，应当提交下列材料：

（一）护士执业注册申请审核表；

（二）申请人身份证明；

（三）申请人学历证书及专业学习中的临床实习证明；

（四）护士执业资格考试成绩合格证明；

（五）省、自治区、直辖市人民政府卫生行政部门指定的医疗机构出具的申请人6个月内健康体检证明；

（六）医疗卫生机构拟聘用的相关材料。

第八条　卫生行政部门应当自受理申请之日起20个工作日内，对申请人提交的材料进行审核。审核合格的，准予注册，发给《护士执业证书》；对不符合规定条件的，不予注册，并书面说明理由。

《护士执业证书》上应当注明护士的姓名、性别、出生日期等个人信息及证书编号、注册日期和执业地点。

《护士执业证书》由卫生部统一印制。

第九条　护士执业注册申请，应当自通过护士执业资格考试之日起3年内提出；逾期提出申请的，除本办法第七条规定的材料外，还应当提交在省、自治区、直辖市人民政府卫生行政部门规定的教学、综合医院接受3个月临床护理培训并考核合格的证明。

第十条　护士执业注册有效期为5年。护士执业注册有效期届满需要继续执业的，应当在有效期届满前30日，向原注册部门申请延续注册。

第十一条　护士申请延续注册，应当提交下列材料：

（一）护士延续注册申请审核表；

（二）申请人的《护士执业证书》；

（三）省、自治区、直辖市人民政府卫生行政部门指定的医疗机构出具的申请人6个月内健康体检证明。

第十二条　注册部门自受理延续注册申请之日起20日内进行审核。审核合格的，予以延续注册。

第十三条　有下列情形之一的，不予延续注册：

（一）不符合本办法第六条规定的健康标准的；

（二）被处暂停执业活动处罚期限未满的。

第十四条　医疗卫生机构可以为本机构聘用的护士集体申请办理护士执业注册和延续注册。

第十五条　有下列情形之一的,拟在医疗卫生机构执业时,应当重新申请注册:

(一)注册有效期届满未延续注册的;

(二)受吊销《护士执业证书》处罚,自吊销之日起满2年的。

重新申请注册的,按照本办法第七条的规定提交材料;中断护理执业活动超过3年的,还应当提交在省、自治区、直辖市人民政府卫生行政部门规定的教学、综合医院接受3个月临床护理培训并考核合格的证明。

第十六条　护士在其执业注册有效期内变更执业地点等注册项目,应当办理变更注册。

但承担卫生行政部门交办或者批准的任务以及履行医疗卫生机构职责的护理活动,包括经医疗卫生机构批准的进修、学术交流等除外。

第十七条　护士在其执业注册有效期内变更执业地点的,应当向拟执业地注册主管部门报告,并提交下列材料:

(一)护士变更注册申请审核表;

(二)申请人的《护士执业证书》。

注册部门应当自受理之日起7个工作日内为其办理变更手续。

护士跨省、自治区、直辖市变更执业地点的,收到报告的注册部门还应当向其原执业地注册部门通报。

省、自治区、直辖市人民政府卫生行政部门应当通过护士执业注册信息系统,为护士变更注册提供便利。

第十八条　护士执业注册后有下列情形之一的,原注册部门办理注销执业注册:

(一)注册有效期届满未延续注册;

(二)受吊销《护士执业证书》处罚;

(三)护士死亡或者丧失民事行为能力。

第十九条　卫生行政部门实施护士执业注册,有下列情形之一的,由其上级卫生行政部门或者监察机关责令改正,对直接负责的主管人员或者其他直接责任人员依法给予行政处分:

(一)对不符合护士执业注册条件者准予护士执业注册的;

(二)对符合护士执业注册条件者不予护士执业注册的。

第二十条　护士执业注册申请人隐瞒有关情况或者提供虚假材料申请护士执业注册的,卫生行政部门不予受理或者不予护士执业注册,并给予警告;已经注册的,应当撤销注册。

第二十一条　在内地完成护理、助产专业学习的香港、澳门特别行政区及台湾地区人员,符合本办法第五条、第六条、第七条规定的,可以申请护士执业注册。

第二十二条　计划生育技术服务机构护士的执业注册管理适用本办法的规定。

第二十三条　本办法下列用语的含义:

教学医院,是指与中等职业学校、高等学校有承担护理临床实习任务的合同关系,并能够按照护理临床实习教学计划完成教学任务的医院。

综合医院,是指依照《医疗机构管理条例》、《医疗机构基本标准》的规定,符合综合医院基本标准的医院。

第二十四条　本办法自 2008 年 5 月 12 日起施行。

附录五　护士执业资格考试办法

（2010 年 5 月 10 日中华人民共和国卫生部、人力资源社会保障部第 74 号令）

第一条　为规范全国护士执业资格考试工作，加强护理专业队伍建设，根据《护士条例》第七条规定，制定本办法。

第二条　卫生部负责组织实施护士执业资格考试。国家护士执业资格考试是评价申请护士执业资格者是否具备执业所必须的护理专业知识与工作能力的考试。

考试成绩合格者，可申请护士执业注册。

具有护理、助产专业中专和大专学历的人员，参加护士执业资格考试并成绩合格，可取得护理初级（士）专业技术资格证书；护理初级（师）专业技术资格按照有关规定通过参加全国卫生专业技术资格考试取得。

具有护理、助产专业本科以上学历的人员，参加护士执业资格考试并成绩合格，可以取得护理初级（士）专业技术资格证书；在达到《卫生技术人员职务试行条例》规定的护师专业技术职务任职资格年限后，可直接聘任护师专业技术职务。

第三条　护士执业资格考试实行国家统一考试制度。统一考试大纲，统一命题，统一合格标准。

护士执业资格考试原则上每年举行一次，具体考试日期在举行考试 3 个月前向社会公布。

第四条　护士执业资格考试包括专业实务和实践能力两个科目。一次考试通过两个科目为考试成绩合格。

为加强对考生实践能力的考核，原则上采用"人机对话"考试方式进行。

第五条　护士执业资格考试遵循公平、公开、公正的原则。

第六条　卫生部和人力资源社会保障部成立全国护士执业资格考试委员会。主要职责是：

（一）对涉及护士执业资格考试的重大事项进行协调、决策；

（二）审定护士执业资格考试大纲、考试内容和方案；

（三）确定并公布护士执业资格考试成绩合格线；

（四）指导全国护士执业资格考试工作。

全国护士执业资格考试委员会下设办公室，办公室设在卫生部，负责具体工作。

第七条　护士执业资格考试考务管理实行承办考试机构、考区、考点三级责任制。

第八条　承办考试机构具体组织实施护士执业资格考试考务工作。主要职责是：

（一）组织制定护士执业资格考试考务管理规定，负责全国护士执业资格考试考务管理；

（二）组织专家拟定护士执业资格考试大纲和命题审卷的有关规定并承担具体工作；

（三）负责护士执业资格考试考生信息处理；

（四）组织评定考试成绩，提供考生成绩单和护士执业资格考试成绩合格证明；

（五）负责考试结果的统计分析和考试工作总结，并向护士执业资格考试委员会提交工作报告；

（六）负责建立护士执业资格考试命题专家库和考试题库；

（七）指导考区有关考试的业务工作。

第九条　各省、自治区、直辖市及新疆生产建设兵团设立考区。省、自治区、直辖市人民政府卫生行政部门及新疆生产建设兵团卫生局负责本辖区的考试工作。其主要职责是：

（一）负责本考区护士执业资格考试的考务管理；

（二）制定本考区护士执业资格考试考务管理具体措施；

（三）负责审定考生报名资格；

（四）负责指导考区内各考点的业务工作；

（五）负责处理、上报考试期间本考区发生的重大问题。

省、自治区、直辖市人民政府卫生行政部门及新疆生产建设兵团卫生局可根据实际情况，会同人力资源社会保障部门成立护士执业资格考试领导小组。

第十条　考区根据考生情况设置考点，报全国护士执业资格考试委员会备案。考点设在设区的市。考点的主要职责是：

（一）负责本考点护士执业资格考试的考务工作；

（二）执行本考点护士执业资格考试考务管理具体措施；

（三）受理考生报名，核实报名材料，初审考生报名资格；

（四）负责为不能自行上网打印准考证的考生打印准考证；

（五）处理、上报本考点考试期间发生的问题；

（六）发给考生成绩单和护士执业资格考试成绩合格证明。

第十一条　各级考试管理机构要有计划地培训考务工作人员和监考人员，提高考试管理水平。

第十二条　在中等职业学校、高等学校完成国务院教育主管部门和国务院卫生主管部门规定的普通全日制3年以上的护理、助产专业课程学习，包括在教学、综合医院完成8个月以上护理临床实习，并取得相应学历证书的，可以申请参加护士执业资格考试。

第十三条　申请参加护士执业资格考试的人员，应当在公告规定的期限内报名，并提交以下材料：

（一）护士执业资格考试报名申请表；

（二）本人身份证明；

（三）近6个月二寸免冠正面半身照片3张；

（四）本人毕业证书；

（五）报考所需的其他材料。

申请人为在校应届毕业生的，应当持有所在学校出具的应届毕业生毕业证明，到学校所在地的考点报名。学校可以为本校应届毕业生办理集体报名手续。

申请人为非应届毕业生的，可以选择到人事档案所在地报名。

第十四条　申请参加护士执业资格考试者，应当按国家价格主管部门确定的收费标准缴纳考试费。

第十五条　护士执业资格考试成绩于考试结束后 45 个工作日内公布。考生成绩单由报名考点发给考生。

第十六条　考试成绩合格者,取得考试成绩合格证明,作为申请护士执业注册的有效证明。

第十七条　考试考务管理工作要严格执行有关规章和纪律,切实做好试卷命制、印刷、发送和保管过程中的保密工作,严防泄密。

第十八条　护士执业资格考试实行回避制度。考试工作人员有下列情形之一的,应当回避:

(一)是考生近亲属的;

(二)与考生有其他利害关系,可能影响考试公正的。

第十九条　对违反考试纪律和有关规定的,按照《专业技术人员资格考试违纪违规行为处理规定》处理。

第二十条　军队有关部门负责军队人员参加全国护士执业资格考试的报名、成绩发布等工作。

第二十一条　香港特别行政区、澳门特别行政区和台湾地区居民符合本办法规定和《内地与香港关于建立更紧密经贸关系的安排》、《内地与澳门关于建立更紧密经贸关系的安排》或者内地有关主管部门规定的,可以申请参加护士执业资格考试。

第二十二条　本办法自 2010 年 7 月 1 日起施行。

附录六　希波克拉底誓言

仰赖医神阿波罗·埃斯克雷彼斯及天地诸神为证,鄙人敬谨宣誓愿以自身能力及判断力所急,遵守此约。凡授我艺者敬之如父母,作为终身同业伴侣,彼有急需我接济之。视彼儿女,犹我兄弟,如欲受业,当免费并无条件传授之。凡我所知无论口授书传俱传之吾子,吾师之子及发誓遵守此约之生徒,此外不传他人。

我愿尽余之能力与判断力所及,遵守为病家谋利益之信条,并检束一切堕落及害人行为,我不得将危害药品给予他人,并不作该项之指导,虽有人请求亦不与之。尤不为妇人施堕胎手术。我愿以此纯洁与神圣之精神,终身执行我职务。凡患结石者,我不施手术,此则有待于专家为之。

无论至于何处,遇男或女、贵人及奴婢,我之唯一目的,为病家谋幸福,并检点吾身,不作各种害人及恶劣行为,尤不作诱奸之事。凡我所见所闻,无论有无业务关系,我认为应守秘密者,我愿保守秘密。倘使我严守上述誓言时,请求神抵让我生命与医术能得无上光荣,我苟违誓,天地鬼神实共殛之。

The Hippocratic Oath

I swear by Apollo the physician, by Aesculapius, Hygeia, and Panacea, and I take to witness all the gods, all the goddesses, to keep according to my ability and my judgement the following oath.

To consider dear to me as my parents him who taught me this art, to live in common with him, and if necessary to share my goods with him, to look upon him children as my own brothers, to teach them this art if they so desire without fee or written promise, to impart to my sons and the sons of the master who taught me and the disciples who have enrolled themselves and have agreed to the rules of the profession, but to these alone, the precepts and the instruction.

I will prescribe regimen for the good of my patients according to my ability and my judgement and never do harm to anyone. To please no one will I prescribe a deadly drug, nor give advice which may cause his death. Nor will I give a woman a pessary to procure abortion. But I will preserve the purity of my life and my art. I will not cut for stone, even for patients in whom the disease is manifest. I will leave this operation to be performed by practitioners (specialist in this art). In every house where I come I will enter only for the good of my patients, keeping myself far from all intentional ill-doing and all seduction. All that may come to my knowledge in the exercise of my profession or in daily commerce with men, which ought not to be spread abroad, I will keep secret and will never reveal it.

If I keep this oath faithfully, may I enjoy my life and practice my art, respected by all men and in all times, but if I swerve from it or violate it, may the reverse be my lot.

主要参考文献

[1] 罗国杰,马伯宣,余进编著,伦理学教程,北京：中国人民大学出版社,1997.

[2] 万俊人著,现代西方伦理学史(上、下卷),北京：北京大学出版社,1992.

[3] 孙慕义主编,医学伦理学(第二版),北京：高等教育出版社,2010.

[4] 孙慕义著,后现代卫生经济伦理学,北京：人民出版社,1999.

[5] 孙慕义,新生命伦理学,南京：东南大学出版社,2003.

[6] 杜治政著,医学伦理学探新,郑州：河南医科大学出版社,2000.

[7] 杜治政,许志伟主编,医学伦理学词典,郑州：郑州大学出版社,2003.

[8] 郭广银著,伦理学原理,南京：南京大学出版社,1995.

[9] 朱贻庭著,中国传统伦理思想史,上海：华东师范大学出版社,1994.

[10] 马家忠主编,护理伦理学,北京：中国中医药出版社,2005.

[11] 黄丁全著,医疗、法律与生命伦理,北京：法律出版社,2004.

[12] 曹志平主编,护理伦理学,北京：人民卫生出版社,2004.

[13] 王彩霞主编,医学伦理学教程,北京：人民卫生出版社,2005.

[14] 曹开宾主编,医学伦理学教程,上海：复旦大学出版社,2004.

[15] 陈聪杰主编,医护伦理学,成都：西南交通大学出版社,2009.

[16] 何伦,施卫星著,生命的困惑：临床生命伦理学导论,南京：东南大学出版社,2005

[17] 邱祥兴主编,医学伦理学,北京：人民卫生出版社,1999.

[18] 杜金香主编,医学伦理学教程,北京：科学出版社,2000.

[19] 陈亚新,王大建主编,当代医学伦理学,北京：科学出版社,2002.

[20] 郭照江主编,医学伦理学新编,北京：人民军医出版社,2003.

[21] 徐晓霞主编,护理伦理学,济南：山东人民出版社,2010.

[22] 刘俊荣主编,护理伦理学实用教程,北京：人民卫生出版社,2008.

[23] 张涛,唐宁主编,护理伦理学,南京：东南大学出版社,2006.

[24] 况成云,郭淑英主编,护理伦理学,西安：第四军医大学出版社,2010.

[25] 何宪平主编,护理伦理学,北京：高等教育出版社,2007.

[26] 尹裕君,等著,护理伦理概论,北京：科学技术文献出版社,1999.

[27] 李本富主编,护理伦理学,北京：科学出版社,2000.

[28] 张晨主编,护理伦理学教程,上海：第二军医大学出版社,2002.

[29] 王若彬主编,护理伦理学,南京：东南大学出版社,2003.

[30] 刘耀光编著,护理伦理学,长沙：中南大学出版社,2008.

[31] 王卫红编,护理伦理学,北京：清华大学出版社,2006.

[32] 李武平主编,外科伦理,北京：人民卫生出版社,2003.

[33] 孙宏玉主编,护理伦理学,北京：北京大学医学出版社,2008.

［34］姜小鹰主编，护理伦理学，北京：人民卫生出版社，2007.

［35］黄宋海，刘雪琴主编，现代外科学与护理，北京：军事医学科学出版社，2005.

［36］杜慧群，刘奇主编，护理伦理学，北京：中国协和医科大学出版社，2004.

［37］卢美秀，护理伦理学，北京：科学技术文献出版社，2000.

［38］Kathleen Ouimet Perrin，James McGhee. Ethics and Conict. Joanne Farley，Series Editor. SLACK Incorporated

［39］Barbara Mackinnon. Ethics：Theory and Contemporary Issues. Beijing：Peking University Press，2003